▶YouTube 유튜버 요점요점 쿨캣

간호조무사
핵심요점정리 CBT

시대에듀

Always with you...

사람이 길에서 우연하게 만나거나 함께 살아가는 것만이 인연은 아니라고 생각합니다.
책을 펴내는 출판사와 그 책을 읽는 독자의 만남도 소중한 인연입니다.
시대에듀는 항상 독자의 마음을 헤아리기 위해 노력하고 있습니다. 늘 독자와 함께하겠습니다.

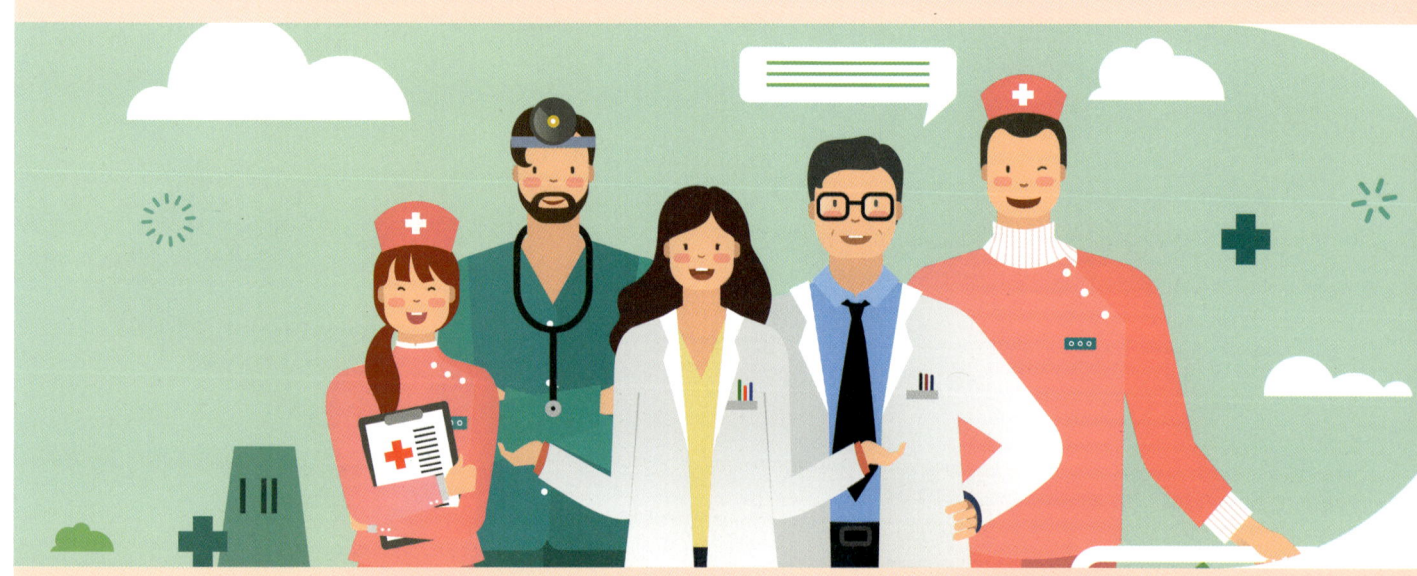

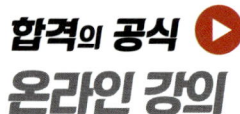 

보다 깊이 있는 학습을 원하는 수험생들을 위한
시대에듀의 동영상 강의가 준비되어 있습니다.

www.sdedu.co.kr ➜ 회원가입(로그인) ➜ 강의 살펴보기

머리말

저는 2019년 9월 간호조무사 시험 합격자입니다.

처음 간호조무사 교과서를 받아봤을 때 정말 난감했습니다. 아는 내용조차도 헷갈리게 만드는 구성과 편집 방식, 포인트 잡기 어려운 설명, 다 공부할 수 있을지 의문이 드는 두꺼운 교과서를 보며 한숨만 나왔습니다. 저 자신도 내용을 이해하기 어려웠기에 처음 보는 사람도 공부하기 쉽고, 이해하기 편하도록 수험생의 눈으로 간호조무사 핵심요점정리 책을 만들게 되었습니다.

간혹 이렇게 쉬운 간호조무사 시험을 떨어지냐고 주변에서 압박을 넣는 경우도 있는데, 간호조무사 시험은 머리가 나빠서, 공부를 못해서 불합격하는 것이 아닙니다. 효율적으로 공부를 한다면 짧은 시간에 누구나 합격하실 수 있습니다.

저의 요점정리를 통해 1시간 공부할 내용을 10분 만에 머릿속에 쏙쏙 넣으시고, 남은 시간은 수고한 '나'를 위한 시간으로 쓰셨으면 좋겠습니다. 또한 도서 구매 여부와 상관없이 저의 유튜브 채널은 모두에게 열려 있으니, 공부하시다가 어렵거나 헷갈리는 점들은 댓글을 달아주세요. 여러분의 합격을 기원합니다!

편저자 *요점요정 쿨캣*

GUIDE

개 요
간호조무사는 각종 의료기관에서 의사 또는 간호사의 지시하에 환자의 간호 및 진료에 관련된 보조업무를 수행하는 자를 말한다.

수행직무

간호조무사 업무(간호법 제15조)

❶ 간호조무사는 간호사를 보조하여 다음의 업무를 수행할 수 있다.
  ㉠ 환자의 간호요구에 대한 관찰, 자료수집, 간호판단 및 요양을 위한 간호
  ㉡ 의사, 치과의사, 한의사의 지도하에 시행하는 진료의 보조
  ㉢ 간호 요구자에 대한 교육·상담 및 건강증진을 위한 활동의 기획과 수행, 그 밖의 대통령령으로 정하는 보건활동
❷ ①에도 불구하고 간호조무사는 의원급 의료기관에 한하여 의사, 치과의사, 한의사의 지도하에 환자의 요양을 위한 간호 및 진료의 보조를 수행할 수 있다.
❸ ① 및 ②에 따른 구체적인 업무의 범위와 한계에 대하여 필요한 사항은 보건복지부령으로 정한다.

시험일정

구분		일정	비고
응시원서접수	상반기	1월 6일 ~ 1월 23일	• 응시원서 접수 https://www.kuksiwon.or.kr [국시원 홈페이지-상시(기간제) 시험 홈페이지] (방문 및 우편접수 불가) • 응시수수료 : 추후 공지 • 준비물 : 신분증, 응시표
	하반기	7월 7일 ~ 7월 24일	
시험시행	상반기	3월 6일 ~ 3월 14일	
	하반기	9월 4일 ~ 9월 12일	
최종 합격자발표	상반기	3월 19일 10:00	
	하반기	9월 17일 10:00	

※ 지역별 예상 응시인원에 따라 시험센터별 시험 일정을 배정하여 시행하므로 시험 세부 일정은 https://www.kuksiwon.or.kr 에서 확인하시기 바랍니다. 시험 응시는 반기(상반기/하반기)별 시험 일정 내 1회만 가능합니다.

시험과목

시험과목	문제수	배점	비고
기초간호학 개요 (치의학기초개론 및 한의학기초개론 포함)	35	1점/1문제	객관식 (5지 선다형)
보건간호학 개요	15		
공중보건학개론	20		
실기	35		

※ 간호조무사 국가시험에서 법률을 적용하여 정답을 구하는 시험문제는 시험시행일 현재 시행되고 있는 법률을 기준으로 출제됩니다.

시험시간표

구 분	입장시작	입장완료	시 험
오전 시험	09:20 ~	~ 09:40	10:00 ~ 11:45 (105분)
오후 시험	12:40 ~	~ 13:00	13:20 ~ 15:05 (105분)

합격기준

❶ 간호조무사 및 의료유사업자에 관한 규칙 제7조제1항에 의거 매 과목 만점의 40% 이상, 전 과목 총점의 60% 이상 득점한 자를 합격자로 한다.

❷ 응시자격이 없는 것으로 확인된 경우에는 합격자 발표 이후에도 합격이 취소된다.

GUIDE

검정현황

필기시험

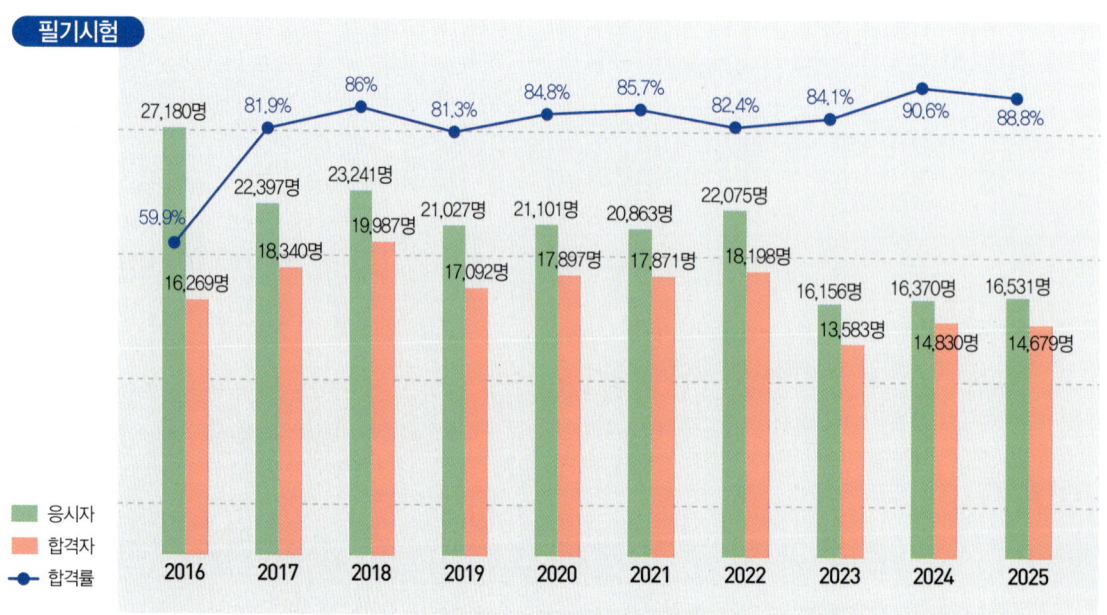

실기시험

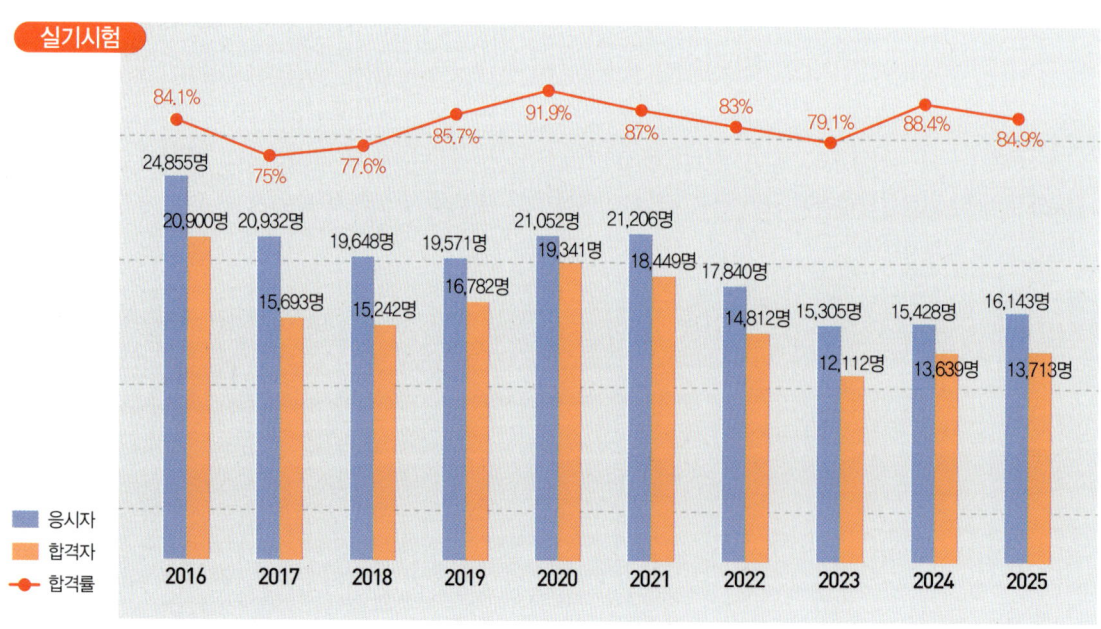

Contents

A. 기초간호개요 1
간호관리 2
기초해부학 4
기초약리 14
기초영양 18
기초치과 21
기초한방 23

B. 기초간호개요 2
성인간호 26
모성간호 45
아동간호 59
노인간호 71
응급간호 74

C. 기본간호학 병원실기
기본간호 82
영양과 배설 86
감염과 상처 91
개인위생 98
활동관리 101
체온유지 107
수술간호 108
진단검사 110
호흡유지 114
병원과 환경 116
투약 120

Contents

D. 보건간호학
- 보건교육 ··· 128
- 보건행정 ··· 131
- 환경보건 ··· 135
- 산업보건 ··· 139

E. 공중보건학
- 질병관리사업 ··· 141
- 인구와 출산 ··· 145
- 모자보건 ··· 148
- 지역사회보건 ··· 151

F. 법규
- 의료법 ··· 156
- 감염병 예방 및 관리에 관한 법 ··· 160
- 구강보건법 ··· 162
- 정신건강증진 및 정신질환자 복지서비스 지원에 관한 법 ··· 163
- 결핵예방법 ··· 165
- 혈액관리법 ··· 166
- 간호법 ··· 168

기타 부록
- 알아두면 좋은 팁 ··· 171

기초간호개요 1

간호관리
기초해부학
기초약리
기초영양
기초치과
기초한방

간호관리

간호관리	나이팅게일 "간호란 병든 사람에게 자연적인 치유가 잘 이루어질 수 있도록 **가장 쾌적한 환경을 만들어주는 것**"
	간호조직: 간호사, 간호조무사, 간호대상자(간호제공 받는 간호보호대상자)
	간호관리: 간호대상자에게 양질의 간호를 제공하기위해 **간호사들이 알고, 행해야 하는 지식과 기법**

간호역사

원시시대	자가간호, 가족중심간호, 본능적인 것, 경험적인 것, 미신적인 것
고대/초기기독교	박애주의, 실천봉사 / 푀베: 최초 방문간호사
중세	간호 전성기, 수녀 중심 종교적 간호, 정식 간호단 창단(귀부인, 수녀)
근대	간호의 암흑기 = 귀족, 교회세력 약화(종교적 간호) > 직업간호 전환기
현대	전문간호 / 산업간호 / 정신간호 / 지역사회간호

나이팅게일: 크리미아 전쟁 활약
· 간호란 질병간호가 아닌 병든 사람을 간호하는 것
· 전인간호 강조: 육체, 정신, 감정의 일체 간호

나이팅게일 기장 ★
1912년 국제적십자회의에서 평화시나 전시에 특별히 공헌한 자에게 줌(나이팅게일 탄생 100주년부터 2년마다 1번)
1957년 우리나라 이효정씨 처음 수상

국제간호협의회(ICN)
1899년 영국 중심 결성(본부 : 제네바)
간호사업을 여성직업으로는 가장 국제성을 띤 직업으로 올려놓음

적십자 창건(듀낭)
1864년 12개국 조인 - 제네바조약
· 적십자표식으로 부상병 치료 및 구호활동
· 인도주의, 공정성, 중립성, 독립성, 봉사성, 단일성, 보편성

한국 간호역사 치료보다는 수발, 시중에 가까움

조선 의녀제도	유교중심 문화권에서만 존재하던 독특한 의료인
구한말 시대	선교사 알렌: 광혜원 설립, 보구여관 부인병원 개설
일제시대	적십자 조선본부 통한 적십자 간호 / 일본식 간호
광복 이후	간호원 양성소 개설
최근(1955년 이후)	정규대학 간호과정 설립 / 한국 간호보조원협회 창립(간호보조원 > 간호조무사)

광혜원: 우리나라 최초 현대식 병원(이후 제중원으로 명칭 바뀜) ★
보구여관: 최초 간호 양성소

현대간호의 개념

전인간호: 육체적, 정신적, 사회적, 심리적, 사회경제적, 영적 요구를 충족시키며 편안한 상태가 되도록 돕는 것

환자요구발견 > 분석 > 간호계획 > 간호활동 > 평가

전인간호 3요소
- 간호지식
- 간호기술
- 간호정신

추후간호: 환자가 임상에서 퇴원하여 가정에 들어간 후에도 간호의 영역을 연장
재활간호: 기능장애 및 손상을 가진 개인이 가능한 최대 기능을 찾을 수 있도록 하는 것
개별적인 인간중심의 간호

직업윤리

· 근무시간, 교대시간은 반드시 지키고, 임의로 근무시간 바꾸거나 대리 근무 X > 직속상관 보고 후 교체
· 이해관계가 없는 사람에게 이야기를 함부로 하지 말고, 입증해야 할 것은 간호사와 상의 후 책임자 입회하에 할 것
· 유니폼은 병원 이외의 곳에서 입고 다니지 말 것
· **환자 예후 치료 궁금증** 대답은 의사의 영역: **언급하거나 질병 상태 함부로 이야기하지 말 것 / 의사, 간호사에게 묻도록 설명**
· 환자 치료, 투약 등 거절: 상황파악 > 보고 > 의사/간호사 지시 따르기
· 의견충돌: 환자 보호자 앞에서 불미한 언동 금지
· 환자 상태이상, 업무수행 실패 > **간호사에게 바로 보고**

"제가 암 인것 맞죠?"
예시)
"담당 의사선생님 회진시간에 문의하실 수 있도록 도와드리겠습니다."

의사가 부도덕한 행위 요청 시 거부할 권리가 있다

간호조무사의 기본적 자질

지성	지식을 지적으로 사용할 줄 아는 자질로 올바른 판단과 간호 수행에 필요
건강	정신과 육체 동시 사용 / 감염의 기회가 많음 > 팀간호에 영향을 미침
인격	환자에게 적용되는 방향을 결정하는 데 영향을 끼침

친절한 간호란?
환자에게 유익한 것을 가려서 해주는 것

간호관리

간호조직 기본원리 ★

계층제의 원리	직무를 등급화, 조직구조의 수직적 계층분화 > 명령복종형 피라미드 구조
통솔범위의 원리	상급자가 효과적으로 감독할 수 있는 부하의 수가 적절해야 함
명령통일 원리	명령 일원화, 한 사람의 하위자는 한 사람의 직속상관으로부터 지시 받음
조정의 원리	공동 목표 달성 위하여, 하위체계 사이의 통일을 기하기 위한 상위체계의 과정
분업-전문화 원리	전문화된 훈련 조직 > 시간, 비용 절감

간호 전달 체계 유형

기능적 간호	인력별 특정업무 배정하여 그 업무만 기능적으로 수행 (공장 부품처럼 일하기) 효율적이고 경제적 업무 숙달에 용이함	비인간적, 단편적 간호 : 환자 요구 간과 많아짐 의사소통 적고 책임소재가 불분명 간호사들 업무 만족도 떨어짐
팀간호	다양한 간호인력으로 팀구성: 여러명 간호 인력 환자 공동 간호 팀리더: 개별적 간호계획 수립할 책임 원활한 의사소통으로 양질의 간호 제공(간호대상자 요구 수용 가능) 전문간호사, 보조인력 활용으로 업무 위임, 조정 > 간호 업무 효율화 팀 개인의 인식과 자율성 부여로 높은 업무 만족	팀 리더가 모든 전문성을 갖추기 힘듦 충분한 의사소통이 잘 안되면 단편적 간호가 됨

의료기관의 기능

환자 치료	모든 기능 중 가장 우선시하는 것, 정확한 진단에 따라 신속한 치료
공중보건 및 재난 구조	질병예방활동, 건강보건교육, 재난구조 활동
의료종사원 교육	여러 직종 직원 훈련 및 교육하는 장소(대학부속병원: 의과대학생 교육)
연구활동	의료분야 발전을 위한 지속적 연구활동

간호조무사 관련 법규

무면허 의료행위 금지	의료인이 아니면 누구든지 의료행위를 할 수 없으며, 의료인도 면허된 것 이외 의료행위 금지
간호조무사 자격	· 보건복지부장관 자격인증 · 3년마다 실태 및 취업상황 등 보건복지부장관 신고 · 매년 8시간 이상 보수교육
주의 의무 태만 (업무상 과실)	업무능력이 있는 사람이 응당 주의해야 할 할일을 하지 않아 환자에게 손해를 끼친 경우
부정간호 행위 (불법)	업무한계를 벗어난 행위, 부도덕한 간호 및 진료행위 보조 : 진통제 팔기, 낙태시술, 혈액 바꿔치기, 수면환자 성추행 등 다른 종류 면허 행위를 한 경우 > 간호조무사는 **드레싱을 준비**한다(O)　　> 드레싱을 **직접한다**(X) > 검사물을 **수집**한다(O)　　> 검사물을 **직접 채취**한다(X)

환자의 권리와 의무

진료받을 권리	의료인은 정당한 사유 없이 진료 거부 금지
알권리 및 자기결정권	사전동의 원칙 : 충분한 설명을 듣고 자세히 물어볼 수 있으며, 이에 동의하고 결정할 권리가 있음
비밀보호 권리	환자의 비밀은 법률에서 정한 경우 외에 누설, 발표 금지
상담/조정 신청 권리	한국의료분쟁조정중재원 등에 상담 및 조정 신청 가능

의료인 신뢰 존중 의무

부정한 방법으로 진료받지 않을 의무

기초해부학 _ 해부학 용어

해부학적 표준자세
Anatomical Position

얼굴, 눈은 정면을 향하고 손바닥 앞면을 향하여
팔을 자연스럽게 내리고 발 끝은 약간 벌려 똑바로 서 있는 자세

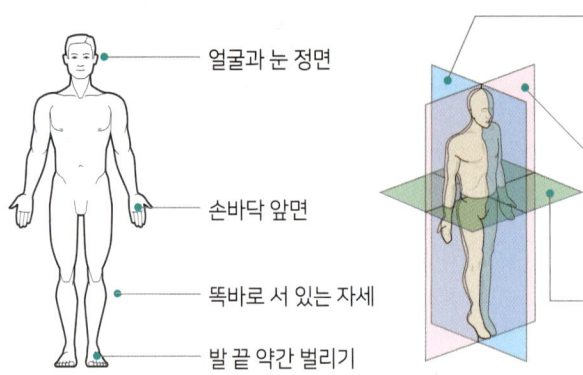

- 얼굴과 눈 정면
- 손바닥 앞면
- 똑바로 서 있는 자세
- 발 끝 약간 벌리기

- **정중면 / 정중시상면** 인체를 좌우로 나누는 면 median or median sagittal plane
- **시상면** 인체를 좌우로 나누는 정중면에 평행한 면 sagittal plane
- **관상면 / 전두면** 인체를 앞뒤로 나누는 면 coronal / frontal plane
- **수평면 / 횡단면** 인체를 상하로 나누는 면 horizontal / transverse plane

방향에 대한 용어

복측	배측	두측	미측
인체의 앞, 배쪽	인체의 뒤, 등쪽	위쪽, 머리쪽	아래, 꼬리쪽

내측	외측	근위	원위
정중면과 가까운 곳	정중면과 먼 곳	사지에서 체간에 가까운 곳	사지에서 체간에 먼 곳

주요 인체 부위 관절운동 용어

굴곡(Flexion)
관절 굽히기

신전(Extension)
관절 펴기

과신전(Hyperextension)
해부학적인 한계를 넘은
과도한 신전
ex) 손목 꺾기

내전
사지가 인체 정중면에
가까워지는 운동

외전
사지가 인체 정중면에
멀어지는 운동

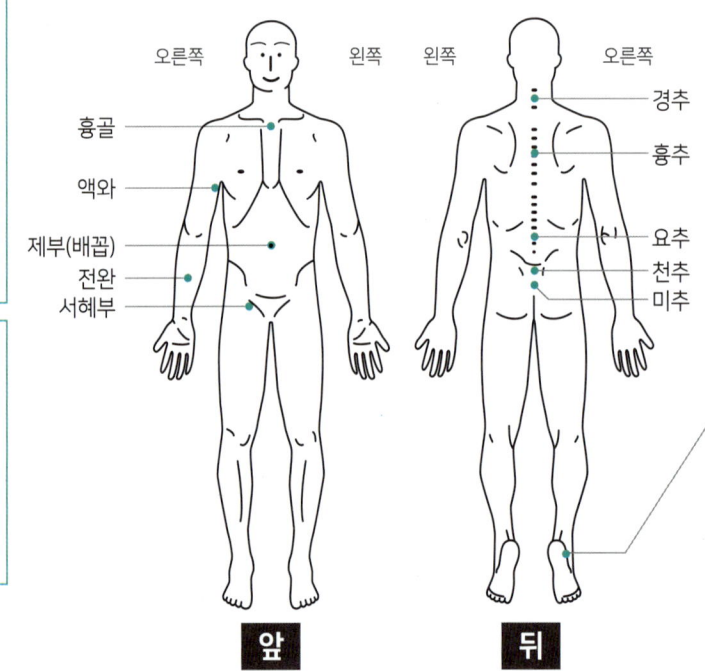

오른쪽 / 왼쪽 (앞)
- 흉골
- 액와
- 제부(배꼽)
- 전완
- 서혜부

왼쪽 / 오른쪽 (뒤)
- 경추
- 흉추
- 요추
- 천추
- 미추

회내(엎침)
손바닥이 뒤쪽이나 아래로
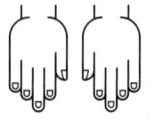

회외(뒤침)
손바닥이 앞쪽이나 위로
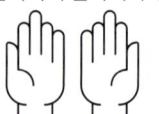

배측굴곡
발을 등쪽(위)으로 구부리는 운동

저측굴곡
발을 발바닥(아래)쪽으로 구부리는 운동

간호술기 내용
· 하수족(족저굴곡) 방지 > 발지지대(풋보드) 사용
· 발목은 족저굴곡, 족배굴곡만 있고, 신전은 없음

회전
장축을 중심으로 회전 운동

회선
굴곡, 신전, 내전, 외전, 회전운동
등 연속적으로 일어나는 복합운동

기초해부학 _ 인체의 구성

인체의 구성

세포 / 조직 / 기관 / 계

세포 인체를 구성하는 기본단위

- 모양과 크기가 다양(난자 가장 큼, 신경세포 긴돌기가 있음, 작은 림프구 등)
- 근육세포: 이완수축 근력발생 / 신경세포: 전기적 자극 전달 / 상피세포: 내부조직 보호 물질교환 / 선세포: 타액선 등 분비작용
- 핵: 유전물질 포함, 핵 없으면 세포 죽음(적혈구, 수정체섬유 예외)

체액 60%
- 세포내액 40%
- 세포외액 20%
  - 간질액 12% (세포 사이 수분)
  - 혈액 8%(5~6L) 혈장 55%, 혈구 45%

물질 이동 조절
- **확산 - 폐** 농도차에 의한 물질교환
- **삼투 - 알부민** 반투과성 막의 안과 밖의 용질의 농도를 맞추기 위한 수동적인 물 분자의 확산 현상
- **여과 - 신장** 네프론(사구체, 보먼주머니, 세뇨관)
- **능동이동 - 소장 / 소화** 에너지를 이용해서 영양물질 다량 이동

세포 / **조직** / 기관 / 계

상피조직 체표나 몸의 내부 표면을 싸고 있는 조직(세포간질 거의 없음)

단층 / 중층 상피조직	이행상피 조직(입방상피 > 편평상피)	선상피 조직
단층상피조직: 단층으로 이루어짐 중층상피조직: 2층 이상으로 구성	방광 늘어나고 수축하고 모양이 변해요	땀, 젖, 호르몬, 효소 분비물 생산 담즙색소 같은 노폐물 배설

힘줄(건) : 근육 + 뼈 연결
ex) 아킬레스건

인대 : 뼈 + 뼈 연결
ex) 무릎 십자인대

지지조직 결합조직, 연조직, 골조직 등 세포간질이 풍부하고 재생능력이 강함

일반 결합조직	특수 결합조직
치밀결합조직: 힘줄, 인대, 진피층 소성결합조직: 지방	연골조직, 골조직, **액성결합조직(조혈조직, 혈액, 림프)**

우리몸의 불수의근 5곳!
내장근   자궁
혈관근육 방광
홍채

근육조직 수축, 이완으로 운동, 자세유지, 물질이동, 체열생산 등 역할

전기 자극 받으면 박동이 자동으로!

★	골격근 / 횡문근	심근	평활근 / 내장근
가로무늬	O	O	X
수의적 활동	수의근(뇌척수 운동신경)	불수의근(자율신경)	불수의근(자율신경)

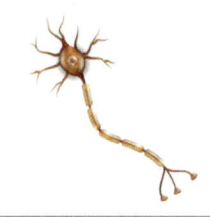

신경조직 신체 자극을 전달하는 조직

신경세포	신경교세포
(신경세포체부분) 수상돌기 + 축색돌기로 구성	중추신경 내 결합조직 신경세포의 지지, 영양공급, 이물질 식작용 등을 수행

세포 / 조직 / **기관** / **계**

기관 조직들이 모여 특수한 기능을 수행하는 상태(장기)

계 기관이 모여 하나의 기능적 단위를 구성

- 골격계
- 소화기계
- 내분비계(인슐린, 갑상샘 등 호르몬)
- 외피계
- 근육계
- 신경계(뇌, 척수)
- 비뇨기계
- 관절계
- 순환기계(심장, 혈관)
- 호흡기계
- 생식기계

기초해부학 _ 골격계

뼈의 분류

⭐ 우리 몸의 뼈는 206개

장골	대퇴골, 상완골 같이 기다란 뼈, 골간과 골단이 구별됨	
단골	손목, 발목 골 같이 골간과 골단 구분 없는 짧은 뼈	
편평골	흉골, 두정골 같이 편평하고 얇은 뼈	
불규칙골	척추뼈처럼 불규칙한 모양	
치밀골	공간 없이 기질로 가득 찬 치밀한 표층	
해면골	내부의 엉성한 조직	

뼈의 구조

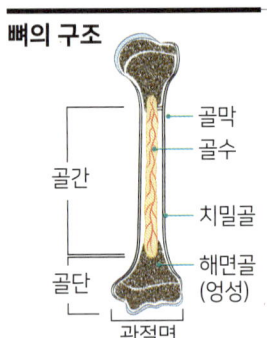

골간: 골막, 골수, 치밀골
골단: 해면골(엉성)
관절면

골막(관절면 제외 뼈를 감싸는 막)	골조직	골수
뼈를 보호	뼈의 단단한 실질조직	골수강을 메우는 조직(조혈기)
혈관, 림프관 신경을 통과시키는 바탕	해면골과 치밀골로 나눔	·적색골수: 혈구생산 ·황색골수: 혈구생산중단
골절 시 뼈를 재생		어린이는 모든 골이 적색골수
근육과 힘줄이 붙는 자리		성인 골단, 단골, 편평골만 적색골수 / 그 외 황색골수

뼈의 기능

- **지지기능**: 신체를 지지, 체격 유지
- **운동기능**: 근육과 협력하여 운동
- **보호기능**: 신체 장기 보호
- **조혈기능**: 골수에서 혈구 생성
- **저장기능**: 칼슘, 인산염 등 무기질 축적 및 혈류 공급

관절	뼈와 뼈의 연결
섬유성 관절(부동관절)	두개골처럼 봉합된 관절
연골성 관절(반가동관절)	뼈와 뼈가 연골로 연결 (척추뼈 추간원판)
활막성 관절(윤활관절)	대부분 연골, 액체 있어 부드러운 움직임

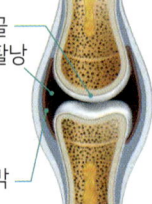
연골, 윤활낭, 활막

뼈의 분류

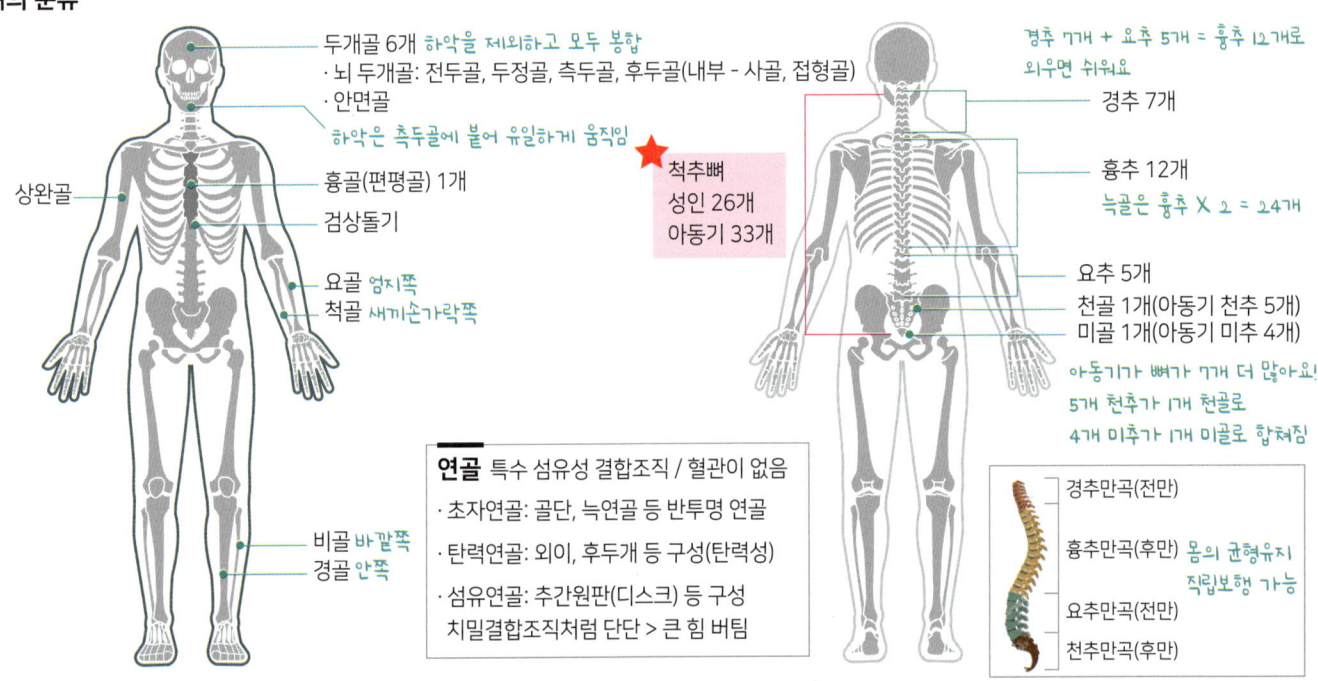

- 두개골 6개 하악을 제외하고 모두 봉합
  · 뇌 두개골: 전두골, 두정골, 측두골, 후두골(내부 - 사골, 접형골)
  · 안면골
  하악은 측두골에 붙어 유일하게 움직임
- 흉골(편평골) 1개
- 검상돌기
- 요골 엄지쪽
- 척골 새끼손가락쪽
- 상완골
- 비골 바깥쪽
- 경골 안쪽

⭐ 척추뼈 성인 26개 아동기 33개

경추 7개 + 요추 5개 = 흉추 12개로 외우면 쉬워요
- 경추 7개
- 흉추 12개 늑골은 흉추 X 2 = 24개
- 요추 5개
- 천골 1개(아동기 천추 5개)
- 미골 1개(아동기 미추 4개)

아동기가 뼈가 7개 더 많아요!
5개 천추가 1개 천골로
4개 미추가 1개 미골로 합쳐짐

- 경추만곡(전만)
- 흉추만곡(후만) 몸의 균형유지 직립보행 가능
- 요추만곡(전만)
- 천추만곡(후만)

연골 특수 섬유성 결합조직 / 혈관이 없음
· 초자연골: 골단, 늑연골 등 반투명 연골
· 탄력연골: 외이, 후두개 등 구성(탄력성)
· 섬유연골: 추간원판(디스크) 등 구성 치밀결합조직처럼 단단 > 큰 힘 버팀

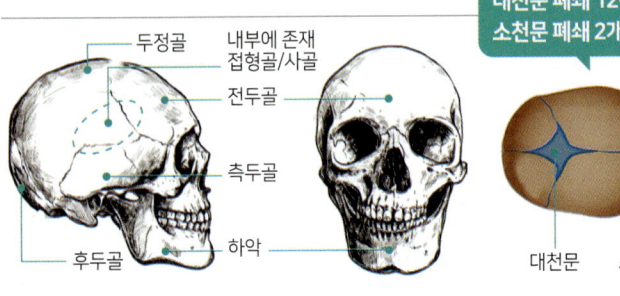
두정골, 내부에 존재 접형골/사골, 전두골, 측두골, 후두골, 하악
대천문, 소천문

대천문 폐쇄 12~18개월
소천문 폐쇄 2개월

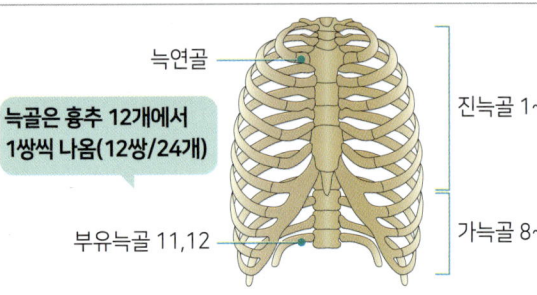
늑연골, 진늑골 1~7번, 부유늑골 11,12, 가늑골 8~10번

늑골은 흉추 12개에서 1쌍씩 나옴(12쌍/24개)

기초해부학 _ 소화기계

소화기계 구조와 기능

1. 기계적 소화: 저작(씹는 것), 연하(음식물 삼키기 동작), 연동(위에서 아래로 이동), 분절(섞어 주는)운동
2. 화학적 소화: 소화효소 및 침
3. 생물화학적 소화: 미생물(유익균 - 프로바이오틱스)

> **침 항생물질 충치 예방**
> 침이 많음 > 점도 낮음 > 충치예방
> 침이 적음 > 점도 높음 > 구강냄새 및 충치

구강
저작 / 연하운동
침샘: 이하선, 설하선, 악하선

혀: 미각(미뢰) / 발음
저작, 연하운동

★ **프티알린 - 탄수화물 분해효소**

인두-약 12cm
공기와 음식의 공통 통로
연하운동

후두개:
음식물 기도로 넘어가는 것 방지
연하운동 곤란 시 질식 위험

식도-약 25cm
시작부위 살짝 잘록(생리적 협착부)
연동운동

〈분문〉
분문 식도-위 연결
유문 위-십이지장 연결

위-pH2 강산 매우 강함
알코올 / 당분 바로 흡수

★ **단백질의 소화(펩신)**
내적인자, B_{12} 결합 > 악성빈혈 예방

소장
(십이지장 - 공장 - 회장)
연동운동
분절운동 소장에만 있는 운동
십이지장 소화효소 + 담즙

에렙신: 단백질 > 아미노산
말타아제: 엿당(맥아당): 포도당 + 포도당
수크라아제: 설탕(자당): 포도당 + 과당
락타아제: 유당(젖당): 포도당 + 갈락토오스

★ 이자(췌장) 외분비
· 트립신: 단백질 > 아미노산
· 아밀라아제: 탄수화물(녹말) 분해
· 리파아제: 지방 > 지방산, 글리세롤

이자(췌장) 내분비
· 인슐린
· 글루카곤

> 외분비는(소화)관을 통해 분비
> 내분비는 혈액 속의 호르몬

★ **담즙: 지방의 유화를 도와줌**
간생성 > 담낭 저장 > 십이지장 유입

담즙의 성분
1. 담즙산염 - 지방 유화를 도와줌
2. 담즙색소 - 빌리루빈(적혈구 사체) 배설
3. 콜레스테롤
   소장 > 간문맥 지방성분 > 간에서 수용성지방 합성
   일부 콜레스테롤 성분이 따라 들어감
   콜레스테롤이 너무 많으면, 고지혈증 / 담석의 원인

대장 - 수분흡수
맹장(충수돌기는 맹장 아래 위치) >
상행결장 > 횡행결장 >
하행결장 > S자결장 > 직장

맹장(회맹판) - 역류방지

비타민 K, B복합체 합성

충수돌기염 금기사항 > 터지면 패혈증
1. 반드시 금식 3. 하제(완화제, 변비약, 설사제)
2. 온팩 X   4. 관장 X

소화기계 그림 라벨: 구강, 인두, 식도, 간, 분문, 위, 유문, 담낭, 십이지장, 횡행결장, 상행결장, 소장(공장) - 2.5m, 소장(회장) - 3.7m, 하행결장, S자결장, 맹장, 충수돌기, 직장

★ 간의 역할

> **간에서 담즙을 만들고, 담낭(간의 하부)에 저장!**
> 위치: 우상복부 / 혈관때문에 진한 붉은 갈색

01 담즙합성
소장에서 지방 유화에 이용
담낭에 저장

02 포도당 저장
포도당을 글리코겐 형태로
저장하고, 필요시 사용

03 혈액응고 인자 합성
프로트롬빈 합성

04 혈장단백질 합성
알부민(삼투작용) 등
혈장단백질 생성

05 해독 / 면역작용
쿠퍼세포:
알코올, 약물 등 독성물질 해독

06 요산 형성
독성 강한 암모니아를 요산으로
요산 형성 X > 간성혼수 또는 사망

07 태생기 조혈작용
태생기에만 조혈작용

08 지방대사
간문맥으로 들어온 지용성 영양
성분을 콜레스테롤 형태로 합성

기초해부학_근육계

근육의 기능	· 근육은 수축성이 있어, 인체의 여러 부위를 움직임 · 물질 및 노폐물 이동 · 열을 생산 > 정상 체온 유지(항상성)
근육주사	· 근육주사는 약물의 빠른 흡수가 필요할 때 사용 · 주사 시 큰혈관 신경이 손상되지 않도록 주의(근조직이 풍부하고, 혈관·신경 분포가 적은 곳)

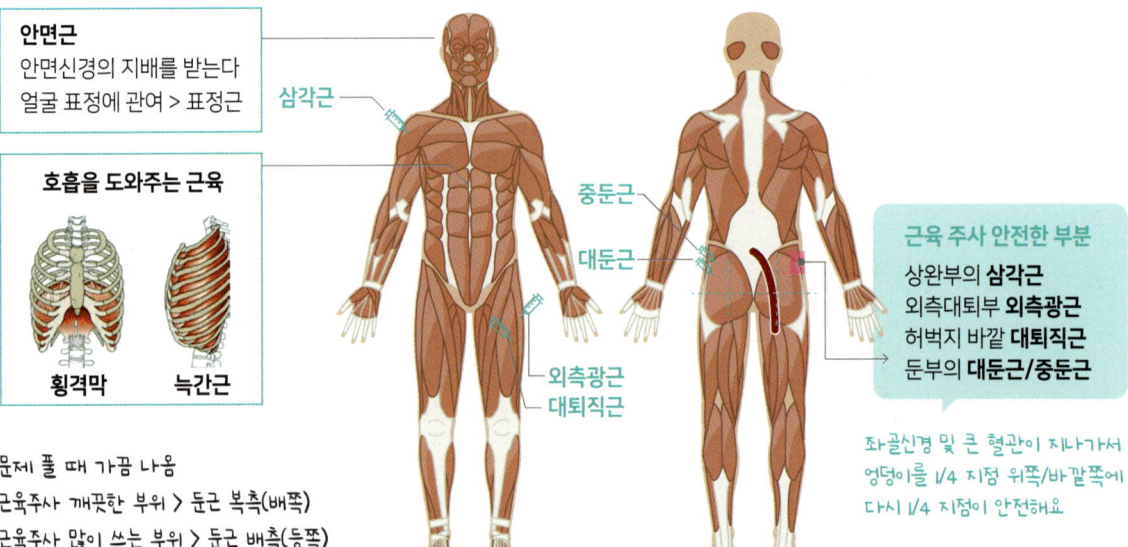

안면근
안면신경의 지배를 받는다
얼굴 표정에 관여 > 표정근

호흡을 도와주는 근육
횡격막, 늑간근

근육 주사 안전한 부분
상완부의 **삼각근**
외측대퇴부 **외측광근**
허벅지 바깥 **대퇴직근**
둔부의 **대둔근/중둔근**

좌골신경 및 큰 혈관이 지나가서
엉덩이를 1/4 지점 위쪽/바깥쪽에
다시 1/4 지점이 안전해요

문제 풀 때 가끔 나옴
근육주사 깨끗한 부위 > 둔근 복측(배쪽)
근육주사 많이 쓰는 부위 > 둔근 배측(등쪽)

해부생리학_순환기계

혈액

· 산소, 영양소 운반 / 이산화탄소, 노폐물 배출
· 산도 pH 유지, 약 7.35~7.45(약 알카리)
· 생체보호작용: 식균작용, 항체 생성
· 체액보존: 혈액응고 = 출혈방지
· 성인의 혈액은 약 5L(체중의 8~9%)

혈청 = 혈장에서 피브리노겐 제거

혈장 55%
- 대부분 물
- 영양분: 포도당, 아미노산, 글리세롤
- 혈장단백질: 알부민(삼투), 피브리노겐(응고), 글로불린(면역)
- 노폐물: 요소, 요산, 크레아티닌
- 전해질: Na, Ca, K, Mg, HCO_3^- (신경, 근육 정상 조절)
- 호르몬

혈구 45%
백혈구
적혈구
혈소판

백혈구 식균작용
(세균, 죽은세포) 염증반응
발적, 부종, 통증, 발열

CBC 전혈구검사 기준: $1mm^3$	적혈구 RBC	백혈구 WBC	혈소판 PLT
	적혈구 500만개 / 헤모글로빈 Hb 12g/dL	4,000~1만개	15~45만
역할	헤모글로빈 산소 / 이산화탄소 운반	식균작용 / 항체형성	혈액응고 / 지혈
형태	오목한 원반모양	핵이 있음 / 아메바 운동	불규칙하고 혈구 중 가장 작음
특징2	평균 수명 120일 → 비장(지라), 간에서 파괴 → 빌리루빈(담즙 색소 - 황달) · 철분 부족 > 철결핍성빈혈 · 출혈성빈혈 · 악성빈혈: 위에서 비타민 B_{12} 부족 · 재생불량성빈혈: 골수에서 적혈구 생산 이상	**세포성면역** - 식균작용, 비특이적방어 · **과립백혈구** - 호중구, 호산구, 호염기구 · **무과립백혈구** - 단핵구, 림프구 · T 림프구: 항원오면 B에게 알려줌 **체액성면역** - 항체생성, 특이적방어(면역) · B 림프구: 항원노출 기억해서 항체생성	· 혈구 - **혈소판** · **혈액응고인자(혈장)** 간에서 합성 + **비타민K** 트롬보플라스틴, 프로트롬빈, **피브리노겐**, 피브린 · 전해질 - **Ca(칼슘)** 혈우병(유전병) - 혈액응고 인자 X → 지혈X 엄마로부터 받는 반성유전
수혈 15분 이내 체크!	· 수혈전 해야 하는 검사: 혈액형검사, 혈액교차반응검사 · 혈액사고 방지를 위해 3차 확인 → 혈전 생기면 호흡곤란 발생 · 흔한 수혈 부작용: 미열(발열) · 알레르기 방지(항히스타민제 처방)	· 용혈성 빈혈: 농축 적혈구 · 혈소판 감소증: 농축 혈소판 · 심한 화상 : 혈장	만능공혈자 O → A, B → AB 만능수혈자

기초해부학 _ 순환기계

심장

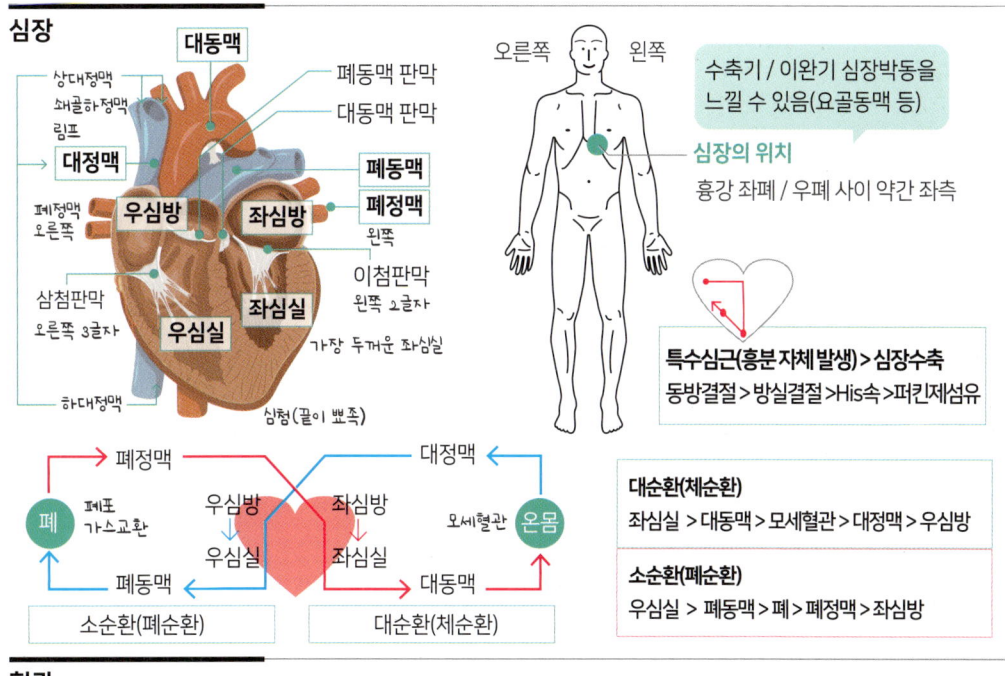

- 수축기 / 이완기 심장박동을 느낄 수 있음(요골동맥 등)
- **심장의 위치**: 흉강 좌폐 / 우폐 사이 약간 좌측
- **특수심근(흥분 자체 발생) > 심장수축**
  동방결절 > 방실결절 > His속 > 퍼킨제섬유

- **대순환(체순환)**: 좌심실 > 대동맥 > 모세혈관 > 대정맥 > 우심방
- **소순환(폐순환)**: 우심실 > 폐동맥 > 폐 > 폐정맥 > 좌심방

동맥(나가는 피)
- 대동맥: 산소가 풍부
- 폐동맥: 이산화탄소가 풍부

정맥(들어가는 피)
- 대정맥: 이산화탄소가 풍부
- 폐정맥: 산소가 풍부

동맥은 깨끗한 피, 정맥은 더러운 피 이렇게 외우시면 안 됩니다!

판막(혈액 역류 방지)
- 이첨판막(승모판): 왼쪽 2글자
- 삼천판막: 오른쪽 3글자
- 대동맥 판막
- 폐동맥 판막

★ **관상동맥**
- 심장 자체 산소/영양소 공급
- 왕관모양 혈관

혈관

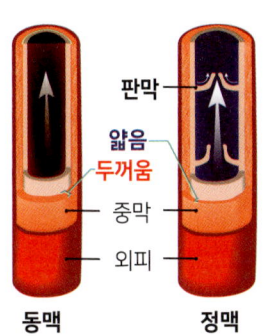

	동맥	모세혈관	정맥
혈압	가장 높다(좌심실 압력 버티기)	중간	가장 낮다(주변 근육의 힘으로 이동)
혈관벽 두께	두껍고 탄성 있음	한층의 얇은 세포(가장 얇다)	동맥보다 얇다
혈류속도	가장 빠름	가장 느림	느리다
특징	탄성섬유조직 풍부 몸속 깊이 있음	물질 교환이 쉬움 온몸에 그물처럼 퍼짐 동맥 정맥 연결	혈액 역류 방지를 위한 판막

★ **혈압**: 동맥 > 모세혈관 > 정맥
혈관두께: 동맥 > 정맥 > 모세혈관
혈류속도: 동맥 > 정맥 > 모세혈관
총단면적: 모세혈관 > 정맥 > 동맥
혈관벽 탄력: 동맥 > 정맥

주요 동맥 / 정맥 위치

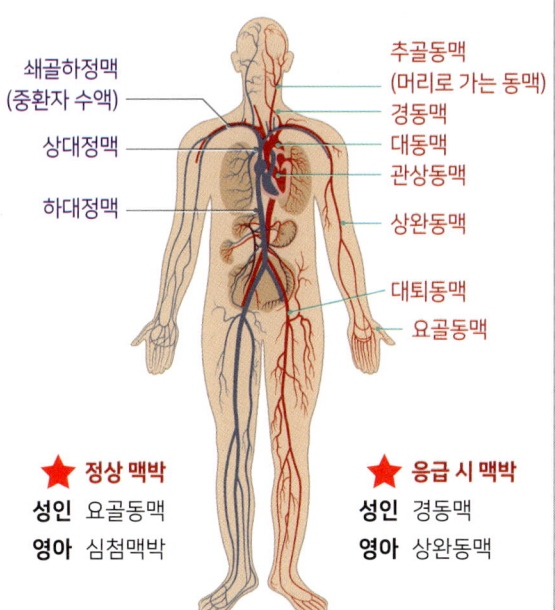

★ **정상 맥박**
- 성인: 요골동맥
- 영아: 심첨맥박

★ **응급 시 맥박**
- 성인: 경동맥
- 영아: 상완동맥

림프계

림프	모세혈관 벽을 통해 조직으로 나와 형성 혈장과 비슷하나 응고속도 느림, 림프구가 많음(알부민, 글로불린 적음)
림프구생성	림프절 - 몸 곳곳에서 림프구 생성, 암의 전이, 서혜부, 액와 등에 많음 **대표 림프구 : 편도, 비장, 흉선, 골수** **비장 - 적혈구 파괴 및 저장, 항체 형성** **흉선 - 사춘기 때 가장 활성화 / 나이들면 퇴화**
한방향 순환	상대정맥에서 합쳐짐(심장)
림프판막	정맥처럼 속도가 느리나 벽이 매우 얇고, 역류방지를 위해 림프 판막 존재
역할	**식균작용, 이물질제거, 신체방어작용, 면역, 조직액이동**

혈액검사 약어

RBC	적혈구	BUN	혈액요소질소(신장기능 평가)
WBC	백혈구	Cr	크레아티닌(신장기능 평가)
Hb	헤모글로빈	PT, aPTT	응고되는 시간(지혈 잘 되는지 평가)
Hct	헤마토크릿 (적혈구 용적비율)	AST, ALT	간 수치
PLT	혈소판		

기초해부학 _ 호흡기계

호흡기계 구조와 기능

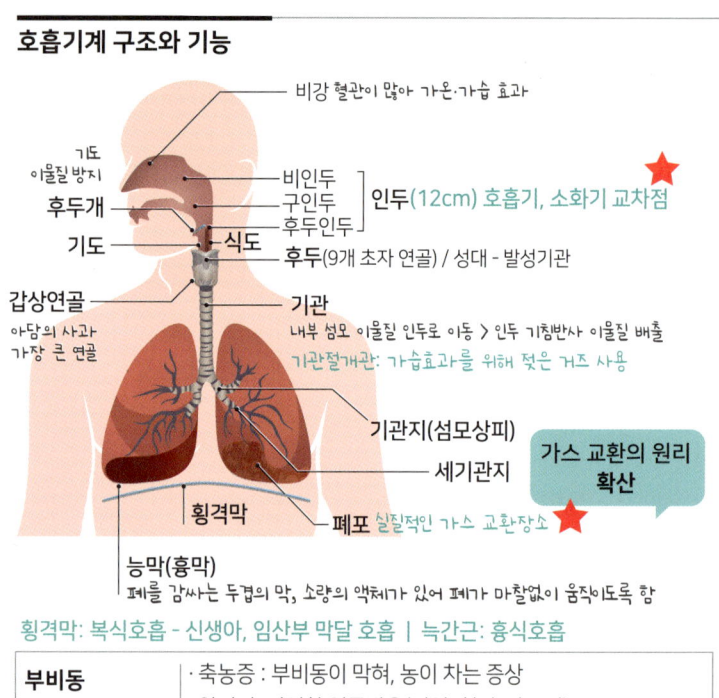

- 비강 혈관이 많아 가온·가습 효과
- 기도 이물질 방지
- 후두개
- 기도
- 갑상연골 아담의 사과 가장 큰 연골
- 비인두 / 구인두 / 후두인두 — **인두**(12cm) 호흡기, 소화기 교차점 ★
- 식도
- **후두**(9개 초자 연골) / 성대 - 발성기관
- **기관** 내부 섬모 이물질 인두로 이동 > 인두 기침반사 이물질 배출
- 기관절개관: 가습효과를 위해 젖은 거즈 사용
- 기관지(섬모상피)
- 세기관지
- 횡격막
- **폐포** 실질적인 가스 교환장소
- 늑막(흉막) 폐를 감싸는 두겹의 막, 소량의 액체가 있어 폐가 마찰없이 움직이도록 함

가스 교환의 원리 확산 ★

횡격막: 복식호흡 - 신생아, 임산부 막달 호흡 | **늑간근**: 흉식호흡

부비동
상악동 사골
접형골동 전두동
- 축농증 : 부비동이 막혀, 농이 차는 증상
- 알러지: 과민한 염증반응(비염, 천식, 아토피)
- 아나필락시스: 알러지원이 정맥에 넓게 퍼짐> 에피네프린 투여
  말벌, CT조형제, 항생제(사전 반응 TEST)

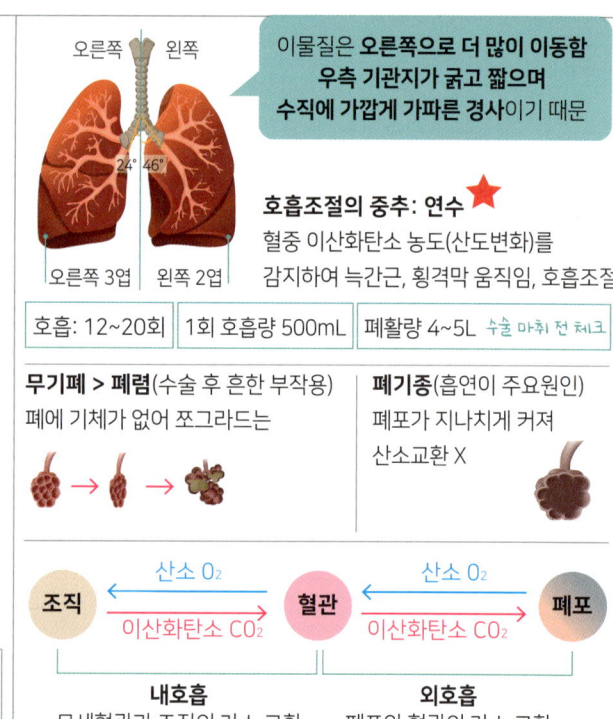

이물질은 **오른쪽으로 더 많이 이동함**
우측 기관지가 굵고 짧으며
수직에 가깝게 가파른 경사이기 때문

오른쪽 3엽 | 왼쪽 2엽

호흡조절의 중추: 연수 ★
혈중 이산화탄소 농도(산도변화)를
감지하여 늑간근, 횡격막 움직임, 호흡조절

| 호흡: 12~20회 | 1회 호흡량 500mL | 폐활량 4~5L 수술 마취 전 체크 |

무기폐 > 폐렴(수술 후 흔한 부작용)
폐에 기체가 없어 쪼그라드는

폐기종(흡연이 주요원인)
폐포가 지나치게 커져
산소교환 X

조직 ←산소 O₂/ 이산화탄소 CO₂→ 혈관 ←산소 O₂ / 이산화탄소 CO₂→ 폐포

내호흡 모세혈관과 조직의 가스 교환
외호흡 폐포와 혈관의 가스 교환

기초해부학 _ 비뇨기계

비뇨기계 구조와 기능

- 부신
- 신장 — 피질 / 수질 / 신우
- 요관
- 방광 500mL까지 저장 200~300mL 요의
- 요도 남자 15~20cm / 여자 3~5cm 여자의 요도길이가 짧아 방광염 발생 위험↑

왼쪽이 살짝 위로 올라가 있음 ★

사구체 - 여과
질소성 노폐물: 요소, 요산, 크레아티닌 배출
단백질, 혈구 통과 X

- 신동맥
- 사구체 (모세혈관뭉치)
- 보먼주머니
  원뇨에는 포도당, 아미노산이 있을 수도 있음
- 신정맥
- 집합관
- **세뇨관 - 수분 재흡수**
  재흡수(포도당, 아미노산, 물)되고
  남은 것은 신우를 통해 이동 배출

뇨배설경로: 신장 > 신우 > 요관 > 방광 > 요도
단백질 부산물 암모니아(독성) > 간 > 요소(독소↓)

네프론: 신장의 구조 기능적 단위 | 사구체+보먼주머니 + 세뇨관 → 신소체

피검사 BUN, Cr 수치 이상 = 신장 기능 저하
- 수액 및 약 복용 함부로 X
- CT 조형제 사용 X

잔뇨 측정
단순도뇨
(Nelaton Catheterization)

시간당 소변 측정 출혈, 전해질 등 검사
유치도뇨
(Foly Catheterization)

신장의 기능 ★

1. 질소성 노폐물(요소, 요산, 크레아티닌) 배설
2. 체내 수분 양 = 혈액양 조절
3. 전해질 균형 유지

1. 적혈구 생성인자 생성: **에리스로포이에틴**
   적혈구 수치(빈혈) > 에리스로포이에틴(조혈촉진)
2. **레닌** - 혈압 조절: 혈관수축, 염분배설 감소
3. 몸의 pH(산도 유지) : 7.35~7.45
   - 신장: CO_2↑ / H_2CO_3(탄산)↑ /산도↑ →
     HCO_3^-↑ 중화작용, 산도↓
   - 폐: CO_2↑ / 산도 ↑ → 호흡 ↑ CO_2배출, 산도↓

소변의 종류

정상소변	1일 1~2L(시간당 소변량 50mL 이상)	요소, 요산, 크레아틴 O / 혈구, 단백질, 포도당 X
핍뇨	소변 결핍 / 1일 500mL 이하	정상소변 절반 이하
무뇨	소변 생성이 안 되는 상태(100mL 이하)	자간증 / 말기 신부전
폐뇨	소변은 있지만 막혀서 배출 X	전립선비대증, 신석증
다뇨	요붕증: 소변이 많이 나옴	이뇨제 사용 / 바소프레신(항이뇨호르몬) 결핍
빈뇨	소변 양이 아닌 횟수 증가	임신 초기, 말기, 방광염
긴박뇨	바로 소변 보고 싶은 상태	방광염, 요도염, 전립선비대증
단백뇨	소변에서 알부민(단백질) 배출	사구체신염, 신증후군, 임신중독증
혈뇨	소변에서 적혈구 검출	사구체신염, 방광염, 방광암
잔뇨	**자연 배뇨 직후 남아 있는 소변량**	단순 도뇨로 측정 > 정상 수치 50mL 이하

기초해부학 _ 생식기계

생식기계 구조와 기능

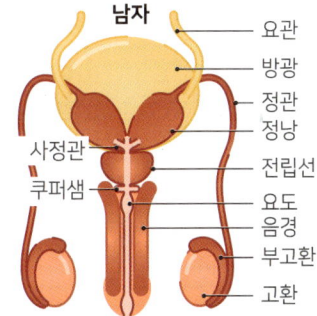

남자

- 요관
- 방광
- 정관
- 정낭
- 사정관
- 전립선
- 쿠퍼샘
- 요도
- 음경
- 부고환
- 고환

고환	체온보다 2~3℃ 낮은 온도에서 정자 생산 남성호르몬(테스토스테론) 분비
부고환	정자 성숙 집합장소
정관	정자 운반 통로
정낭	알칼리성의 **정액 생성**(정자 에너지원 역할: 비타민 / 과당 풍부)
전립선	방광 아래 위치 / **정액 생성**: 묽은 우유빛 약알칼리성 액체 분비 부교감신경> 전립선수축 > 전립선액 배출
쿠퍼샘	요도구선 / 구요도선 / 쿠퍼샘 : 작은 콩알 모양의 선, 윤활제의 역할

정자 이동경로 :

고환(세정관 정자생성)
↓
부고환
↓
정관
↓
정낭(정액) + 전립선(정액)
　　　　　　 쿠퍼(요도정화)
↓
사정관
↓
요도

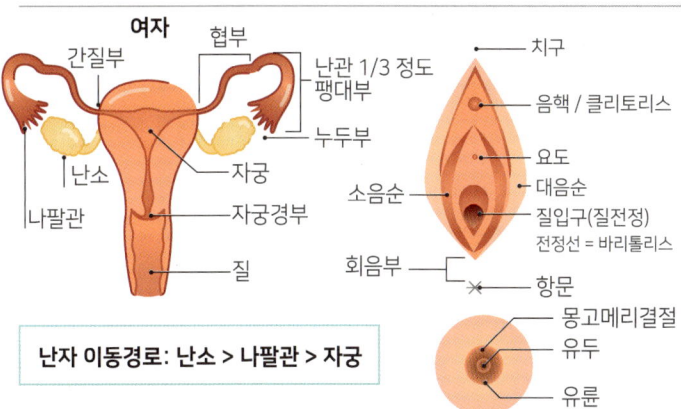

여자
- 간질부, 협부
- 난관 1/3 정도 팽대부
- 누두부
- 난소
- 나팔관
- 자궁
- 자궁경부
- 질
- 치구
- 음핵 / 클리토리스
- 요도
- 대음순
- 소음순
- 질입구(질전정) 전정선 = 바리톨리스
- 회음부
- 항문
- 몽고메리결절
- 유두
- 유륜

난자 이동경로: 난소 > 나팔관 > 자궁

뇌하수체 전엽	난포자극H(FSH) (남: 정자 생산)	난자성숙 > 난소: 에스트로겐 분비 · 2차 성징 · 자궁증식
월경중단↑ 비임신 | 임신	황체형성 H(LH) (남: 테스토스테론 분비)	배란(황체형성)> 프로게스테론 분비 · 배란억제 · 자궁내벽 분비(혈관, 혈액↑) · 근육이완

난소	여성호르몬(에스트로겐, 프로게스테론) 분비 / 난자 배출
나팔관	난관(나팔관) 난자 또는 수정란 이동 통로
자궁	배아 및 태아 보호 및 영양 공급 기관
질	산도, 자궁 분비물 운동기관
전정선	질전정 또는 바르톨리스선 = 남성 쿠퍼샘과 비슷한 역할
유선	임신 후 유즙을 분비하는 선
유두	유방부위 착색된 돌출된 유두
유륜	몽고메리결절 / 유두 둘레 착색 부위

수정과 임신

수정	정자+난자 핵 결합 / 팽대부에서 잘 일어남
착상	수정란이 분열 > 3~7일 후 자궁에 착상
임신	태반 및 **융모성선자극호르몬(hCG분비)** 생성 ★ 임신 여부 확인
분만	수정란 착상 후 약 40주 출산 > 프로게스테론, 에스트로겐 농도 감소 옥시토신 H분비 > 유즙생산 촉진

좌골극간경선
아기머리 골반크기 check!

해부생리학 _ 내분비계

내분비계 구조와 기능

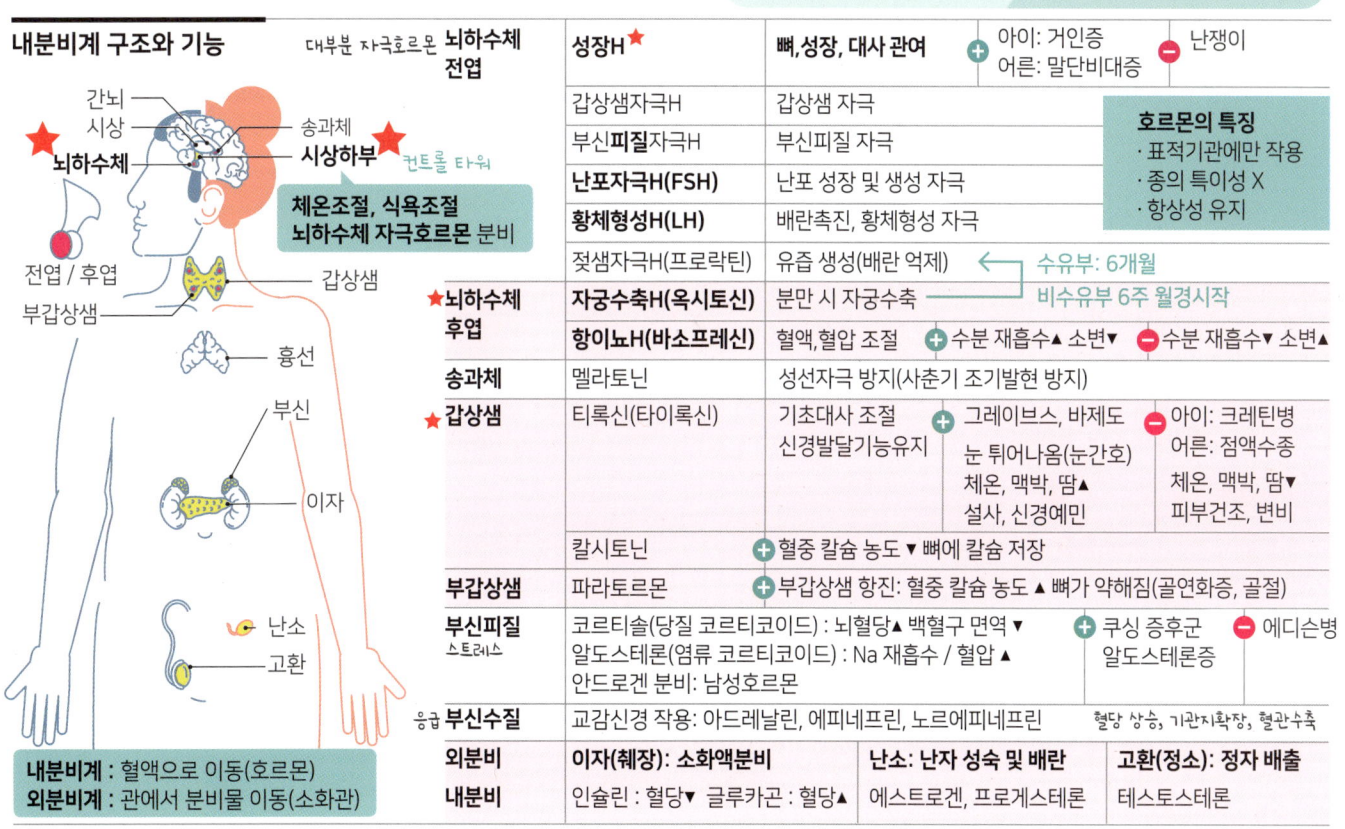

- 간뇌, 시상
- 송과체
- **시상하부** 컨트롤 타워
- **뇌하수체** 체온조절, 식욕조절 뇌하수체 자극호르몬 분비
- 전엽 / 후엽
- 부갑상샘
- 갑상샘
- 흉선
- 부신
- 이자
- 난소
- 고환

내분비계 : 혈액으로 이동(호르몬)
외분비계 : 관에서 분비물 이동(소화관)

대부분 자극호르몬 뇌하수체 전엽	성장H ★	**뼈, 성장, 대사 관여**	⊕ 아이: 거인증 어른: 말단비대증	⊖ 난쟁이
	갑상샘자극H	갑상샘 자극		
	부신**피질**자극H	부신피질 자극		
	난포자극H(FSH)	난포 성장 및 생성 자극		
	황체형성H(LH)	배란촉진, 황체형성 자극		
	젖샘자극H(프로락틴)	유즙 생성(배란 억제)	수유부: 6개월 비수유부 6주 월경시작	
★뇌하수체 후엽	자궁수축H(옥시토신)	분만 시 자궁수축		
	항이뇨H(바소프레신)	혈액, 혈압 조절	⊕ 수분 재흡수▲ 소변▼	⊖ 수분 재흡수▼ 소변▲
송과체	멜라토닌	성선자극 방지(사춘기 조기발현 방지)		
★갑상샘	티록신(타이록신)	기초대사 조절 신경발달기능유지	⊕ 그레이브스, 바제도 눈 튀어나옴(눈감호) 체온, 맥박, 땀▲ 설사, 신경예민	⊖ 아이: 크레틴병 어른: 점액수종 체온, 맥박, 땀▼ 피부건조, 변비
	칼시토닌	⊕ 혈중 칼슘 농도▼ 뼈에 칼슘 저장		
부갑상샘	파라토르몬	⊕ 부갑상샘 항진: 혈중 칼슘 농도▲ 뼈가 약해짐(골연화증, 골절)		
부신피질 스트레스	코르티솔(당질 코르티코이드) : 뇌혈당▲ 백혈구 면역▼ 알도스테론(염류 코르티코이드) : Na 재흡수 / 혈압▲ 안드로겐 분비: 남성호르몬		⊕ 쿠싱 증후군 알도스테론증	⊖ 에디슨병
응급 부신수질	교감신경 작용: 아드레날린, 에피네프린, 노르에피네프린		혈당 상승, 기관지확장, 혈관수축	
외분비	이자(췌장): 소화액분비	난소: 난자 성숙 및 배란	고환(정소): 정자 배출	
내분비	인슐린 : 혈당▼ 글루카곤 : 혈당▲	에스트로겐, 프로게스테론	테스토스테론	

호르몬의 특징
· 표적기관에만 작용
· 종의 특이성 X
· 항상성 유지

기초해부학 _ 신경계

신경계 구조와 기능

중추신경계 〔판단〕
- 뇌
- 척수
  반사신경중추

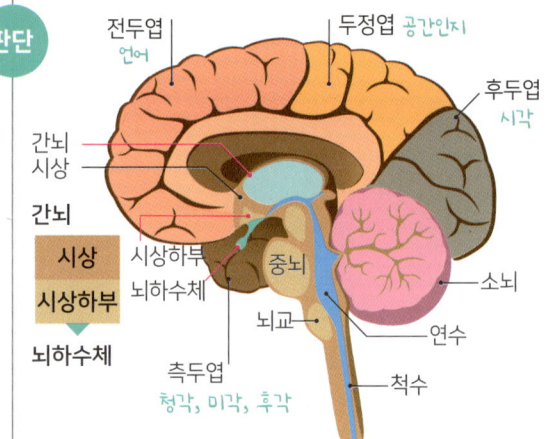

전두엽 언어
두정엽 공간인지
후두엽 시각
간뇌/시상
간뇌 — 시상/시상하부/뇌하수체
시상하부
뇌하수체
측두엽 청각, 미각, 후각
중뇌
뇌교
연수
소뇌
척수

표피
두개골
경막
지주막/거미막 지주막하강
연막

충격흡수하는 뇌척수액 흐름
뇌실의 맥락총: 뇌척수액 생성

뇌/척수액확인:
요추천자 L3-4(새우등자세)

산소에 예민한 뇌신경 세포: 손상 시 복구 X
포도당만을 에너지로 이용
우뇌: 왼쪽 신체조절 / **좌뇌**: 오른쪽 신체조절
대뇌: 뇌의 7/8청각, 시각, 후각 등 담당(의식적 운동)
소뇌: 운동, 평형감각(정교한 운동 / 무의식적 운동)
중뇌: 동공조절의 중추(동공 불빛 반사로 의식 확인)
연수: 연하운동, 구토, 호흡, 기침, 재채기, 심박동조절의 중추 (생명유지)
간뇌: ┌ **시상**
반사활동 중추 └ **시상하부**: 체온조절 중추/ 호르몬조절
　　　　　　　　　　　공복감(혈당) 조절 중추

뇌압상승 예방 · 머리 상승(파울러씨 체위 / 반좌위)
　　　　　　　· 고장액: 마니톨 투여(수분제거 뇌압감소)

★ **의식수준**　　책에 따라 혼돈은 빠져 있기도 합니다
· 명료: 깨어 있는 상태
· 기면: 졸린 상태
· 혼돈(착란): 질문에 대한 엉뚱한 대답(지남력장애)
· 혼미: 강한 자극에 반응(강한 통증 피하려 함)　꼬집으면 피함
· 반혼수: 강한 자극이 있을 때만 반응　꼬집으면 찡그림
· 혼수: 어떤 자극에도 반응 X(연수로 생명유지)　꼬집어도 무반응

[주의]
뇌 ≠ 뇌신경
척수 ≠ 척수신경

말초신경계 〔감각/운동〕
- 뇌신경
- 척수신경
  반사운동

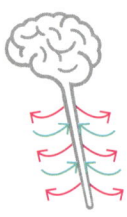

★ 1. **후신경**: 후각 감각신경
2. **시신경**: 눈 감각신경
3. **동안신경**: 눈 운동신경
4. **활차신경**: 눈 운동신경

5. **삼차신경**: 얼굴 감각신경(세 갈래로 되어 있음)
6. **외전신경**: 눈 운동신경
　겸자 출산 > 안면신경장애 위험
7. **안면신경**: 안면근육 운동신경, 혀 앞쪽 2/3 미각신경
8. **청각신경**: 청각감각신경
　스트렙토마이신 장기간 복용 > 청각장애

9. **설인신경**: 혀 후방 1/3 미각신경
　인두근육 연하운동신경
10. **미주신경**: 부교감신경
11. **부신경**: 목, 어깨 운동신경
12. **설하신경**: 혀 운동신경

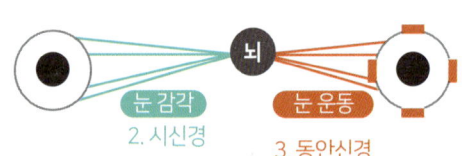

눈 감각 2. 시신경
뇌
눈 운동 3. 동안신경 / 4. 활차신경 / 6. 외전신경

혀 운동 9. 설인신경
혀 감각 9. 설인신경
혀 운동 12. 설하신경
혀 감각 7. 안면신경　안면근육운동

자율신경계	★	**교감신경** 응급 상태(교장선생님 만났을 때)	**부교감신경** 편안하게 먹고 자는 상태
뇌 명령 없이 자율적으로 움직이는 신경계 내장, 심장, 혈관, 분비선	반응물질	에피네프린, 노르에피네프린, 아드레날린	아세틸콜린
	동공	확대	축소
	기관지	확장	축소
	소화	억제	소화효소, 침샘, 연동운동 촉진
	눈물 / 타액	억제　방광은 이완되고, 괄약근은 수축되어야 배뇨가 안됨	촉진
	땀 / 방광	촉진, 방광 이완(배뇨 X)	억제, 방광 수축(배뇨촉진)
	혈관	심장박동 상승(빈맥) / 혈관 수축 / 혈압 상승	심장박동 하강 / 혈관 이완 / 혈압 하강

기초해부학 _ 감각기계

피부의 구조와 기능

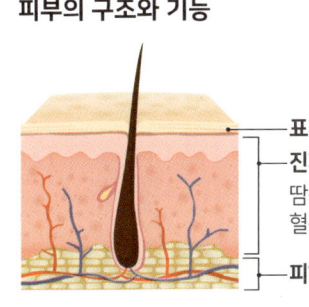

표피 — 모발, 손톱, 발톱 표피가 변화된 것
진피 — 땀샘, 모낭, 피지선, 혈관, 신경
피하

피부의 역할
· 인체 보호   · 비타민 D 합성
· 체온조절   · 감각기능

표피	신경, 혈관 X / 가장 얇은 표피 - 입술 / 두꺼운 표피 - 손바닥, 발바닥
각질층	피부 가장 표면 죽은 세포들, 피부건조 방지 및 보호
투명층	핵이 없는 케라틴(납작세포)층: 손바닥, 발바닥 같은 두꺼운 피부에 발달
과립층	표피의 각질화가 시작되는 곳
가시층	케라틴(단백질) 생산
기저층	표피의 가장 내측, 세포 분열이 일어나 표피의 죽은 세포 대치
진피	피부부속기(땀샘, 모낭, 피지선, 유선)존재 / 혈관, 신경이 있어 출혈과 통증이 있음
유두층	표피 바로 밑의 층, 표피의 영양공급
망상층	단단하고 불규칙한 결합조직(교원섬유, 탄력섬유) > 피부탄력성, 팽창, 지탱
피하조직	지방조직이 풍부 복부, 둔부에 잘 발달, 여성이 남성보다 발달

미각

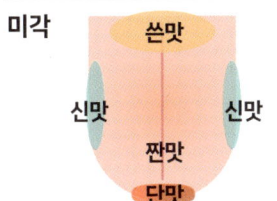

쓴맛 / 신맛 / 신맛 / 짠맛 / 단맛

미뢰 맛을 느끼는 세포
혀의운동 뇌신경 7번(안면신경), 9번(설인신경), 12번(설하신경)

후각

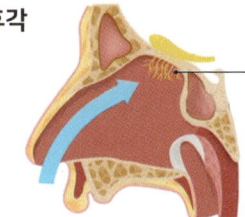

비강상부 점막 후세포 > 후각
후각세포 후모

시각

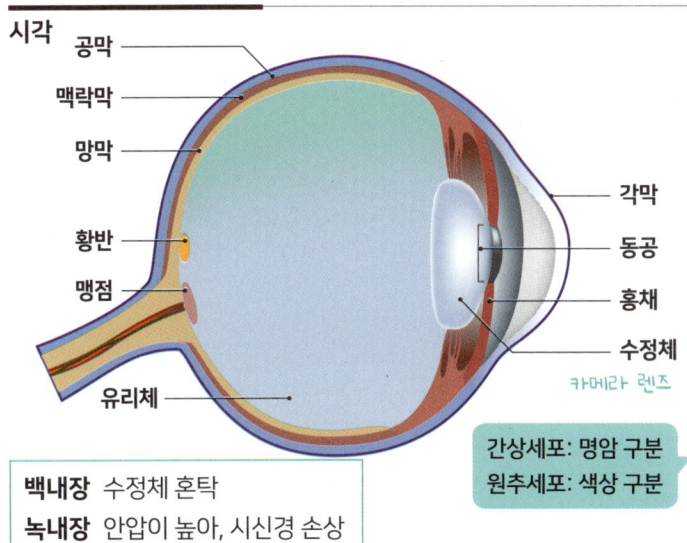

공막 / 맥락막 / 망막 / 황반 / 맹점 / 유리체 / 각막 / 동공 / 홍채 / 수정체 카메라 렌즈

간상세포: 명암 구분
원추세포: 색상 구분

백내장 수정체 혼탁
녹내장 안압이 높아, 시신경 손상

[섬유막] 가장 바깥을 둘러싼 막
각막	안구 가장 바깥, 1/6을 덮는 투명막
공막	안구 흰자위 뒷부분 5/6를 덮는 막

[혈관막 / 포도막] 안구 중간층, 혈관이 풍부
홍채	수정체와 각막 사이의 근육으로 빛의 양 조절	카메라 조리개 동공크기 조절
섬모체	모양체 / 섬모체, 수정체 모양 조절	
맥락막	혈관이 풍부한 막	

[신경막] 안구 가장 안쪽
망막	시신경 세포를 통해 대뇌로 전달 카메라 필름
황반	시신경 세포가 많이 모인 곳
맹점	시신경이 지나가 상이 안맺히는 곳

청각 평형감각 + 청각 담당

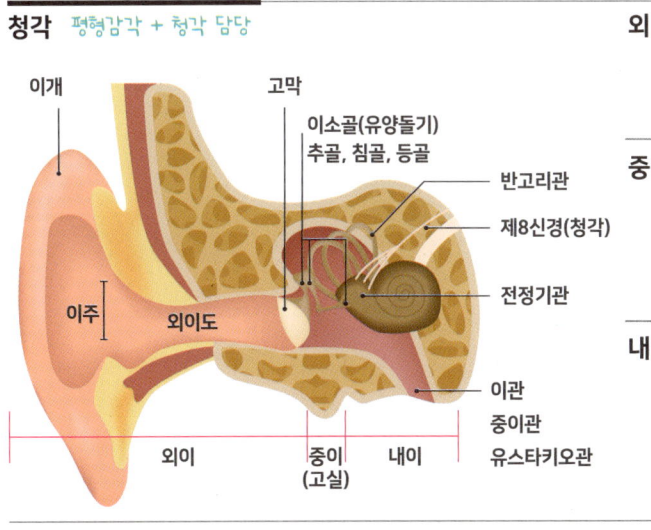

이개 / 고막 / 이소골(유양돌기) 추골, 침골, 등골 / 반고리관 / 제8신경(청각) / 전정기관 / 이주 / 외이도 / 이관 중이관 유스타키오관 / 외이 / 중이(고실) / 내이

외이	이개	탄력연골, 소리를 모아줌
	외이도	이개~고막까지의 S자 모양 길
	고막	외이, 중이 사이 얇은 막
중이/고실	점막으로 덮여, 공기로 차 있음 **중이관** 유스타키오관, 이관, 중이관 > 압력조절 소아: 이관이 짧고, 넓고, 곧아 중이염 잘 발생함 **이소골** 진동 증폭 > 내이 림프액에 전달 > 청신경자극	
내이	**달팽이관** 제8뇌신경: 청각담당 **반고리관/전정기관** 평형, 위치 감각 이명: 달팽이관/세반고리관 림프액 순환 X > 귀울림 메니에르병: 어지럼증 청력손상	

기초약리

약물의 형태와 분류

약전명	공식적인 발행물에 수록된 이름 : 처방 시 사용	**화학명**	화학 성분에 따라 붙은 명칭	**상품명**	(거래명) 제약회사에서 만들어낸 이름
전문의약품	의사의 처방전에 의해서만 투여될 수 있는 약	**일반의약품**	비처방약, 처방약 없이 구매 가능	**규제약물**	마약, 습관성 약물. 엄격한 통제

설명 보고 구분할 수 있을 정도 공부

교갑 / 낭제 Capsule	젤라틴 성분의 용기에 넣은 약	환제 Pill	약물을 원형 또는 난원형으로 만든 약제(한의원)
함당정제 트로키 Troche	사탕 같이 입에서 녹고 빨면서 약효내는 약	정제 Tablet	약물 혼합물을 일정 크기, 중량, 모양으로 압축한 약
엘릭시르	물, 알코올, 달콤한 성분, 향료 등 시럽 같은 것	시럽	감미제를 함유한 약제로 만든 약
분말가루	수분 X(변질위험 적음) / 흡수가 빠르고 소아에게 적합		
좌약 *실온보관*	직장, 질, 요도 내에 삽입하여 체온으로 용해, 흡수되는 약	찰제	알코올, 기름 등이 섞인 피부 약제
연고	약물이 혼합된 **반고형성** 약제로 피부 및 점막에 사용되는 외용약제	로션	약품 성분을 균등하게 피부에 도포하는 **액체 상태**의 외용제
수용액	한 가지 이상 약물이 물에 용해된 것	팅크제	에탄올과 끓여 걸쭉한 농도의 소독제
현탁액	용해되지 않은 약물 미립자가 물에 혼합(흔들어 사용)	주사제	앰플, 바이알 같은 체내에 적용하는 무균의 제제

약물의 관리

일반약	실온보관 30℃ 이하	냉장약	냉장고 온도 2~5℃ 유지	기름종류약	약 10℃ 보관	마약 / 마취제 ★
약장 속에 보관 약장 잠그기: 수간호사 책임간호사 보관 / 간호사실 가, 나, 다 순으로 분류 보관 개인처방약: 투여시간, 입원실 호수, 환자명(가나다 순)으로 보관		예방백신, 생체추출물, 혈청, 헤파린, 인슐린 등		복용 전 차갑게 해서 먹거나 복용 후 따뜻한 차를 권장 이유: 맛이 역해서		이중 잠금장치 약장 보관: 수간호사 투여한 사람의 서명 기록 사용량 남은 양 항상 수량 파악 남은 용량 : 반드시 약국 반납 주사기로 재거나 앰플 입구 막아 대상자명, 약명, 사용량 등 기록

· 덜어낸 약은 다시 약병에 넣지 않는다.
· 약의 용기에 약명을 붙이는 것은 약사만 하는 것
· 라벨없는 약, 판독할 수 없는 라벨의 약은 약국에 보내어 약사 확인
· 색상이 혼탁, 변질된 약, 흔들어 사용하는 것이 아닌데 침전물 있는 약: 약국에 사유와 함께 보내기 ★

밀폐용기	기밀용기	밀봉용기	차광용기
고형의 이물 방지 종이상자, 봉투, 코르크마개 병	액상 또는 고형의 이물, 수분 방지 증발로부터 보호할 수 있는 용기 유리병, 캔, 플라스틱 용기	기체 또는 미생물 침입 방지 앰플, 바이알 등	광선 투과 방지하는 용기(비타민 보관) 갈색병, 흑색의 차광 포장

일반약	극약	독약
흰바탕 검은 테두리 표지: 검정색으로 약품명 기록 [일반약]	흰바탕 붉은 테두리 표지: 약품명 기록 '극' 붉은색 [극]	검정 바탕 흰 테두리 표지: 약품명 기록 '독' 흰색 [독]

약물의 작용기전

흡수	위장에서 분해 → 용해 → 흡수 제형, 투여경로, 용해도, 혈류량, 용량에 따라 다름	**대사** **(해독)**	**(간)** 화학적 변화 : 비활성화된 형태 > 쉽게 배설 노인: 약물 대사 저하 : 약물 대사 지연 및 축적
분포	약물이 확산(혈액 > 특정 조직세포 작용부위로 이동)	**배설**	**(신장)** 비활성화된 대사 산물은 반드시 배출 전신마취제: 가스형태 약물 폐로 배설 → 신장질환자 / 노인 장(대변), 땀, 타액, 유선(수유부주의) 배설 적은 약 투여 또는 투여 X

수술 후 조기이상, 기침권장하는 이유

기초약리

약물의 작용과 종류

직접작용	1차 약물 : 기관에 직접 작용 나타냄 직접: 아드레날린 > 심장기능 항진	간접작용	2차 약물 : 내인성 물질 유지 또는 변화 작용 간접: 톨부타미드 > 췌장 > 인슐린
전신작용	프로포폴, 전신마취 : 혈액, 림프 등을 통하여 전신에 적용(뇌, 심장)	국소작용	접촉한 부위에만 국한하여 변화
일반작용	약물의 전신적인 생리변화	선택작용	항암제: 특정 장기 조직에만 변화
치료적 효과 ★	의도한 바람직한 효과 · 코데인: 진통 · 기관지확장: 아미노필린 · 진통/소염/해열/혈전예방: 아스피린	부작용 Side Effect	예측하지 않았던 2차 효과 · 코데인: 변비 · 디곡신(강심제) : 심장 부정맥	독작용	약물을 높은 용량으로 장기복용 배설 장애로 체내 축적 모르핀 : 통증 감소 > 심한 호흡기계 억제 사망 데메롤, 모르핀 : 호흡수 체크 중요(호흡수가 감소하는 약물)
상가작용 : A+B=A+B 각각 사용이나 병용사용이나 효과 같음		상승작용 : A+B=A+B+α 결핵약 병용하여 사용하면 효과가 더 높음 ★		길항작용 : A+B=A+B-α 우유, 탄산과 약 복용 > 약효 감소 병용하여 사용하면 효과 감소 비타민K(지혈) + 와파린(혈액묽게)
과민성 약물 알레르기	정상적인 반응보다 과민하게 반응 항원항체 과민반응	의존성 내성	마약 금단증상 및 약물에 의존 약물을 증가해야 치료효과 나타남	축적작용	약 배설이 늦은 경우 체내에 오래 머무름 오용 : 실수로 복용(처방무시, 의사지시 없이 투약) 남용 : 의도적으로 남발 복용(카페인, 접착제, 본드 등)

· 약물의 기준: 건강한 성인 기준
· 아동: 약물 반응에 민감하여 어른보다 적게 투여
· 노인: 위장관 반응 및 혈액순환 둔화, 신장기능 저하, 배설이 늦어 약 축적이 잘됨
· 체중, 체격이 작은(수분이 적은) 사람 : 체액량이 적어 약물 적게 줘도 농도가 금방 올라감
· 약은 물과 함께 복용이 원칙 결핵약은 아침 공복에 먹는 것이 약효 증가
· 식사 후 경구투약: 약물 흡수 지연 / 어떤 약은 위장 자극으로 음식과 투여
· 위약(가짜 약) : 플라시보 효과

중추신경계 작용 약물

흥분제 카페인 **억제제** 모르핀, 데메롤, 전신마취제, 진통제, 진정수면제, 항정신성약물, 항불안제, 항경련제

진정수면제	바비튜레이트	페노바비탈	내성 및 의존성 주의
	벤조다이아제핀	디아제팜, 로라제팜, 클로나제팜	졸음, 초조, 혼돈, 중추신경억제, 환각 등 기계작동 및 위험한 일 주의
항정신성	신경이완제 정완제	클로르프로마진, 할페리돌	조현병 및 정신분열 치료 식욕증가, 체중증가, 기립성저혈압 등 부작용
항우울제	MAO 억제약, 항우울약 등		우울증 개선 도와주는 약물
항경련제	바비튜레이트	페노바비탈(진정수면제)	간질 비정상적 흥분 경련, 발작 예방 약물 바비튜레이트계 약물 : 중추신경계 억제 부작용
마약성 진통제	모르핀, 코데인, 데메롤, 펜타닐, 옥시코돈		통증 완화 및 소실 중추신경계 의식 소실 없이 작용 중독 및 호흡억제 위험: 서호흡(12회 이하) 금지
중추신경 흥분제	카페인, 코카인, 마리화나(대마초), 필로폰(메탐페타민)		중추신경 억제제 과다복용으로 인한 호흡 억제 개선 : 각성효과 피로, 졸림 감소, 심박수 증가, 호흡수 증가

약물기전

항히스타민제	클로르페닐아민 페닐아민 디멘하이드리네이트(드라마민)	항알레르기 제제, 알레르기 반응 제거 부작용: 전신 권태감, 졸음 → 기계작동 및 위험한 일을 하는 환자 주의
응급약 ★	에피네프린 : 교감신경흥분제, 강심제, 혈관수축, 출혈방지 금기: 당뇨(혈관 막힘), 동맥경화, 심장질환자, 부정맥, 녹내장	
	아트로핀 : 부교감신경차단제, 수술 전 투약에 많이 사용 → 구강 분비물 억제 및 깨끗한 기도 유지	
	리도카인 : 국소마취제, 부정맥 치료제	

기초약리

심부전 치료	디곡신, 디지탈리스: 심근 수축력 증가 나이트로글리세린: 협심증약(설하투여) 정맥혈관 확장 푸로세마이드 = 라식스(이뇨제): 폐 울혈 완화 　　　　　　빠른 이뇨로 혈량, 전해질 저하 체크(저칼륨)	울혈성 심부전 > 심근 수축력 증가 울혈성 심부전 : 피가 고여 순환이 잘 안되는 　　　　　　　> 혈관 확장: 심장 부담 덜어주는 심박동 느리게 하는 부작용(심장힘↑심장박동↓) < 서맥금지(60회 이하)
항협심증제	나이트로글리세린(심근경색 효과 X) · 속효성(1분만에 작용) : 3차례 복용 후 흉통 > 응급실 · 큰 정맥 확장 > 심장 부담 덜어줌 · 내성이 잘 생김. 수분 없는 곳에 보관 · 앉아서 먹기(갑자기 혈류 느려져 어지러움) 아달랏: 약에 구멍 뚫어 설하투여(관상동맥 확장 응급약)	조직허혈(피가잘 안 통함) 증상 > 관상동맥 좁아짐(협심증) 가슴통증 및 압박감　관상동맥 막힘 : 심근경색 비상용으로 분산보관 및 주변에 알리면 좋음
항고혈압제	푸로세마이드 = 라식스(이뇨제) 칼슘 길항제: 니페디핀(아달랏) 칼슘 : 심근 수축 및 긴장 혈관이완제: 하이드랄라진 안지오텐신전환효소 억제: 캡토프릴 베라파밀 교감신경 억제제	이완기 90, 수축기 140 mmHg 이상 : 뇌경색, 뇌출혈, 심부전, 관상동맥질환 등 혈압강하제로 정해진 시간 약물 복용: 혈중 유효농도 유지 혈압약을 먹고 효과가 있다고 갑자기 중단 X > 서서히 약물 줄이기 O 보통: 1회 아침 식후 복용 서방제(서서히 지속적 효과)로, 자르거나 씹기 금지 X : 약효증가, 저혈압
항부정맥제	리도카인(국소마취제), 베라파밀	부정맥: 비정상적인 심장박동수가 불규칙적
기관지확장제	에피네프린: 교감신경 자극제 살부타몰(벤토린) : 흡입(네뷸라이저) 아미노필린: 기관지 확장, 호흡기 평활근 이완(천식)	기관지 확장 약물 / 교감신경 활성화 혈관 수축(지혈) / 기관지 확장 　　　　　　　　　　　　　　　 심계항진, 고혈압 주의!
진해제 거담제	코데인 : 마약성 진해제, 내성과 의존성 주의 아세틸시스테인(뮤코미스트) : 객담 묽게 가래 배출 촉진 아트로핀: 수술 전 투약 > 구강분비물 억제	기침약의 구강 투여 후 바로 수분 섭취하면 약물이 바로 씻겨내려가니 삼가야 함
소화제	라니티딘(잔탁)	제산제: pH 낮은 위액 중화작용: 점막 보호 소화성 궤양 : 아스피린 사용 금지(출혈 위험)
진토제 하제 지사제	진토제: 약물 부작용 구토, 반사성 구토, 임신 오조 진정 하제(완화제, 변비약, 설사제): 배설 촉진 약물 지사제: 설사 억제, 정상 배변 유도 약물	
항생제 항균제	페니실린 테트라사이클린 네오마이신: 간성혼수 예방 > 암모니아 생성, 장내세균 억제 스트렙토마이신: 결핵치료 사용 / 청각장애 유발(제8뇌신경) 반코 마이신 내성: 장알균(VRE) 메티실린 내성: 황색 포도알균(MRSA) 접촉주의 : 강한 내성 지닌 악성 세균 손 잘 씻기, 장갑착용, 일회용 마스크	항생제: 자연에서 추출한 미생물 죽이는 약 / 항균제: 화학적으로 추출 정확한 시간에 맞춰 일정량 투여 : 혈중 농도 유지를 위해 [페니실린계] 알레르기 반응 아나필락시스(급성중증과민증) 반응검사 > 주사 전 피내 피부반응검사 　　　　　　· 땅콩, 말벌, 옻, 페니실린 항생제 　　　　　　· 혈관이완(청색증, 혈압, 체온↓맥박, 호흡↑) 부작용 시 에피네프린 투여 [테트라사이클린계] 광범위 항생제 8세 이하 어린이, 임산부 투여 X : 치아 착색 및 성장저해 가능성 유제품, 철분, 칼슘, 마그네슘, 알루미늄 포함 제산제 병용 금지 : 흡수 방해
해열진통제	아스피린: 해열, 진통, 소염, 혈전 치료제	부작용: 혈액응고 연장, 용혈성빈혈 → 위궤양환자, 혈우병 환자 금지 아세트아미노펜(타이레놀): 해열, 진통제(소염 X)	

기초약리

결핵 ★	[1차] - 독성 약효 적은 약물군		[2차 약물]	칵테일 요법(병용요법) : 약효 증진 + 내성방지
	· 파라진아마이드(PZA)		내성, 독성 큰 약물 / 약효도 적음	아침 공복 1회 투여 추천
	· 엠탐부톨(미암부톨)(EMB)		· PAS, 사이클로세린, 가나마이신	의사 처방이 완료될 때까지 6~12개월 투여
	· 아이소니아지드(INH): 말초신경염 주의(B₆ 피리독신 투여)			2~4주 감염성 없어도 내성방지 위해 꾸준히 투약
	· 리팜핀(RMP): 눈물, 침, 소변 등이 붉게 변함			
	· 스트렙토마이신(SM): 장기복용 청각장애 > 제8뇌신경			

예방접종	B형간염	B : 출생 즉시 B : 1개월 B : 6개월	사균 / 근육주사 모체(-) : 출생 시 예방접종
12개월 이전 BCG 빼고 사균		B 3개를 쓰고, 0, 1, 6개월로 암기	모체(+): 항원노출 위험 > 항체투여 + 예방접종
	BCG	B04 0~4주(1개월 이내) 1번 BCG쓰고, C를 0, G를 4로 암기	결핵예방 생균 피내주사 > 투베르쿨린반응검사(-) 예방접종 대상
접종 빠른 순서	2개월 / 4개월 / 6개월 : 기타 예방접종 2개월씩 3차 접종		DTP(디프테리아, 백일해, 파상풍 - 사균) / 폴리오: 소아마비 예방
	MMR	12~15개월 1차 / 4~6세 2차 홍역 유행시 생후 6개월 접종	홍역, 유행성 이하선염, 풍진 예방 생균 피하주사
	수두	12~15개월 1번	
	A형간염	12~23개월 1차 / 6개월 뒤 2차	
	일본뇌염	생후 12~23개월 7~30일 간격 2회(2차) 접종 / 12개월 뒤 3차 접종 / 만 6세, 만 12세에 각각 1회 접종	생균 피하주사 사균도 있음
	장티푸스 : 고위험군에 한하여 접종		

소독제	과산화수소(H₂O₂)	살균 효과 / 3% 상처소독 시 사용(열분해: 차광 및 냉암소 보관)	
	알코올	20~30% 수술 전 솜에 적셔 사용: 알코올 목욕	건조한 피부 / 개방상처(욕창) 사용 금지
		70~75% 소독효과 가장 좋음: 신생아 배꼽소독, 주사 전 피부 소독 등	
	베타딘	수술부위 상처 소독, 열상, 화상(고름 감염 피부)	
	빨간 소독약	0.5~1% 질점막 소독, 구강소독 / 10%: 피부소독	
	겐티아나(젠티안) 바이올렛	아구창(칸디다균곰팡이) 연고	
	글루타알데하이드	내시경기구, 열에 약한 기구, 플라스틱 기구 소독	
	리졸(크레졸 3%)	기구, 실내소독 60분 / 오물소독 2시간 이상	

마취제	전신마취	외과적 수술 시 환자 의식 소실 / 통증을 못느끼게	
	국소마취	환자 의식 있는 상태 / 신체 일부 또는 특정 부위 통증 제거	리도카인, 코카인, 프로카인

당뇨 ★	저혈당 확인이 가장 중요 : BST 혈당검사 먼저 할 것	피하주사(90°로 삽입 - 바늘이 짧음)
	정확한 용량, 정확한 시간 자가주사 교육	하복부(흡수 잘됨), 팔(상완), 대퇴 돌아가면서 시행 > 섬유화 예방
	냉장보관(2~5℃)	

약물투약

약효빠른 순서 정맥주사 > 근육주사 > 피하주사 > 경구투여   * 피내주사는 약효보다 '스킨테스트' 용도

피내주사(ID) 15°	정맥주사(IV) 30°	피하주사(SC) 45°	근육주사(IM) 90°
· 진피에 주입한 약물 반응 검사	· 주사용액 혈관 바로 주입	· 예방주사: 사면이 위로	· 상완 : 요골신경 피해 삼각근 주사
· 항생제 과민반응검사	· 수액공급을 위한 혈관확보	· 인슐린: 90°(바늘이 짧음)	· 둔부: 좌골신경 피해 상부 외측부 주사
· 투베르쿨린 반응검사	· 약효 가장 빠르지만 약물 사고 시 위험	· 인슐린/헤파린 주사 문지르지 않음	
· BCG 주사		· 상완외측, 하복부, 대퇴, 둔부위쪽	
바늘 사면이 위로 오게 잡기 / 주사 후 문지르지 않기		바늘 삽입 후 내관을 당겨 피가 나오는지 확인하고 주사	

ac	식전	DC	중단	qd	하루 1번	po	경구투여	NPO	금식	OD	오른눈	정확한 약, 용량, 시간
pc	식후	q(시간)	시간마다	bid	하루 2번	SC	피하주사	ss	반	OS	왼눈	정확한 환자 확인
hs	취침 전	qod	격일로	tid	하루 3번	IM	근육주사	qs	충분한 양	OU	양쪽 눈	투여 경로 확인 > 3번 약용기 확인
c̄	~같이	qn	매일밤	qid	하루 4번	ID	피내주사	stat	즉시	cap	교갑/캡슐	금식, 무의식, 연하곤란 환자: 경구투여 불가
s̄	~없이	ABR	절대안정	prn	필요시마다	IV	정맥주사	Rx	처방			수술 후 금식 : 주사약 처방 다시 받기
												투약실수 : 담당간호사 즉시 보고

기초영양

6대 영양소	**3대 열량소**(에너지원)	**조절영양소**(신진대사 돕는)	**구성영양소**(몸을 구성)
탄수화물, **단백질**, 지방 비타민, 무기질, 물	탄수화물, **단백질**, 지방	비타민, 무기질, 물, **단백질**	지방, **단백질**, 무기질, 물

1kcal 물 1°C 상승 위한 열량 / 영양에서만 쓰는 단위

권장량	탄수화물 65%		단백질 15%	지방 20%
	탄수화물 4kcal	단백질 4kcal	지방 9kcal	

	탄수화물	단백질	지방
주요기능	· 주요 에너지 공급원 · 뇌와 신경은 포도당만 사용 · 탄수화물 글리코겐으로 저장 (간, 근육 일부 저장 / 피하지방 무한 저장)	· 조직생성 및 재생 · 면역(항체) 생성 · 구성소	· 농축 에너지(가장 열량이 높은) · 체온 조절 / 장기보호　**노폐물 케톤** · 지용성 비타민 흡수 · 포만감, 소화지연
소화 모든 영양소 흡수 소장	· 구강 - 프티알린 · 이자/췌장 - 아밀라아제 　다당류(전분, 글리코겐, 섬유소)→이당류 　섬유소는 소화 X 그대로 배설 · 소장(이당류 분해) 　**말타아제** 　엿당(맥아당)→포도당 + 포도당 　　　　　　혈액 속 0.1% 혈당 　**슈크라아제** 　자당(설탕)→포도당 + 과당 　**락타아제** 　유당(젖당)→포도당 + 갈락토오스	· 위 - 펩신 · 이자(췌장) - 트립신　요소, 요산 · 소장 - 에렙신　크레아티닌 　펩티드 결합 　단백질 → 아미노산 + 질소노폐물 　암모니아 → 간 → 요산 → 신장 · 동물성 단백질(완전 단백질) 　필수 아미노산 함유 · 식물성 단백질(불완전 단백질) 　필수 아미노산 1개 이상 부족	이자/췌장 - 리파아제 실제 지방 소화효소 간(쓸개즙 생성) → 담낭 - 쓸개즙 저장 　　　　　　　지방 유화(부드럽게) 소화돕기 지방 → 글리세롤 + 지방산 [콜레스테롤] HDL 불포화지방 : 상온 액체(2중 결합) 올레산, 리놀레산(어류, 식물성 기름) LDL 포화지방 : 상온 고체, 체내 합성 가능 동물성 기름(버터, 쇼트닝) 필수 지방산: 체내 합성 X, 식품으로 리놀레산, 리놀렌산, 아라키도산

지용성 비타민　물에 녹지 않아, 단백질 운반체와 결합해서 운반 > 지방과 함께 림프에서 흡수　지방 흡수가 잘 안되면 같이 결핍
　　　　　　　과량 섭취 시 배설 X 과다섭취 시 독성 > 간 또는 지방에 저장

	작용	결핍증		작용	결핍증
비타민 A 레티놀	피부, 점막, 모발, 잇몸 점막상피세포 형성 눈 망막 건강 유지	야맹증	**비타민 D**	칼슘, 인 흡수 촉진 에르고스테롤 + 자외선 > 비타민 D 합성	유아: 구루병 성인: 골연화증
비타민 E 토코페롤	황산화작용(노화방지) 적혈구 보호, 비타민 A흡수 촉진	불임 / 빈혈	**비타민 K**	혈액 응고기전, 프로트롬빈 합성 장내세균에 의해 합성(B_{12}, 비타민 K)	혈액응고 X

수용성 비타민　혈류에서 바로 흡수 되며, 과다 섭취 시 배설되어 신체에 저장 X / 소량이지만 신체 구성물 합성 및 조절에 꼭 필요

	작용	결핍증		작용	결핍증
비타민 B_1 티아민	탄수화물 대사 관여	각기병	**비타민 B_7** 비오틴	지방산 아미노산 합성 분해	
비타민 B_2 리보플라빈	단백질 대사 관여(세포 호흡) 적혈구 조성	구내염 구순구강염	**비타민 B_9** 엽산	세포 핵산 형성, 적혈구, 백혈구 성장 관여	임신 초기 태아 신경관 결손, 빈혈, 발육 억제
비타민 B_3 나이아신 니코틴산	탄수화물, 지방, 단백질 대사 관여	펠라그라병 예방 (치매, 설사, 피부병)	**비타민 B_{12}** 코발라민	위 내적인자와 결합하여 조혈기능(위 절제>B_{12} 부족>빈혈)	악성빈혈
비타민 B_5 판톤렌산	탄수화물, 지방, 단백질 대사 관여	탈모	**비타민 C** 아스코브산	철분 흡수 도움 상처회복 촉진	괴혈병
비타민 B_6 피리독신	중추신경 조직 형성 트립토판 > 나이아신 합성	말초 신경염　아이소니아지드(결핵약)과 같이 복용			

기초영양

무기질	·우리몸 조절소, 구성소의 역할(골격, 치아, 세포질 등을 구성)			·산, 염기의 평형 유지		
	·근육 기능, 심장근육 조절, 혈액응고, 신경 정상기능, 물질대사 촉진 등			·체액의 농도 조절(삼투작용)		

칼슘 ★ Ca	뼈와 치아 구성성분(골다공증 예방) 혈액응고 근육 활성 조절(칼슘 부족 > 근육경련) *갑상샘 수술 시 부갑상샘이 제거되면 문제*	인 P	치아 및 뼈 구성 모든 세포 필수 구성성분	불소 F	치아 에나멜 코팅 충치보호	염소 Cl	삼투압 조절 위 > 염산 생성
코발트 Co	빈혈방지	유황 S	단백질 합성	아연 Zn	정상 발육 및 생식작용		
마그네슘 Mg	근육 수축 이완 / 뼈 구성 신경 안정	칼륨 K ★	포타슘 심장박동수 조절 (칼륨 많으면 심정지)	나트륨 Na	소듐 삼투조절 칼륨 ⟷ 나트륨		
구리 Cu	혈색소 형성	철 Fe ★	혈색소(헤모글로빈) 형성 비타민C 철흡수 도와줌	아이오딘 I ★	요오드 갑상샘호르몬 성분[티록신(타이록신)]		

수분	·몸의 60~70% 차지, 체내 저장 안 되어 매일 흡수 배설	1일 권장 수분 섭취량 : 2~2.5L	=	소변 1.5L	호흡/땀/기타
	·수분정체 : 부종, 혈압상승 / 탈수증상: 혈압저하, 핍뇨, 미열				

체액 구성 및 삼투압 유지	영양물질 운반 노폐물 배설	체내 화학적 변화 매체	체온조절	관절 활액

기초대사량 BMR	체온유지, 호흡, 심장박동, 호르몬생산, 위장운동 등 **기본적 생체기능 수행에 필요한 기본열량**	BMR 측정	12시간 금식 및 완전 휴식(누워서) 표준화된 온도: 20℃	→ 산소소모량 측정 (가스호흡 분석기)

근육↑, 체온↑, 활동량↑, 갑상샘호르몬↑, 임신, 수유, 월경시작 전, 겨울 → 기초대사량↑
비만↑, 나이↑ → 기초대사량↓

신장, 체중, 상완위, 상완근육둘레 영양상태 파악 지표

이상적 체중 백분율 IBW Ideal body weight	해당 연령, 성별, 체격에 사망률이 낮은 체중 [표준체중] 161cm 이상 (키 - 100) x 0.9 150~160cm (키 - 150) / 2 + 50 150cm 미만 (키 - 100) x 1 IBW(%) = 현재체중 / 표준체중 x 100	체질량 지수 BMI Body Mass Index	비만판정기준, 이상적인 체중 백분율 [BMI] = 체중 / 신장^2 18.5~22.9: 정상 | 23~24.9: 과체중 25~29.9: 경도비만 | 30~34.9: 중등도비만 | 35 이상: 고도비만

1. 경구 식이 ★
수술 전 후는 금식(NPO) > 장운동 회복(가스, 장음)되면 유동식이 > 연식이 > 경식이 > 일반식이

[일반식이]

유동식이	미음, 보리차	연식이	갈아 만든 죽	경식이	다져서 요리	일반식이
수술 환자 1~2일만 *유동식만 먹으면 영양결핍* 전유동식이: 미음, 주스, 아이스크림 맑은 유동식이: 차, 맑은 국(수분)		수술 회복기 대상자 과일 껍질, 씨 제거 으깨거나 체에 받쳐서		연식이와 일반식이 중간 튀김, 강한 양념, 생과일, 채소 X 바나나 O		탄수화물 65%, 단백질 15%, 지방 20% 자극적이지 않은 일반 식사

[특별식이]

저자극성 식이	저잔여물 식이	제한 식이
자극제거 : 자극적 양념 X, 뜨거움 X, 차가움 X	섬유질 제거 / 우유 및 유제품 X 치즈, 튀김, 양념 X 맑은 음료, 육류, 지방, 계란 O	치료 목적으로 특정 성분 제한 저염식, 무염식, 고열량/저열량 식이, 고단백/저단백 식이 검사 식이[검사를 위한 식이 ex) 갑상샘검사 → 아이오딘 제한]

2. 경관식이 구강 섭취 X 소화기관 기능 O
비위관(레빈튜브, 코위관)을 통해 식이 위장관 주입

3. 비경구 식이 소화기관 기능 X
탄수화물, 단백질, 지방, 비타민, 무기질 고장성 용액 → 정맥으로 주입
(쇄골하정맥, 내경정맥 = 굵은 정맥)

기초영양

질병관리 식이요법

위장질환 저잔여물 식이 저자극성 식이	증상을 없애기보다 완화시켜 주는 역할 설사, 장염, 궤양, 만성위염 소화성 위궤양 환자 산도 억제, 중화를 위해 고단백, 고지방 식이	**심혈관계 질환** 저지방/저염식이	심장 압력 최소화 = 위팽창 예방 = 소량섭취 고혈압, 심근경색 치료 및 죽상경화증예방 유동식이 > 연식이 > 저나트륨, 저지방, 고탄수화물 식이
당뇨식이 ★ 저열량/저지방 저염 식이	제1형 당뇨: 인슐린 의존형　　운동 + 식이요법 제2형 당뇨: 인슐린 비의존형　　가장 중요 탄수화물 65% → 60% │ 단백질 15% → 20% 지방 20% → 20% 규칙적인 식사 및 섬유질을 풍부하게(저혈당 방지) 비타민 B군 + 적절한 비타민: 당질 대사 관여 식후 운동: 혈당 낮추기 / 체중조절	**비뇨기계 질환** 저염/ 저단백식이 수분 제한	부종, 혈압상승 시 수분, 염분 제한 요독증: 질높은 단백질 소량 섭취로 예방(혈중 요소 감소) 신장결석: 수분 섭취 충분히(결석 제거 도움) 칼슘, 인 결석 방지: 저칼슘 식이
간질환 식이 저지방 고단백 고열량 고비타민(B군)	지방간 방지 및 회복: 지방 빼고 모두 골고루 섭취 간질환자: 오전에 식욕이 더 좋음 알코올 금지, 신선한 야채 과일 섭취하기 복수, 부종: 저염식이, 수분 제한 황달: 간 → 죽은 적혈구 처리 X → 빌리루빈 증가 간성혼수: 단백질 제한 식이(요소 전환 X)	**결핵환자** ★ 고열량 고단백 고비타민 고지방 고칼슘	소모성 질환으로 풍부한 영양 섭취 비타민 C 섭취 중요 B_6(피리독신) 항결핵제(아이나) 부작용 예방 칼슘: 결핵균 석회화에 중요
비만환자 저탄수화물 저지방 식이	운동 요법 + 저탄수화물/저지방 식이로 체중조절 튀김 대신 구이, 찜 / 채소, 수분 섭취 풍부하게 체단백 분해방지 위해 단백질, 비타민 섭취		

영양관리 간호

1. 식욕 유지 및 증진 돕기
- 식사 전 화장실 사용 돕기
- 통증 및 드레싱이 불편하지 않은지 체크

2. 반좌위 / 파울러씨 체위
- 침상 머리쪽을 높여 앉은 체위
 (음식이 기도로 넘어가는 것 방지)

3. 적절한 온도 뚜껑 있는 식기
- 음식이 마르지 않도록 뚜껑 있는 식기 제공
- 음식 색상 조화 및 식욕 돕기
 (적은 양의 음식이 더 식욕 자극)

4. 정확하게 식사 전달
- 환자 이름, 침상번호, 식사 종류 확인
 (정확하게 식사 전달하기 위해서)
- 의심이 나면 의사처방 확인

5. 환자 식사 돕기
- 환자 스스로 식사하는 것이 가장 바람직함
- 식단 내용 알려주기
- 먹는 순서, 속도 합의

- 제한식이 충분한 설명 및 협조
 식이 적응 못하면 천천히 변경
- 금식: NPO 표기
 검사, 수술 전후 금식(물도 금식하기도)
 TV, 독서 등으로 관심 분산 및 격려

기초치과

치아 구조

- **에나멜질(법랑질)**: 치아 겉면 가장 단단한 조직
- **상아질**: 가장 넓고, 무른 조직으로 충격완화 (쉽게 썩음)
- **치주낭**: 치아와 잇몸 만나는 오목한 곳 (치석이 잘 쌓여 풍치원인)
- **치수강** (신경, 혈관 공간)
- **백악질(시멘트질)**

치은(잇몸) / 치관 / 치경 / 치근

단계	내용
1차	양치, 불소도포 (6개월마다)
2차	치아 우식 초기 치료 및 구강 검진
3차	임플란트 등

치아질환: 치아를 보존하기 위한 치료

팔머시스템 가장 오래된 표기법

EDCBA	ABCDE	87654321	12345678
EDCBA	ABCDE	87654321	12345678

유치: 알파벳 / 영구치: 숫자

FDI 국제치과연맹 표기 - 두 자리 숫자 시계방향 숫자표기

55 54 53 52 51	61 62 63 64 65	18 17 16 15 14 13 12 11	21 22 23 24 25 26 27 28
85 84 83 82 81	71 72 73 74 75	48 47 46 45 44 43 42 41	31 32 33 34 35 36 37 38

유치 50~80번대 / 영구치 10~40번대

★

유치형성기: 임신 7~8주 태생 때부터 치배 형성
첫맹출: 6개월 하악 유중절치
완료: 20개 / 30개월(2년 6개월)

맹출 곤란(이 앓이) 식욕부진, 미열, 발적 등

유치: 20개
- 5 제2유구치
- 4 제1유구치
- 3 견치
- 2 유측절치
- 1 유중절치 — 하악유중절치가 제일 먼저 맹출!

이가 없으면 거즈로 양치질
이가 나면 작은 칫솔로만 양치 (치약은 삼킬 위험)

영구치형성기: 임신 20주
첫맹출: 6세 / 제1대구치
완료: 28개 / 15세(사랑니 제외)
       32개 / 18세(사랑니 포함)

6~12세 혼합치열기 유치 / 영구치 함께 있어요!

영구치: 32개
- 8 제3대구치(사랑니) 제일 마지막! 안나기도 함
- 7 제2대구치 영구치의 완성
- 6 제1대구치 첫 맹출 6세
- 5 제2소구치 — 대구치는 유치가 아님
- 4 제1소구치 — 관리 소홀로 충치 잘 생김
- 3 견치
- 2 측절치
- 1 중절치 하악중절치가 제일 먼저 교환!

치아 질환 ★

스케일링 관리

- **치주염(풍치)**: 치주낭에 쌓인 **치석이 원인** > 염증
- **치아우식증(충치)**: 올바른 칫솔질 / 주기적인 스케일링
- **어금니 틈**: 실란트 - 치아 열구, 소와 메우기 / 불소
- **불소**: 치아 표면 코팅 충치 예방 (치아 맹출 직후 불소 도포) 6개월 1회
  - 매일: 0.05%, 주 1회 0.2% 농도 상수도 불소농도 0.8ppm (0.6~1ppm)
  - 불소과다 반상치: 에나멜질 형성 부진 / 유백색 얼룩무늬

부정교합
위/아래 치열이 나쁘거나 비정상적인 교합 / 충치 발생↑

- 1급: 교합 정상>치아 틈 또는 치열이 고르지 못함: 청소년기 교정
- 2급: 상악이 과도하게 앞으로 (유아기 손빠는 버릇)
- 3급: 하악이 과도하게 앞으로 (주걱턱) — 유치원/저학년 교정

부정교합 원인
1. 유전적 요소: 턱뼈 발육이상
2. 후천적 요소: 손가락, 입술빨기, 사고(악골골절)
3. 충치로 유치를 너무 빨리 발치
4. 영구치 상실, 방임

치과 장비 / 기구 / 용어

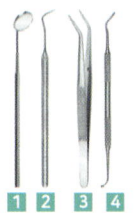

1. **치경**: 자루달린 원형 거울로 구강 내 관찰
2. **탐침**: 충치 깊이나 치아 흔들림 검진 - 익스플로러, 쇼침
3. **핀셋**: 이물질 제거 및 치료 재료 넣기 - 코튼플라이어
4. **스푼 익스카베이터**: 보존치료 시 우식 병소 제거

진공 압축기	유닛체어에 압축 공기 공급
세면대	눈에 잘 안 띄면서 손 씻기 가까운 곳에 설치
아말감	충치 보존 치료 시 은합금, 수은 혼합물

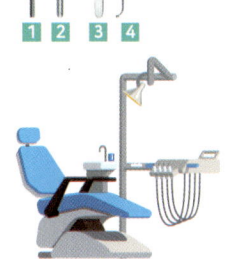

유닛체어	치과 진료용 의자
핸드피스	보존치료, 근관(뿌리)치료, 보철 치료, 발치 등 가장 중요한 기구 (마찰열 때문에 냉각수 필요)
석션(흡입기)	진공흡입기 / 타액, 물, 침 등 이물질 제거. **진료 보조 시 가장 중요한 업무**
타구	시술 중 물, 타액 등 뱉는 곳
공기물 사출기	진료 중 세척 또는 건조 기구
발 조절기	고속 / 저속 핸드피스 조절 페달
브라켓 테이블	진료기구, 재료, 약품 올려두는 선반. 시술 순서에 따라 좌 > 우로 배열 (소독 및 효율)
조명등(무영등)	할로겐 램프 열발생: 환자와 거리 둘 것. 수평 자세 65cm / 앉은 자세 90cm

환자 입과 시술자 눈 거리 35~40cm

표준 X선 촬영	충치, 풍치 진단 많이 이용. 구내용 표준필름 사용
파노라마	모든 치아 및 주위 조직을 한장의 필름에 담음
세팔로 촬영	부정교합의 교정치료

국소세척	진료자의 시야를 밝혀주기 위해 구강 일부 세척 (공기, 물 사출기 이용)
전체세척	보철치료 중이나 진료 후 구강 내 불순물 제거하여 구강 전체 세척 (물양치)
치과 소독약	① 과산화수소 H_2O_2 ② 아크리놀 ③ 묽은 포타딘 ④ 흰 아이오딘딩크(흰 옥도정기)

기초치과

방습법	러버댐 방습법	간이 방습법
· 치과 시술 동안 시술부위를 타액, 수분으로부터 격리 · 치아 건조상태 유지 > 조작 용이 · 움푹 패인 곳 수복재료(아말감, 금, 레진) 밀접시킴 · 시술부위 청소, 소독	**치료시간 길 경우 가장 효과적인 방습법** · 고무시트 이용, 치료할 치아만 노출 · 작은 기구 및 약물삼킴 사고 방지 · 장시간 건조 가능으로 편리함 · 입으로 호흡하는 환자 사용 X > 호흡 힘듦 · 얇고 약한 치아 외벽 파절 위험 · 경사진 치아, 위치 나쁜 치아 장착 X	· 단시간 건조상태 유지하는 간편 방습법 · **상악**: 치열과 협벽 사이 > 면구 끼우기 · **하악**: 혀 아래 > 면구 끼우기 · 젖으면 교환 · 입 안으로 잔여물이 들어갈 수도 있음 · 혀에 의한 오염 방지 X

발치 후 간호 — 빨대 사용 X, 입 압력 증가시킴
· 나오는 침, 피는 삼킴(산소와 자주 접촉하면 지혈 X)
· 계획(표준촬영) > 마취 > 발치 > 외과적 처치 > 주의사항 설명

국소마취 ★	국소마취	표면마취	침윤마취	전달마취
	리도카인 2% / 마취 부정맥치료(심장에 영향)	리도카인 4% / 감각마취 찌르지 X, 스프레이 또는 연고 도포	신경조직 말단부위 일부 마취 	신경조직 줄기섬유 전체 마취(악골, 하악구치) 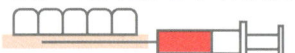

치과 소독
멸균: 세균 X / 아포 X
소독: 세균 X / 아포 O

· 기구세척: 맨손으로 만지는 것 X, 바늘 등 찔리지 않도록 조심
· 소독 유효기간: 2주

가압증기멸균법 (고압증기멸균법)	121℃　15~20분(멸균) 135℃　03~05분(건조)	사용하지 않으면 열어 둔다.	금속 기구 부식 열에 약한 제품, 미세한 기구 X 물기는 부식의 원인! 기구 완전 건조시키기
화학증기멸균법	132℃　20분(멸균)	물 대신 화학제 사용 기구 부식 현상 X	냄새가 나는 단점 고압증기 멸균 대신 사용
건열멸균법	160℃　120분(멸균) 170℃　60분(멸균)	뜨거운 공기에 기구를 1~2시간 노출 멸균	알루미늄호일, 금속, 유리용기 등 고열에 견딜 수 있는 것
비드멸균법 유리알소독기	240~280℃　20~30초(멸균)	유리구슬 가열하여 기구 멸균	작은신경 치료 기구 화일, 리머, 브릿지
고온유 소독	미네랄 오일 160℃　20분	톱니장비를 오일에 담금	포자, 바이러스 멸균 X
불꽃소독	치근단 세균배양 검사 시 핀셋끝을 알코올 불꽃에 달구워 소독		**치과에서만 하는 소독**

치과 업무 보조
· 의사: 환자 오른쪽 / 간호조무사: 환자 왼쪽
· 환자 구강, 의사 팔꿈치 수평 높이 조절
· 간호조무사는 의사 머리보다 높게 위치 조절(상황파악)
· 기구전달은 아래로, 환자 얼굴로 전달 금지
· 석션: 가장 중요, 기본업무

· 치과의사가 **오른쪽** 핸드피스 조정 : 간호조무사도 **오른손**에 진공흡입
· 치아 **설측 삭제 : 순면에 평행**하게 석션
· 치아 **순면 삭제 : 설측에 평행**하게 석션
· 기구 전달 시 사용부위가 구강 내를 향할 수 있도록 전달
　손잡이를 의사에게 향하도록 주기

기초한방

한방간호
- 천인합일 사상 = 병의 원인을 자연에서 찾기
- 인체의 장기들은 연관되고 유기적인 기능을 가진 **통일체 = 종합적, 전체적으로 관찰** > 독립된 기관X, 협력체 X

양생법 (예방의학) 질병 발생 조건을 만들지 않는 것
질병을 예방하고 장수하기 위하여 자연과 호흡하고
심신의 안정과 조화를 유지시켜주는 것
- 자연 순응
- 심신의 안정
- 음식의 절제
- 규칙적인 생활

황제내경	한의학 최고의 의서, 장기법 시론
신농본초경	신농이 창시했다는 약물학책
편작/화타	한의학 명의
허준/동의보감	조선의 명의 / 의학백과사전
이제마	개체의 다양성으로 태양인, 태음인, 소양인, 소음인 정의

오장육부 ★

오장	육부	오지	오미 (피해야 할 맛)	오축(좋은 것)
간	담낭	노(화남)	신(매움)	계(닭)
심장	소장	희(기쁨)	함(짠맛)/온(더위)	양
비장	위	사(생각)	산(신맛)	우(소)
폐	대장	비(슬픔)	고(쓴맛)/한(추위)	마(말)
신장	방광	공(공포)	감(단맛)	돈(돼지)
	삼초			

- 간: 혈액 저장소
- 심: 인간의 중심, 장기 우두머리, 신(神) 깃듦
- 비: 소화
- 폐: 기가 출입
- 신: 정(순수한 기운)을 저장, 발육, 생식
- 담: 담즙, 소화, 정신요소

음/양 한방에서 병증의 유형 구별

음	여	땅	밤	달	혈	물	오장	억제	한(냉)
양	남	하늘	낮	해	기	불	육부	흥분	열

- 표리: 병변부위
- 한열: 병의 속성(차고, 덥고)
- 허: 정기가 쇠약
- 실: 사기가 왕성

오행

상생 모자관계(선행: 모 / 후자: 자)
목>화>토>금>수 흐름
목생화 / 화생토 / 토생금 / 금생수 / 수생목
흐름 순서 바뀌면 안 됨 목생화(O) 화생목 X

상극 서로 반대, 맞지 않는 기운
목극토 / 토극수 / 수극화 / 화극금 / 금극목
수극화: 물이 불을 끄고, / 화극금: 불이 쇠를 녹이고...

(오행도: 木, 火, 土, 金, 水)

오장	내부조직이 충실함(기, 혈, 진액 저장)
육부	내부가 비어 있는 장기
육기	풍(바람), 화(땡볕), 서(더위), 습(습기), 조(건조), 한(냉)
불내외인	날씨, 감정이 아닌 것 ex) 어혈, 상처, 교통사고
경락	경혈과 기가 순환하는 통로: 몸을 하나의 전일체로 연결시킴
경혈	기가 모이고 출입하는 통로: 침, 뜸, 부항 치료 자극점(365개)
어혈	담음, 어혈(혈전) = 노폐물이 내부에 정체됨
명현	치료적 반응이 의도한 현상 외 증상으로 나타남: 약의 기운

한법	땀내기
토법	토하기
하법	설사, 하제
화법	화해, 조화로움
온법	따뜻하게
청법	해열
소법	기, 혈, 담, 뭉친 것 풀기
보법	허약병증 보해주기

기	생명에너지
혈	풍부한 영양물질
진액	체액: 맑고 희박한 것(진), 탁하고 끈적임(액)
백회혈	백 가지 기혈이 모이는 곳, 응급 시 사용되는 구급혈

한방 기본업무

[진단법]
- 망진: 환자의 상태 관찰
- 문(聞)진: 청진, 기침소리 등을 들음
- 문(問)진: 자각증상 물어보며 병증상 조사
- 절진: 맥진, 요골동맥을 눌러 봄

[환경]
- 환기 간접적(환자에게 바람 직접 안닿게)
- 18~20℃ / 습도 50~70% 유지
- 기거간호: 가벼운 운동 필요
- 열병, 쇠약 환자 절대 안정 필요

[전약법]
- 약 달이는 용기: 질그릇, 질항아리(철 구리 냄비X > 화학적 변화)
- 약 달이기 전 약재를 30~60분 담그고, 물 높이는 약보다 높게
- 재탕은 초탕보다 물 1/2~1/3로 줄여서
- 보양약은 약한 불로 천천히 달이기(30~60분)
- 성인 100~150mL 복용 / 소아는 성인의 절반

한약 종류 ★

- **탕제** 달여 마시는 약으로 흡수가 빠르고 약제 가감이 편함
구토 시 양을 줄여 조금씩 복용
임상에서 가장 널리 사용(급성 효과 빠름/고가=1제 보름치)
- **환제** 흡수가 완만하고 효과가 오래 지속(만성질환 / 편리)
- **산제** 체로 쳐서 혼합한 약(간편, 효과 빠름)
- **고제** 반유동상태로 만든 약제(농축) 끓인물에 타서 복용
- **주제** 약주, 약술
- **추출제(엑기스)** 식물/동물성 약품 농축
일정용량의 가용성 성분을 일정하게 함유되도록 함
- **시럽제** 백당(달게, 시럽) 첨가
- **주사제** 약침액, 경혈에 주입하는 주사약
- **훈제** 약물의 연기, 증기를 환부에 쐬게 하는 것(화훈: 태워서 / 수훈: 쪄서)
- **좌제** 한약제 항문 또는 질내 삽입 하는 약제

기초한방

한방 치료법	외치법: 침(자), 뜸(구) / 내치법: 부항, 추나, 수치료, 한증요법	
침법(외치법)	금속 침으로 물리적 자극을 가함 **[침의 작용]** · 반사작용: 몸 일정 부위에 자극하면, 대응하는 각종 기관에 반사적인 영향 · 유도작용: 환부로부터 먼 곳에 자극을 가하여, 배설촉진 및 소염작용 · 항분작용: 지각, 운동, 자율신경이 약화되었을 때 항진시키는 역할 · 억제작용: 진통, 진정작용 **[발침]** 침 뽑기: 유침 후 왼손은 마른 솜으로 누르고 오른손으로 천천히 뽑기 (빨리 뽑으면 상처 및 통증, 출혈 위험)	**[침의 종류]** · 호침: 유침 / 일반적으로 사용하는 침 · 유침: 찌르고 일정시간(15~20분) 두는 침 · 피부침: 소아침 / 민감한 환자 적용 · 피내침: 피부에 넣는 짧은 침, 피부 삽입 후 반창고 고정(3~5일) · 수침: 약재 엑기스화하여, 소독주사기 주입 · 삼릉침: 침 끝이 삼각뿔 모양 / 사혈 시(어혈제거) · 지침: (손으로 누르는) 수기요법 효과 · 이침: 귓바퀴 특정혈자리 침(장시간 유침)
	[침구 대상자 간호] · 침은 일회용 쓰기 · 예민한 환자의 침훈 방지를 위해 눕는 자세로 편안하게 · 침 제거는 서서히, 알코올 솜으로 출혈이 멈출 때까지 누르기 · 남아 있는 침이 없나 확인 / 뜸 부스러기 잘 치우기 · 뜸으로 인한 물집 : 소독된 주사기로 액을 빼고 소독 거즈로 덮어 고정 물집은 터트리면 감염위험 / 병원에서 주사기로 물집 액을 뺀 것 **[금침부위]** 안구, 고막, 생식기, 유두, 배꼽, 심장, 후두, 견갑부위 등	**[침의 부작용]** · 훈침: 초진 환자가 침을 무서워해서 긴장, 허약상태일 때 어지럽고, 답답 심하면 졸도 > **침을 빼고** 반듯이 눕힌다. > 백회혈 쑥뜸 / 인중, 중충혈(가운데 손가락) 누르기 · 체침: 근육의 일시적 긴장감으로 침이 들어가지도 빠지지도 않음 근육 섬유를 돌려 풀어 느슨하기 기다린 후 뺀다. · 만침: 침이 들어갈 때 또는 체위 변경으로 침이 구부러진 경우 서서히 구부러진 방향으로 침 빼기 · 혈종: 침을 뺀 후 그 자리에 홍색 작은 점 생김 혈관손상으로 그 부위에 안마 / 온찜질 : 시간 지나면 괜찮음
구법	불로 직접 혈자리 자극 > 기혈 순환 [뜸의 원리] 반사, 유도, 항분 억제 중혈작용: 적혈구 혈색소 증가 면역작용: 항체 생성, 저항력 갖게 함	**[유의점]** · 몹시 뜨겁다 느끼면 즉시 제거(경혈보다 2~3cm 위에 자극) · 1회 3~5장 뜨기 가능
부항요법	음압(진공) 펌프질로 공기를 빼내어 경혈상 피부표면에 흡착(5~15분) 울혈하여 간접적으로 화력을 이용(섬화법)하는 방법 모세혈관을 팽창시켜 **혈액순환 촉진 및 어혈제거**	건식: 침을 쪼지 않음(기본) / 습식: 침을 쪼아 피 뽑음 · 식사 직후, 출혈성 소인 있는 경우, 정맥류, 골절부위 금지! · 자연식이 : 육류(산성식품, 고칼로리)는 쉽게 피로 치료 효과↓
추나요법	· 안마, 안교, 수기로 한의학 외과적 치료방법(카이로프랙틱과 비슷) · 음양조화 / 경락소통 / 기, 혈 활성화 / 관절 원활하고 부드럽게 · 약한 자극 > 강한 자극(허리, 둔부, 사지 오래된 질병은 수기를 강하게) · 시술자 손은 따뜻하게 > 환자 한랭자극 피하기	· 암, 결핵, 화농성 질환, 피부손상 질환 금지 · 출혈성 질환, 내부장기 병변, 월경, 임신 시 금지 · 음주, 정신 흥분 상태도 피하는 것이 좋음 · 만성 설사, 상복부 통증, 마비증 환자 : 시술 후 보온
수치료	수욕요법: 자극과 진정, 혈액정화, 해독, 순환촉진 류머티스 관절염, 중풍, 신경통 등 만성질환에 효과적 온열치료: 물과 증기(42℃ 전후) / 냉치료: 냉수이용(16℃ 전후) > 병약자, 순환기질환자: 온수 40℃ / 냉수 30℃로 온도 차 10℃ 이내로	· 냉탕부터 교대로 입욕 > 냉탕에서 끝냄(냉 6회 / 온 5회) · 비누 금지(비타민 A, E 결핍) · 병약자는 사지말단부터 물을 끼얹듯 천천히 · 중증 심질환(협심증, 심근경색) 환자 금지
한증요법 (발한요법)	동서고금 공통적 치료(동양: 온보, 소염 / 서양: 발한 체중조절, 노폐물 배설) 증기욕: 기체로 열 치료(러시아욕, 핀란드욕, 터키욕 등)	· 중증 심질환(협심증, 심근경색) 환자 금지 · 정신질환자 신경쇠약 환자 금지
한약 복용	보통 100~150mL (소아는 성인 절반) 보통 식전/공복에 1일 3회 복용(약과 음식 안 섞이게) 나이 많거나 어리거나 허약체질: 분량 줄이고 횟수 늘리기 강한 약, 독성 있는 약: 소량복용 > 분량 늘리기 > 효과가 나타나면 중지(복용과다 중독) 고제(반고체): 끓인물에 타서 복용 / 환·산세: 온수로 복용	위장 자극을 주는 약: 식후(소화제 식후) 윤장통변, 구충제: 취침 전 복용(아침배변 유도) 만성병(환·산·고·주제)는 일정시간에 복용 급성병: 정해진 복용시간 없음 안신약(마음약): 취침 전 조경제: 월경 전

B

기초간호개요 2

성인간호
모성간호
아동간호
노인간호
응급간호

성인간호

건강과 질병 ★

특수치료	직접 **질병의 원인을 제거**(외과적 수술)
보강치료	질병 감수성을 낮추기 위한 **상태조절**(영양 공급, 안정, 스트레스 완화)
대증치료	질병원인 제거 못할 경우 **증상 완화 및 조절**(기침 멈춤, 콧물 멈춤)
절대안정 의료요원이 다해줌	절대안정: 폐렴, 신부전 같은 열량 소모성이 큰 질환 최소한 의사표시만 가능: 식사, 돌아눕기, 이 닦기, 대화 금지 / 면회 제한
심리 요법	질병 원인이 되는 의심, 불안, 걱정 등 질병회복에 방해되는 정서적 요소 감소
물리 치료	열, 냉, 광선, 전기, 안마 등으로 질병 치료
식이요법	환자가 섭취하는 음식 조절(결핍성 질환, 대사성 질환, 당뇨 등)
약물 요법	질병 치료를 위해 약물 투여(경구, 피부흡수, 정맥주입 등)
수술요법	병변을 일으킨 부분 제거, 교정, 절개, 배액 등 기계적 질병 치료
방사선요법	주로 **악성종양 파괴**를 위해 사용

일차적 예방   키워드 : 예방 / 상담 / 금지
- 금연, 음주 예방 및 상담   · 안전띠, 헬멧 착용
- 규칙적인 운동 계획과 시행   · 체중관리
- 적절한 영양식이 유지   · 스트레스 관리

이차적 예방   키워드 : 검진, 조기발견, 합병증 방지
- 건강검진 / 결핵검진   · 안압 측정 및 눈 검사
- 자궁암검진   · 유방 자가검진

삼차적 예방   키워드 : 재활
- 언어치료   · 유방성형
- 재활프로그램   · 재활치료

인체 방어기전

비특이적반응: 염증반응

물리·화학적반응	피부, 점막의 섬모 운동, 기침반사, 대식세포, 눈물 라이소자임, 위액 등
신체 방어기능	림프절, 비장, 간(쿠퍼세포), 골수(백혈구 생성)
염증반응	세포손상을 일으키는 자극은 모두 염증의 원인 **염증 국소적 증상: 발열, 발적, 종창(부종), 동통(통증), 기능장애** **염증 전신적 증상**: 전신쇠약, 무기력, 맥박상승, 호흡증가, 백혈구증가, 오한, 발한

염증회복
젊고, 건강, 혈액공급 원활, 영양상태 양호, 작은 상처범위, 조직재생 뛰어날수록 치유와 회복 빠름

농양(고름): 조직괴사에 화농성 구균감염 코 주변 농양은 함부로 짜지 말 것: 뇌막염, 패혈증 위험	봉와직염: 광범위한 화농성 염증 피부와 피하조직에 침범	궤양: 염증성 괴사조직 탈락 소화성 궤양이 대표적(근육까지 다침) 더 심하면 천공

특이적반응: 면역반응

면역 ★
- 선천면역: 인종, 종족 개인특이성
- 후천면역
  - 능동면역: 항원이 들어오면 **숙주 스스로 면역체 형성**
    - **자연능동면역**: 감염병 걸림 > 항체 생성 능력 갖기
    - **인공능동면역**: 백신 및 예방접종 후 생긴 면역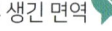
  - 수동면역: **다른 숙주 면역체 받아** 면역체 형성
    - **자연수동면역**: 초유, 모체, 태반으로 받은 면역
    - **인공수동면역**: 항독소, 감마글로불린, 혈청제제

림프구
- T 세포
  - 킬러 T 세포 → 식균작용: **세포성 면역**
  - 보조 T 세포 ↓
- B 세포 → 기억세포
  - **항원-항체 반응**
  - 항체생성: **체액성 면역**

주관적인 통증 양상(개방형 구체적 질문 / 판단형 질문 X)
"통증이 어떻게 느껴지는지 **자세하게 말씀**해주시겠어요?"

통증(동통)의 분류

급성통증	단순한 요인으로 갑자기 발생하며 지속시간이 짧다. 매우 강렬하고 자극이 심하다. ex) 수술 후 통증, 감염통증, 치통 등		**만성통증**	6개월 이상 지속되는 지속성/재발성 통증 치료하기 어렵고 공포, 긴장, 우울 등 동반 ex) 류머티스관절염, 편두통
표재성통증	국소적으로 예리하고 찌르는 통증(겉에만 다쳐 위치 파악 쉬움)		**작열통**	말초신경 손상 후 느껴지는 타는 듯한 심한 통증
심부성통증	근육, 관절, 신경 등 무디고 쑤시는 통증, 방사통 동반(위치 파악 어려움)		**삼차신경통**	제5뇌신경(삼차신경), 제9뇌신경(설인신경) 감각 부위 통증
내장성통증	몸 속 깊은 둔한 통증, 오심 구토 동반		**대상포진 후 신경통**	대상포진이나 수두 앓은 후 느껴지는 심한 통증
방사통	통증 원발 부위에서 떨어진 곳에 통증(협심증: 좌측 어깨 팔 통증)		**암성통증**	암환자에게 볼 수 있는 통증
심인성통증	원인을 알기 힘든 심리적 통증			
환상지통	절단되어 상실 된 부위가 아프게 느껴짐			
시상통	시상 부위 뇌졸증 지나간 후 반대편 체간에 생길 수 있는 중심성 불인통			

― 마약성 진통제 ―
약물요법: 코데인, 모르핀, 데메롤, 아스피린, 타이레놀, 부르펜
비침습적관리: 마사지, 이완술, 열냉요법
신경차단술 및 수술

성인간호

종양환자 간호

종양 조직의 과잉성장으로 신체조직에 해로운 비정상적 세포

1차 예방	암에 대한 이해와 건강관리로 암 예방	
2차 예방	암 조기발견, 다른 부위로 암 전이 예방, 조기치료	
3차 예방	암 진단으로 지속적 치료와 자기관리	*혈액검사, 조직검사, 내시경, 초음파, MRI, PET(양전자 단층촬영) 등*
TNM분류	암의 단계 분류(T: 종양크기 N: 침범 정도 M: 해부학적 범위)	
암환자 간호	면역 억압으로 인한 감염 예방(백혈구도 같이 죽음)	
방사선치료	방사선 통과 조직에 대해서 효과적(피부 표시선 지우지 말 것) *피부에 파우더, 로션, 알코올, 면도 금지*	
화학요법	전신 치료로 정상세포도 손상 파괴(골수 기능 저하 부작용) *면역저하로 역격리*	
수술요법	종양 크기가 작고 국소화되어 있으면 수술요법이 효과적	
항암치료 중 속이 메스꺼울 때, 차가운 주스, 짭짤한 크래커 도움 *생과일, 회, 생야채 등 금지*		
골수이식	면역요법, 인터페론, 골수이식 등 치료법	
유방 자가검진	월경 끝난 직후(유방이 가장 작아지는 때) 추천 / 월경이 없다면 한달 하루 지정해서 검진	
고환 자가검진	따뜻한 목욕 및 샤워 후 검진	

	양성종양	악성종양
성장	느림	빠름
전이	X	림프/혈관 전이
피막	O	X(구분 어려움)
분화	O(주변조직과 분리)	X
재발	거의 재발 X	재발 쉬움
제거	균일한 절단면(쉽게 뗌)	주위조직 침범(깨끗이 못뗌)
특징	피막 내부만 증식	퍼져나감
영향	무해하나 위치에 따라 다름	완전 제거 못하면 사망

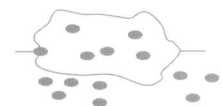

국가 암 건강검진 항목
1. 위암   4. 유방암
2. 대장암 5. 자궁경부암
3. 간암   6. 폐암 *2019년 7월 추가 도입*

쇼크환자 간호

쇼크 질병이 아닌 **혈액순환 부적절**로 산소공급이 원활하지 못한 위험한 상태

저혈량성 쇼크	혈량 부족으로 혈액공급이 부적절	**출혈성 쇼크, 화상성 쇼크, 탈수 쇼크**
심인성(심장성) 쇼크	심장 기능이 충분하지 않거나 심장으로 가는 혈액이 막혀 혈액공급 문제	심근경색, 전해질불균형, 심장수축부전 등
혈관성 쇼크 ★ 아나필락시스(급성중증과민증)	혈관 이완 및 수축력 저하로 혈류속도 감소로 쇼크 두통, 어지럼증, 혈압저하	조형제, 페니실린, 백신, 벌 등 → 알레르기 유무검사, 항생제 피내반응 검사
신경성 쇼크	신경손상에 의한 혈관 이완(서맥) *쇼크는 맥이 빨라지지만 신경성은 맥느려짐* 저혈압, 체온감소, 반사소실, 의식소실, 장폐색	척추마취, 척추손상 등
패혈성 쇼크	발열, 빠른 맥박, 호흡수 증가, 백혈구 수의 증가 또는 감소 등 염증 반응	미생물에 감염

쇼크 증상
- 혈압, 체온 저하
- 빈맥 / 빈호흡
- 심계항진
- 차고 창백 축축한 피부
- 중심정맥압 하강
- 건조한 점막
- 청색증
- 발한
- 오심, 구토
- 소변량 감소

쇼크환자 간호 1시간 내로 교정하지 못하면 산소 공급이 안 되어 조직 파괴 및 사망
- **기도확보와 혈압상승(다리 올리기)**
  - 순환기능 증진: 항쇼크바지(바지가 하지 압박), 혈관압박기, 다리들기 체위(변형된 트렌델렌버그 체위)
  - 체온조절: 담요 시트 덮어 주기(직접 열을 가하지 않기)
  - 수액요법: 체액손실로 수액, 저혈량성 쇼크는 혈액 주입하기도
  - 약물치료: 혈관수축제(에피네프린, 노르에피네프린) 투여로 혈압 상승

경련환자 간호
파상풍 / 광견병 / 뇌질환 / 정신질환
- **기도확보, 산소공급**
- 주변 물건 제거, 혀를 깨물지 않도록 압설자 및 부드러운 천 사용
- **신체보호대(억제대) 착용 X**
- 측위로 흡인 예방, 바로 눕히고 옷을 풀어주기
- 어둡고 소음 없고 간호사실과 가까운 곳이 좋음

만성질환자 간호

비가역적 상태가 3개월 이상 지속되는 질환

특징
- 장기적이며, 예후가 불확실
- 완화가 힘들고 많은 노력 필요
- 복합적인 질환
- 생활양식 등 변화 필요
- 많은 전문가 도움 필요

→ 사회적응을 돕고, 가능한 정상생활 및 삶의 질을 높여주는 치료

재활 간호

능력이 되는 범위 내에서 최대한 몸이 기능하여 움직일 수 있는 범위까지 훈련

관절가동범위 운동(ROM)
- **일상생활 운동**
- **치료적운동**
  - 등장성: 근육 단련시키는 운동(윗몸일으키기, 팔굽혀펴기 등)
  - 등척성: 근육 움직임 없이 버티는 정적 운동(요통환자 복근 훈련, 관절 고정 시) *운동하는 척만 힘만 주고 빼는 운동*
- **유방절제 후 재활운동**
  - 어깨운동: 머리 빗기, 브래지어 잠그기, 줄올리기, 손으로 벽 기어오르기

성인간호

소화기 질환 대상자 간호

소화기계 기능
- **분비기능**: 점액, 호르몬, 소화액 등 분비 및 위장관 보호
- **운동기능**: 연하운동(삼키기), 분절운동(소장-음식물 섞기), 연동운동(음식물 이동)
- **소화기능**: 섭취된 음식물을 흡수 가능한 형태로 변화(저작작용 / 소화 효소-화학작용)
- **흡수기능**: 소화된 영양소 확산, 능동 운반으로 몸에 흡수

소화기계 질환
- **식욕감퇴**: 소화불량 및 복부팽만 등 정상적인 공복감이 떨어져 식욕부진
- **연하곤란**: 연하: 구강에서 인두, 식도를 거쳐 위로 들어가는 과정
- **구토**: 위 내용물이 구강으로 역류 / 뇌의 구토 중추(연수) 자극으로 구역질 동반 또는 구역질 없이 나타남
- **오심**: 위, 십이지장, 식도 하복부 팽창 또는 불쾌한 자극으로 나타남
- **소화불량**: 설익은 음식 또는 급한 식사로 복부팽만감, 오심, 트림
- **과산증**: 속이 쓰리고 신트림이 나는 위의 역류운동, 위산과다
- **출혈**: 궤양, 위염, 종양 등으로 상부 위장관 출혈 시 토혈, 적갈색변 / 하부 위장관 출혈 시 혈변
- **변비**: 변 배설 횟수가 드물거나 경도가 단단한 것 > 변비 지속, 치질 유발
- **설사**: 위장관의 과잉운동, 염증, 소화불량 증상 > 수분과 전해질 손실 초래: 설사원인 제거 및 수분 공급

위절제 수술 환자 간호

호흡기 간호
반좌위로 객담 및 분비물 배출이 잘 되도록(무기폐 방지)
통증으로 숨을 얕게 쉬므로 진통제 투여와 함께 깊은 호흡운동 권장

수분과 식이섭취
연동운동 회복 전까지 비위관(코위관) 삽입, 정맥으로 수분 투여
위팽만 발생 시 다시 위관삽입

빈혈
완전 위절제 환자: B_{12} 부족으로 악성빈혈 주의
철분 흡수를 잘 못하므로 철분결핍성 빈혈 주의

위 배액
비위관(코위관) 삽입: 6~12시간 정도는 혈액이 섞여 나옴
과다혈액 배액 시 보고

급성이동증후군(덤핑신드롬)
- **고단백, 고지방, 저탄수화물, 수분 적은 식사**(금기가 아니면 지방 많이)
- **횡와위, 측위**(가능한 누운 자세로 음식물이 늦게 내려가게)
- 한꺼번에 음식물이 넘어가면 복통, 설사, 어지러움, 실신, 구토 등 증상

체중감소
위 저장력 감소, 소화 흡수 저하로 체중 감소(소량씩 자주 식사)

장루(인공항문) 수술
소장 및 대장 내 질병으로 소장 또는 대장 일부를 복벽으로 꺼내 복부에 고정
- 회장루: 소장
- 결장루: S상결장, 하행결장

- 빨대 사용 / 탄산, 토마토, 양배추, 양파, 튀긴 음식 등은 가스 유발 음식물: 피하기
- 루 주변 관리 및 피부 간호
- 적절한 수분 섭취 및 규칙적인 식습관으로 변비 예방

성인간호

급성위염	**증상**: 식욕부진, 명치 부분의 갑작스러운 통증, 오심, 구토	통증과 오심증이 완화될 때까지 금식 / 정맥 수액공급 자극적인 음식 피하기(유동식 → 연식 → 정상 식이) 자극적인 음식, 술, 흡연 피하기 약물: 진통제, 제산제 등
	원인 자극적인 음식이나 약물의 섭취: 아스피린, 알코올, 카페인 등 세균 및 바이러스, 알레르기 불규칙한 식습관	
만성위염 급성위염과 비슷한 증상	**증상**: 식욕부진, 명치 부분의 갑작스러운 통증, 오심, 구토 비타민 B₁₂ 흡수저하로 악성빈혈	기존질환 치료로 급성위염과 동일한 치료 악성빈혈: B₁₂ 투여 헬리코박터균: 항생제 투여 소량의 식사를 자주하고, 증상 유발 인자 피하기
	원인 기존질환, 위염 반복, 위궤양, 헬리코박터균	
소화성 궤양 십이지장궤양 위궤양 식도궤양	**증상**: 식도, 위, 십이지장 근육층까지 침식하는 질환 근육층이 뚫릴 경우 복막염으로 진행 쑤시고 타는 듯한 통증. 공복 시 심하며 오심, 구토, 출혈 증상	십이지장 궤양: 음식, 제산제로 완화 위궤양: 제산제 효과 X 자극적인 음식 및 우유(산성), 탄산 피하기, 술, 담배 제한 **천공 시 수술: 심한 상복부 통증, 어깨 방사통** 출혈: 흑색변 또는 토혈, 혈변(아스피린 피하기) 위를 자극하고, 지혈 안 됨 약물: 제산제, 위산분비억제제, 점막보호제 등
	원인 스트레스, 자극적인 음식, 흡연, 아스피린, 스테로이드, 헬리코박터균, 카페인 등	
위암	**증상**: 점진적 체중감소, 빈혈, 위출혈, 위천공, 폐색 등	**위암의 우선적 치료는 외과적 절제**: 재발 시 항암화학요법과 병행 수술: 부분적 위절제술, 전체위절제술 등
	원인 환경적, 유전적 다양한 원인, 탄 음식, 흡연, 악성빈혈 등	
충수염 ★ 충수돌기염 맹장염	**증상**: 충수돌기에 염증이 생기는 증상 막연한 복부통증 > **우측 하복부 맥버니 부위 압통(반동성통증)**	충수 파열로 인한 복막염 막기 **진통제 금지**: 의사 확진 후 사용 **염증 부위 얼음팩(핫팩 금지: 염증 가속화)** 관장, 하제(완화제, 변비약, 설사제) 금지: 염증 부위 자극 X 금식
	원인 충수관의 폐색, 염증, 이물질, 기생충, 부종 등	
장염	**증상**: 장에 발생하는 염증성 질환(급성 / 만성장염) 설사와 복통, 오심, 구토 등	1~2일 금식 및 수분 공급 유동식 > 연식 > 일반 식이
	원인 폭음, 폭식, 오염된 음식물 섭취, 바이러스 등	
궤양성 대장염	**증상**: 직장, 결장, S상결장, 하행결장까지 확산 혈변, 점액, 농이 섞인 물 같은 설사, 왼쪽 하복부 통증	설사로 소실된 수분과 전해질 균형 맞추기 잔여물이 적고 연한 음식 권장 설사로 인한 항문 주위 피부손상 간호
	원인 지방 육류 과다섭취, 저섬유 식이, 감염, 가족력 등	
크론씨병 국소회장염	**증상**: 소장 또는 대장에 생기는 만성염증성 질환 회장인 경우: 국소회장염 / 대장인 경우: 크론 대장염 우측 하복부 통증, 설사, 체중감소, 배변 / 앉을 때 통증, 지방변	
소장암 대장암	**증상**: 소장 또는 대장에 발생하는 종양(주로 S상결장, 직장) 직장출혈, 혈변, 통증, 체중감소, 식욕부진, 하복부 통증 등	잠혈검사, 직장경검사, 대장내시경 등 진단 마일즈 수술: 직장암 발생 시 직장 절단 수술 항암화학요법, 방사선 치료, 영구적 결장루술 수술 전: 저잔여 식이, 관장 및 완화제로 장 비우기
	원인 지방 육류 과다섭취, 저섬유 식이, 만성변비, 가족력 등	
치질	**증상**: 항문 혈관조직이 지나치게 확장된 것(출혈, 탈출)	회음부 압력감소 및 통증 완화 변비 예방 및 조절: 고섬유성 식이, 수분섭취 증가 더운물 좌욕 외과적 치료: 경화법, 결찰술, 레이저술 등
	원인 변비, 비만, 임신, 울혈성심부전, 장기간 앉거나 서 있는 경우 등	

성인간호

간/담관/췌장 질환 대상자 간호

간 우상복부 횡격막 아래 큰 우엽과 좌엽

순환기능	간문맥, 간동맥의 피가 하대정맥을 통해 심장으로 들어감	**해독기능**	인체로 들어온 독성, 화학물질 해독(쿠퍼세포)
맥관기능	다량의 혈액을 저장	**저장기능**	지용성 비타민 저장, 철분 저장
분비기능	담즙 생성 → 담낭(담즙 저장) → 지방 소화 시 십이지장으로 분비	**배설기능**	혈색소 노폐물 빌리루빈 배설
대사기능	탄수화물: 포도당 → 글리코겐	**조혈기능**	태생기 조혈기능(성인 골수에서 조혈기능)
	단백질: 아미노산(알부민/글로블린 혈장 단백질 합성) 암모니아 부산물 → 요소 전환		
	지방: 콜레스테롤 등으로 전환 → 담즙 배출		

담낭	간 우엽 아래 서양배 모양 기관	**췌장**	외분비(소화효소분비): 아밀라아제, 리파아제, 트립신
	담즙에 저장했다가 지방 소화 시 십이지장으로 배출		내분비(호르몬분비): 인슐린혈당↓, 글루카곤혈당↑ (랑게르한스섬)

황달
혈액 내 담즙 색소(빌리루빈) 농도 비정상적 증가로 피부, 점막이 노랗게 물드는 것
진한 황색 소변, 점토색 대변

폐쇄성 황달	용혈성 황달
간종양, 간염, 담석 등으로 **담도가 폐쇄** _{지방섭취 제한}	과도한 **적혈구 파괴**(수혈부작용, 화상 등)로 빌리루빈 갑자기 증가
극심한 소양증, 회색 대변(지방소화X), 거품 많은 진한 소변	소양증 X, 담즙색소 소변 배설 X
간세포성 황달	**황달 소양증 간호**
간 세포 이상으로 빌리루빈 대사 못함	전분목욕, 미온수 목욕 / 의복, 침구 구김 없이 청결하게
지방, 비타민 K 흡수 장애로 출혈증상, 식욕부진, 오심 등	서늘한 환경, 손톱 짧게 자르기 / 항히스타민제 투여

간염 ★

A형간염(전염성)	B형/C형간염(혈청성)
대소변, 오염된 음식물, 물	수혈, 혈액, 정액, 오염된 주삿바늘, 수직감염 HBsAg(항원), HBsAb(항체)
식기 구별하고 음식 같이 먹지 말 것	HBsAg(-), HBsAb(-) : 항원/항체 모두 없는 사람 **예방접종필요**
사용한 주삿바늘 폐기	HBsAg(-), HBsAb(+) : 항원 없고, 항체 있음 **저항력 있음**
예방접종 가능	

공통간호
절대 안정, **비타민 B, 고칼로리, 고단백, 저지방, 저염식이**, 수분섭취 강조 but 부종, 복수 있으면 수분 제한

_{간의 회복이 우선!(간성혼수: 단백질 제한)}

간경화
간의 만성질환으로 광범위한 염증과 섬유화로 기능 상실
오심, 구토, **복수**, 소화불량, 체중감소, 식욕부진, 출혈, **황달, 간성혼수** 등

공통간호 = 심한 간경화 단백질 제한	★ 간성혼수
간성혼수가 없다면, 단백질 충분히 섭취	갑자기 발생하며 예후가 나쁨: **황달, 복수가 심할 때** 급격히 나타남
복수, 부종: 수분섭취 제한 및 복수천자	혼수, 경련, 현기증, **호흡 시 단내, 체온상승, 혈액 암모니아수치 증가**
비타민 섭취 및 출혈예방	**단백질 제한**, 저지방, 고탄수화물 식이
금연, 금주	네오마이신 투여: 장내세균 감소(암모니아 생성 제한)
이뇨제(복수, 부종방지), 항히스타민제(황달 가려움)	락툴로스(관장): 암모니아 배설 촉진
엽산, 비타민 B 등 투여	

간암
우상복부 덩어리진 느낌, 체중감소, 황달, 복수, 간성 뇌질환 등
치료: 항암화학요법, 방사선요법, 간이식 수술 등

담석증

경산부, 피임약, 비만, 당뇨 등으로 담낭 내 담석형성	**치료**
우측 어깨 극심한 심와부 통증, 발한, 황달, 지방 및 지용성 비타민 흡수 장애	·담석용해제 사용　·황달 및 출혈: 비타민 K 투여
폐쇄성 황달: 총담관이 막히면 혈액 내 빌리루빈 수치 증가	·체외충격파 쇄석술　·지방 섭취 제한
→ 진한 소변, 회색 대변(지방변)	·내시경/복강경/레이저 담석제거술

췌장염

급성췌장염: 소화요소에 의한 자가소화에 의한 발생	췌장효소 분비 억제로 금식 / 비위관(코위관) 삽입
만성췌장염: 장기간 알코올 섭취로 췌장기능 영구 상실	증상이 사라지면 **고탄수화물, 저지방, 저단백 식이**
상복부 통증, 오심구토, 제산제로 완화 X	

성인간호

호흡기 질환 대상자 간호

		객혈	토혈
호흡곤란	호흡이 어렵고 힘들며 통증 수반(반좌위, 파울러씨체위 도움)	폐에서 나오는 혈액 기침과 동반	위 내의 출혈, 오심, 구토, 속쓰림
흉통	찌르는 것 같이 아프고 뻐근한 통증(등, 목, 어깨, 복부 등에서 느끼기도)	선홍색, 거품	검붉은색, 거품 X
객혈	기침할 때 혈액 섞인 객담 또는 혈액 배출(소화기계 토혈과 다름)	알칼리성	산성
기침	이물질 제거 정상 방어기전	대변 잠혈반응(-)	대변 잠혈반응(+)
객담	객담 뱉지 못하면 충분한 수분과 가습, 물리요법으로 도와주기		
천명음	기도가 좁아져 고음의 휘파람 소리가 남		
청색증	산소 결핍으로 입술, 구강점막, 혀, 손발톱이 푸르게		

객혈간호
- 절대안정 · 상반신 높여 반좌위 · 병변 부위 아래로 측와위
- 금식 · 얼음주머니 흉부에 대줌 · 기도폐쇄 질식 주의

편도선염 아데노이드염	인후통, 목젖 및 구개발적과 부종, 비대된 편도 등 만성편도선염: 편도선 절제술 빨대 사용은 상처를 건드리거나 출혈 있으므로 주의	페니실린, 에리스로마이신 투여 해열제, 진통제 투여 휴식, 부드럽고 자극성 없는 음식 목에 얼음칼라(부종, 열감소) 및 출혈 관찰	
급성기관지염	기관지에 생긴 급성 감염(상기도감염) 객담(초기 묽은 객담 > 화농성, 점액성 객담), 기침, 근육통 등	거담제, 해열제, 항히스타민제, 기침완화제 등 약물 충분한 수분(거담효과), 열량 높고 소화되기 쉬운 음식	
만성기관지염	기관지 만성염증으로, 기관지가 좁고 세기관지 폐포 주변 손상 및 섬유화	기관지 확장제, 거담제로 가스교환 돕기 고식이 칼로리 및 수분 섭취 증가	
폐렴	**폐에 생긴 염증**, 음식물 또는 수분 흡인, 감염 합병증: 무기폐, 폐농양, 농흉 **녹슨 쇳빛의 객담**, 빈호흡, 흉통, 기침 등	항생제, 진통제 투여 상기도 감염 예방(인플루엔자 예방접종) 충분한 수분공급 및 휴식 객담 따로 처리(감염방지) 고열량, 고단백 식이 금연	
무기폐 ★ 폐 쪼그라들어 공기 없음	폐포 기포 허탈 상태: 수술 후 합병증 주의 > 폐렴으로 진행 X선 촬영 음영(하얀 삼각형 모양), 호흡음이 들리지 않음	수술 후 기침: 마취가스 뱉어내기 항생제 투여 및 분비물 제거, 깊은 심호흡, 폐엽절제술	
폐농양	화농성 세균에 의한 폐조직 염증 및 괴사 불쾌한 냄새와 피가 섞인 화농성 객담 배출	항생제 투여(주로 페니실린) 다량의 수분 섭취 객담 배출을 위한 체위배액 및 흡인 고단백, 고열량 식이	
농흉	늑막강 내 화농성 늑막 삼출액 또는 농이 축적 감염 부위 쪽으로 눕게 함(감염 퍼지기 방지)		
폐기종	폐조직 파괴, 폐포벽 파열: 흡연, 만성기관지염 동반 초기: 과도한 운동 후 호흡곤란 진행기: 휴식 시에도 호흡곤란	다량의 수분섭취 및 기관지 분비물 제거, 금연	
늑막질환	건성 늑막염: 화농성 삼출액이 늑강 내 차 있는 경우 습성 늑막염: 다량의 화농성 삼출액이 늑강 내 차 있는 경우 얕고 빠른 호흡, 호흡 시 통증, 호흡곤란 등	결핵균: 항결핵제 / 폐렴성: 항생제 투여 안정 및 좌위/반좌위로 호흡 돕기 삼출액이 많은 경우 흉관 삽입 또는 천자	
천식 ★	자극 과민반응으로 **기관지 경련, 기도폐쇄, 과다점액 분비** 밤에 증상이 심한 천명음, 청색증, 빈맥, 알레르기성 질환	기관지 확장제: 아미노필린, 벤톨린, 에피네프린 알레르기 유발 물질 피하기, 충분한 수분 공급	
기관지확장증 ★	기관지 벽 화농섬 감염 > 기관지 만성 확장 > 탄성, 근육구조 파괴 **심한 발작적 역핵성 기침(내부 고름이 재채기 원인)** **다량의 3층형 객담** **고상지두(곤봉 모양 손가락 끝)** 피로, 체중감소, 객혈, 식욕부진, 전신쇠약	매일 체위배액, 수분 섭취로 분비물 배출 돕기 기관지 확장제(**에피네프린, 아미노필린**, 에페드린, 안티히스타민, 코르티코스테로이드): 기관지 평활근 이완 기관지 경련 감소	
폐암	기침, 호흡곤란, 화농성객담, 객혈, 흉통, 폐렴, 체중감소 등	수술요법, 방사선요법, 화학요법, 면역요법 등	

체위배액/물리요법 객담이 많아 효과적으로 배출 못하는 환자에게 적용(식전 또는 식후 2시간 이후로: 식후 즉시 X) **수분 섭취 시 분비물이 묽어져서 도움**
기관지확장증, 농흉, 만성기관지염, 부동환자 객담 분비물 제거 시 사용

체위배액	물리요법
기관지 분비물을 제거하는 데 도움을 주도록 중력이 가해지는 자세 피로, 호흡곤란, 청색증이 나타나면 중지 또는 체위변경	손을 오므리고 통증이 생기지 않을 정도로 두드려주기 금기: 폐농양, 폐종양, 기흉, 폐결핵, 통증 있는 흉부질환

성인간호 _ 결핵 총정리 (성인간호/약리/법규)

결핵 ⭐
법정감염병 2급
24시간 이내 신고

결핵균은 폐, 신장, 림프절, 난소, 소장, 대장, 피부 등에 침범 (특히 폐에 큰 영향)
몸속 저항력이 약해지거나 영양 상태가 좋지 못할 때 발병
건조함, 직사광선 및 열에 약함

· 폐결핵: 객담, 비말감염 N95 마스크 착용   · 우유(소)를 통한 감염
· 신장결핵: 소변으로 감염   · 오염된 식기 식품 등으로 감염
· 장결핵: 분변으로 감염

· 체중감소, 발열, 식은땀, 야간 발한, 식욕부진, 멈추지 않는 기침
· 화농성 객담 배출 및 객혈
· 결핵성 늑막염: 늑막에 물이 차서 호흡곤란 및 흉통
· 폐결핵 만성질환으로 발현, 증상이 없다가 X선상 발견

칵테일 요법(병용요법): 약효 증진 + 내성 방지
모든 약은 **아침 식전 30분에 한꺼번에 규칙적 복용**
의사 처방 완료될 때까지 6~12개월 투여(2~4주 내 감염성 사라져도 내성 방지를 위해 꾸준히 투약)
소모성 질환: 고단백, 고칼슘, 비타민 C, 비타민 B군 등 섭취
약물에 대한 감염 억제 나타날 때까지 객담검사(격리만 해제)
가족 중 결핵환자 발생: 가족 모두 흉부 X선 검사, 특히 아이는 투베르쿨린검사 결과에 따라 항체 없으면 BCG 예방접종

1차 약물 - 독성적인 약물군
· 파라진아마이드(PZA) 간독성
· 엠탐부톨(미암부톨)(EMB) EYE 눈 염증
· 아이소니아지드(INH): 말초신경염 주의(B_6 피리독신 함께 투여)
· 리팜핀(RMP): 눈물, 침, 소변 등이 붉게 변함 RED
· 스트레토마이신(SM): 장기 복용 시 청각장애 > 제8뇌신경

2차 약물 - 내성, 독성 큰 약물
· PAS
· 사이클로세린
· 가나마이신

투베르쿨린검사

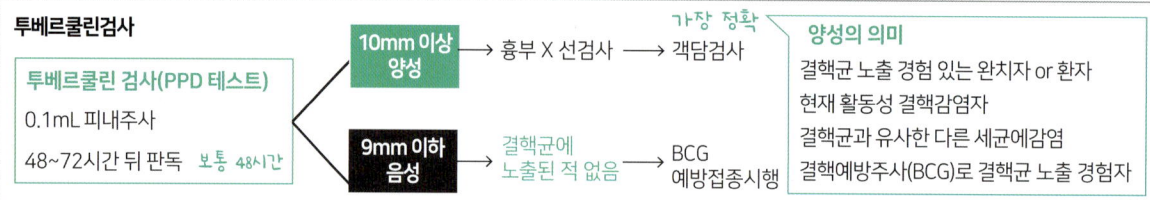

투베르쿨린 검사(PPD 테스트)
0.1mL 피내주사
48~72시간 뒤 판독 보통 48시간

10mm 이상 양성 → 흉부 X 선검사 → 객담검사 가장 정확
9mm 이하 음성 → 결핵균에 노출된 적 없음 → BCG 예방접종시행

양성의 의미
결핵균 노출 경험 있는 완치자 or 환자
현재 활동성 결핵감염자
결핵균과 유사한 다른 세균에 감염
결핵예방주사(BCG)로 결핵균 노출 경험자

X-선 촬영: 여러 사람 집단으로 검사 시 이용
객담검사: 결핵확진 방법(아침 첫 객담)   객담의 결핵균검사 가장 정확

⭐

		임상적 특징	방사선학적 검사(X-ray)	투베르쿨린검사	객담검사
결핵환자	임상적 특징 & 객담검사 양성으로 확진	O	O	O	O
결핵의사자	결핵 초기 환자 의심: 예방차원 결핵약 복용	O	O	O	X(의심)
전염성 결핵환자	객담검사 양성으로 타인에게 전염시킴	△	△	△	O
잠복결핵환자	결핵균 억제, 잠복된 상태: 결핵약 복용	X	X	X	X

결핵감염검사(피검사) 양성 / 그 외 검사 음성

질병관리청장 (결핵관리) 종합계획 **5년마다**

· 결핵환자 진단 및 치료 또는 보고를 받은 의료기관의 장
· 결핵환자 등이 사망 또는 그 사체 검안

→ **2급 감염병 24시간 이내 보건소장 신고** ⭐ →

관할 보건소장 가정방문 환자 관리 등
감염원 / 사례 조사: 인적사항, 접촉자, 집단생활 여부 등
해당 의료기관: 간호사 배치 또는 방문 > 환자관리 및 지도

시·도지사 / 시장·군수·구청장 / 질병관리청장
역학조사 실시, 잠복결핵감염자 치료 등 조치 강제 격리 명령

결핵검진
시·도지사/시장·군수·구청장
결핵환자에게 일정기간
강제입원 명령할 수 있음

의료기관의 장, 학교·유치원·어린이집장, 아동복지시설의 장 등 **결핵검진 매년 실시**
· **전염성 소실 판정받을 때까지 업무 종사 금지** 객담검사로 확진받을 때까지
   의료 및 보조업무, 학교 및 유치원, 원양구역 항해, 8시간 이상 비행, 대중과 접촉을 많이 하는 자, 영유아, 임산부 노인 등
· 비전염성결핵환자를 결핵환자라는 이유로 취업 거부 X, 전염성이 소실되면 복직

생계유지 곤란: 부양가족 비용지원 및 생활보호조치

성인간호

심장장애 질환 대상자 간호

흉통	심장근육에 혈류공급이 충분하지 못하여 나타나는 증상	실신	뇌 혈류 감소로 의식상실(심정지 등 순환장애)
호흡곤란	심장과 폐질환의 흔한 증상으로 운동 시 심함	피로	관상동맥 기능장애 대상자 쉽게 피로해짐
심계항진	가슴 두근거림 / 심장이 빠르고 강하게 뛰는 것을 스스로 자각	기침	폐에 수분이 축적되어 심장질환자 기침 발생
냉감/창백	혈액순환이 되지 않아 팔다리가 차거나 피부가 창백함	부종	체중 증가 및 수분 정체로 부종(울혈성 심부전증 / 염분 제한)
심잡음	판막성 심장질환 비정상적인 심음 청취	허혈	죽상경화, 정맥부전 등으로 걷거나 운동 시 다리 통증 호소

허혈성 심장질환 심근에 혈액공급 충분하지 않아 발생하는 질환

협심증 ★	**관상동맥 질환**: 심근 혈액(산소)공급 부족으로 심한 흉부통증 흉골하부에서 좌측상지, 턱, 목, 후두, 우측상지까지 방사통	**혈관확장제(나이트로글리세린 설하 투여)** → 3회 복용 후 효과 X → 병원 교감신경차단제, 칼슘이온 차단제
심근경색증 ★	**관상동맥 폐쇄**: 심근 혈액공급 중단, 심근 조직 부분 괴사 원인: 주로 죽상경화증, 고혈압 협심증과 증상이 유사하나 지속시간이 길고 강도가 강함 **나이트로글리세린 설하투여 효과 X**	첫 48시간 급성기 환자: 즉각 입원 집중치료 **산소공급, 항응고제, 혈전용해제 투여**, 진통제(모르핀) 투여 수술: 관상동맥성형술, 관상동맥 우회술
울혈성심부전	심박출 능력이 떨어짐: 충분한 혈액 펌프질 X 원인: 심장질환, 심근경색, 만성폐질환 등	강심제 투여: 디지탈리스, 디곡신(서맥주의) 이뇨제 투여: 저칼륨증 확인 필요 심장 부담 감소를 위해 침상 안정 및 휴식 저염식이, 수분제한
심부정맥	심장박동수 비정상적인 상태 / 불규칙 정상: 60~100분 원인: 심근경색, 전해질이상, 심한 출혈, 혈량감소, 약물 등	항부정맥제 투여 인공심박동기 삽입, 전기 흉부 쇼크
류머티스성 심장질환	A군 연쇄상구균 상기도 감염 후 발생하는 광범위 염증질환 류머티스열은 심장질환 또는 승모판 협착증 원인	항생제(페니실린 투여) 염분 수분제한, 이뇨제, 강심제 등 복용
판막질환	심방과 심실 사이 혈액 역류를 막아주는 판막 이상 판막이 제대로 닫히지 않거나 탄력감소(수축 시 잡음) 원인: 칼슘침착, 류머티스열	외과적 수술: 판막교환술, 경피적 승모판 형성술

맥관계 질환 대상자 간호

동맥경화증	동맥벽 탄력성 저하로 내강이 좁아짐	콜레스테롤 섭취 줄이기, 혈당 조절 혈관확장제, 항응고제, 혈액점도 감소제, 콜레스테롤 저하제 투여 수술: 혈관성형술, 레이저 혈관 확장술 등
죽상경화증	동맥 내막 지방, 칼슘, 섬유종 조직 축적	
고혈압	정상: 수축기 120mmHg / 이완기 80mmHg 고혈압: 수축기 140mmHg 이상 / 이완기 90mmHg 이상 **본태성 고혈압**: 원인이 알려지지 않은 고혈압 **이차성 고혈압**: 타 질병으로 발생한 고혈압 증상: 보통 무증상, 현저한 혈압상승 시 흐려진 시야, 두통 등 **항고혈압제제 복용 환자: 직립성 저혈압 주의**	치료가 아닌 관리해야 하는 질환 체중감소, 식이조절, 알코올 X, 콜레스테롤 지방 조절, 저염식, 운동 이뇨제, 혈압강하제 등 사용(협심증 약 복용 시 알려주기) **증상이 없더라도 정해진 시간에 규칙적으로 약복용 건너뛰더라도 약물 마음대로 늘리기 X 더운물 목욕, 사우나는 말초혈관 확장으로 저혈압 위험**

성인간호

혈액장애 대상자 간호

빈혈	산소를 조직으로 운반하는 혈색소가 정상 수준보다 감소	
철분결핍성 빈혈	철 함유량이 정상치보다 낮아 혈색소 합성이 잘 안됨 원인: 철분 소실, 부적절한 식이, 출혈	철분제 + 비타민C(빨대로 치아 착색 방지) 철분제로 변이 검게 될 수 있음 철분제제 주사: 둔부 근육주사 마사지 X, 흡수 촉진 위해 걷기
악성빈혈	위벽 분비 내적인자 X : B_{12} 결핍성 빈혈 저림, 마비, 사지무감각, 조기진단 중요: 신경계 손상 시 회복 힘듦	비타민 B_{12} 주사(내적인자 없어서 경구 투여 X) 위급 시 수혈 잠혈검사로 위암 조기 발견
재생불량성 빈혈	골수 장애로 혈구를 잘 못만듦 점막출혈, 코, 잇몸 등 출혈경향, 월경과다 등 과도한 운동 피하고 충분한 휴식	감염방지: 1인실, 격리술 면역억제제 투여, 수혈, 골수이식, 비장절제술 등 출혈방지: 부드러운 칫솔 사용, 주사 피하기
용혈성 빈혈	과도한 적혈구 파괴와 용혈로 적혈구 수 감소 황달, 비장종대, 간비대, 담석증	산소투여, 용혈 원인 확인 및 제거, 수분 전해질 균형
백혈병	미성숙 백혈구 비정상적 증식, 혈액 악성질환 빈혈증상, 잇몸 출혈증상, 감염, 체중감소, 오한, 발열 중추신경계 침범 등	항암화학요법(구토 시 진토제) 감염방지(보호 / 역격리) - 과일, 생채소 주지 않기 필요시 수혈, 일상활동 줄이고 안정 혈소판 감소로 출혈 주의(면도, 칫솔질 등)
혈우병	응고인자 결핍장애 출혈 위험 열성 유전형질, 반성열성으로 어머니로부터 아들 유전 잦은 출혈, 과다출혈 주의, 무릎 혈관절증, 혈뇨 등 가장 심각한 것은 대뇌출혈 X'X ─ XY X'X: 보유자 XX, XY: 정상 　　　　　 X'Y: 혈우병 X'X': 사망 X'X X'Y XX XY	가능한 빨리 지혈: 항혈우 인자 투여 아스피린 투약 및 근육주사 금지 혈우병 표식 지참(Medic Alert) 정기적 치아 관리(출혈 줄이기 위해서)
수혈	혈액이 모자라는 사람에게 다른 사람 혈액 주입 ABO 혈액형 확인, Rh 혈액 확인 교차시험: 공혈자, 수혈자 혈청응집반응, 적혈구 응집반응 매독, 감염, AIDS 등 확인 유효날짜 및 혈액번호 등 확인 *공혈자 부적격 요인 법규 참조* 공혈자 부적격 요인 확인 및 건강, 안전 사정	① 2명의 간호사: 확인 후 서명 　수혈자 이름, 혈액형, 성분, 수혈량, 날짜, 수혈부작용 등 확인 ② 환자에게 수혈할 것 설명 및 확인 ③ 혈액백 이물질 기포 등 확인 ④ 수혈부작용(15분 이내 반응): 천천히 주입하면서 환자 반응 사정 　이상 시: 수혈 즉시 중지 후 의사보고 ⑤ 수혈 후 혈액백의 스티커 간호기록지에 붙이기

수혈 부작용 1. 수혈중단 2. 보고

용혈작용	즉시 나타나며 호흡곤란, 흉통, 쇼크 등 **즉시 수혈중단** 처방에 따라 산소, 에피네프린, 수액 공급	알레르기	아나필락시스(급성중증과민증) 쇼크, 소양증, 드물게 천식 등 **즉시 수혈중단** 항히스타민제 투여
발열	주입 시작 후 1시간 정도에 발열, 오한, 두통 등 **즉시 수혈중단** 해열제 투여	세균성반응	오한, 열, 저혈압, 구토 및 혈액 섞인 설사 **즉시 수혈중단** 광범위 항생제 투여
순환과부담	흉부압통, 마른기침, 호흡곤란, 폐수종 등 **수혈중단 또는 천천히 주입** 앉은 자세를 취하기 처방 있으면 순환 지혈대 실시	공기색전증	청색증, 호흡곤란, 쇼크, 심정지 **즉시 수혈중단** 대상자의 머리를 낮추고 왼쪽을 위로하여 측위

신경계 질환 대상자 간호

뇌혈액 공급	전체 산소 20% 소모 (**동맥혈 공급: 내경동맥, 추골동맥**)	**윌리스환**: 경동맥계, 추골동맥계 연결해주는 고리 모양 혈관계
운동기능		한 혈관이 막혀도 다른 혈관에서 혈류 보충 가능
신경계 보호 유지	두개골과 척주에 의한 신경계 보호	

의식수준 변화 뇌내압상승, 뇌실질 세포 손상으로 의식변화 ★
  두통, 구토, 불명확한 언어, 지남력변화, 동공 빛 반응 X, 안절부절 못하는 비정상적 상태

의식의 5단계에서 생략되기도 함

기민 = 명료 Alert	무기력 / 기면 Drowsy	착란 / 혼돈 Confusion
자극이 없어도 인지하고	소리지르면 눈 떴다가 다시 잠	자극을 계속 주지 않으면 빠르게 수면 상태
일반적으로 깨어 있는 상태	자극을 주지 않으면 자고 있음	반응이 느리고, 심하게 흔들거나 아프게 해야 깨어남

혼미 Stupor	반혼수 Semicoma	혼수 Coma
고통스러운 자극을 주어야 깨어남	스스로 못 움직이며, 큰소리와	어떤 자극에도 반응하지 않는 상태
아픈 자극에 말은 못하고 피하려고만 함	유해한 강한 자극에만 반사적으로 움직임	기본 반사 반응만 있거나 없음

강한 자극 꼬집으면 손으로 막기, 움츠리기 *강한 자극 꼬집으면 찡그리는 정도*

글래스고 혼수 척도 의식 상태 및 전반적 환자 상태 평가
  눈 뜨기, 언어적 반응, 운동반사 반응 정도를 점수화(최고점 15점 / 7점 이하 혼수)

호흡기능 부족	뇌간 호흡 기능 조절 방해, 기도폐쇄 등 환기 부족증 발생	**운동장애**	부조화된 운동, 기능 장애
배변 배뇨장애	변비, 변실금, 요실금, 요정체 등	**감각지각 변화**	중추, 말초 신경계 장애 및 지각 변화
심박출량감소	혈관운동 중추 손상으로 심박출량 감소, 심장기능 영향	**자가간호 결핍**	자가간호가 힘들어 가족의 지지 필요
언어소통장애	언어중추 손상 시 발생: 뇌졸중, 외상, 일산화탄소 중독		
	부조화된 운동, 기능 장애		
	중추, 말초 신경계 장애 및 지각 변화		
	자가 간호가 힘들어 가족의 지지 필요		

두개강내압상승 IICP	질환은 아니지만 대부분 중추신경 문제 대상자들에게서 나타남 두개내압 정상: 10~20mmHg / 두개내압 상승: 20mmHg 이상 · 국소빈혈 · 괴사 · 뇌 영구손상 문제 실어증, 어눌한 말, 글래스고 혼수 척도 2점 이상 감소 경련, 고혈압, 서맥, 맥압상승	고삼투성용액투여: 만니톨 항경련제 투여: 딜란틴 체위: 머리 상승으로 뇌압감소 과호흡으로 CO_2 배출: 이산화탄소 축적 두개강내압 상승 수분제한(의식 없을 수 있어서) 저체온법: 시상하부 고체온 조절로 뇌혈류 감소 → 뇌압감소 배변 시 힘주기 금지, 침상 움직임 금지 관장 하제(완화제, 변비약, 설사제) 금지 등척성 운동 금지(혈압 상승, 두개내압 상승)
뇌졸중 중풍	허혈성 뇌졸증: 혈전, 색전으로 인한 뇌동맥 폐색 출혈성 뇌졸중: 고혈압, 동맥류, 동맥 기형에 의한 혈관 파열 허혈성은 수면 중에, 출혈성은 활동 중에 나타나는 경향 뇌졸증 위험요인: 심장 잡음, 심장세동(빨리 뜀), 혈액농도 증가(헤마토크리트), 당뇨병(죽상경화 가속), 고혈압 등	국소적 경고증상: 심한 두통, 현기증, 실신, 일시적 마비, 흐린 시야 등 침범 부위 반대쪽 신체 이상 증상 허혈성 뇌졸중: 3시간 이내 혈전 용해제 투여, 머리 반듯하게 출혈성 뇌졸중: 머리를 약간 상승(뇌압 낮추기) 연하 증진을 위해 연식, 반연식 제공 / 마비되지 않은 쪽 저작 두개내압하강제, 항고혈압제, 항혈소판제제, 항응고제 투여
경막하 출혈	경막과 지주막 사이 출혈 알코올 중독, 간질, 동정맥기형, 동맥류, 뇌종양 등	수술요법 및 뇌내압 하강을 위한 치료

성인간호

골절 환자 대상자 간호

골절 골조직 연속성이 완전 또는 불완전하게 파괴된 상태

폐쇄 또는 비수술적 정복

도수정복	시술자의 힘으로 당겨주는 방법(장골 골절 시 적용)	마취 후 근육을 당겨서 시행(통증 심함) 교정 확인: 방사선 촬영 > 석고붕대 고정
견인	끈, 활차, 무게장치 등을 신체 부위에 연결하여 **골편이 겹치지 않고 일직선으로 유지하도록 당겨주는 방법** 근육경련감소, 정복과 정렬유지, 불구의 교정 및 예방, 치료기간동안 환부고정, 척추 압박 요인 제거	골격견인: 사지를 추, 도르래, 로프 등 고정된 부목에 지지 견인력이 너무 셀 경우 구획증후군, 지연유합 등이 옴 피부견인: 부착성 테이프로 피부나 가장자리에 적용 주로 소아에게 시행
	견인환자 간호 **압박예방** 연조직 압박 및 손상받지 않도록 자주 관찰 및 마사지 **혈액순환** 사지 끝은 남겨두어 청색증, 냉감, 저린감, 무감각 등 혈액순환 장애 관찰 **체위** 앙와위로 **하수족 예방을 위해 발지지대** **자가간호** 환자에게 필요한 물품을 손이 닿기 쉬운 장소에 두기(초인종 등) **운동** 삼각손잡이를 머리 위에 두어 운동 시 사용(견인 제한 범위 내 운동 시행)	
석고붕대 자연건조시킴 선풍기 X 마르면 흰색으로 변함	골절 교정 시 가장 많이 사용하는 방법 너무 단단히 감으면 혈액순환장애, 욕창, 괴사, 신경마비 위험 장시간 석고붕대 적용: 관절강직, 근위축, 보행지장(**등장성 운동하기**) 석고붕대 내부 피부: 비듬 및 소양감 자극 부종예방: 하지를 몸보다 높이고, 탄력붕대 사용 석고붕대 풀고나면 등장성 석고붕대 했을 때 등척성	석고붕대 과정 환자에게 설명 제거 시 절단기 놀라지 않도록 **뼈 돌출부위 양털이나 솜뭉치 덧대어 주기** 주의 욕창상처 : 솜 X, 특수패드, 양털가죽 젖은 석고붕대는 열이 발생: 석고붕대 위에 직접 얼음 X 석고붕대 건조되는 동안 말단부위 부종 확인 건조동안 자세도 유지 석고붕대 감염증상: 냄새, 체온상승 등 확인 목욕 시: 가능한 범위 내에서 피부를 씻고 70% 알코올 마사지

개방 또는 수술적 정복

수술적응증	수술 후 고정	수술 후 간호
복합골절로 신경과 혈관조직 심각한 손상 도수정복 시 골절 선열 정복할 수 없는 경우 골절편이 넓게 분리, 골절편 사이에 연조직이 낀 경우	석고붕대 또는 견인으로 고정 금속 내 고정장치로 내고정(나사, 철, 핀 등으로)	부종, 통증 감소를 위한 간호 근육강도, 가동성 유지하도록 도와주기

골절합병증

동맥혈관 손상	골절 시 동맥혈관 손상 또는 붕대로 압력을 가할 때 혈관 손상
지방색전증	지방이 혈관을 돌다가 막음: 짧은 호흡, 빈맥, 창백증 등
구획증후군	출혈, 부종으로 근육, 신경, 혈관 등 조직이 압박을 받아 맥박 감소 및 감각 소실
말초신경손상	석고 또는 압박붕대 압력으로 신경 손상
감염	개방성 골절 시 위험: 두통, 미열, 통증
골절유합 합병증	골절부 잘못된 유합: 지연유합, 부전유합, 변형유합 등

성인간호

내분비계 장애 대상자 간호

내분비계	내분비선에서 분비되는 호르몬은 혈액 또는 림프에 의해 운반되어 특정한 기관에만 작용		
	항상성을 유지하는 조절기능을 함 → 내분비계 이상 : 종류에 따라서 다양한 증상이 나타남		
무력 피곤함	기운이 없어 쉽게 피로감을 느낌	월경불순	갑상샘 기능 또는 난소 문제
성장이상	성장호르몬 장애로 소인증, 거인증 등 발생	눈장애	그레이브스병 안구돌출 문제
체중문제	체중이 지나치게 증가하거나 감소	정신신경계	뇌하수체 종양, 쿠싱 증후군 등으로 우울증
체온	갑상샘기능 항진/저하로 인한 체온조절 문제		
혈압	부신수질 종양 및 쿠싱 증후군으로 고혈압 및 내분비계 장애		

뇌하수체 장애

뇌하수체기능 항진 **성장호르몬 과잉**	뇌하수체 종양 또는 증식으로 한 가지 이상 호르몬 과잉분비 특히 **성장호르몬이 과잉분비되면 거인증, 말단비대증** 초래	거인증 말단비대증	성장기 어린이 성장호르몬 과다분비 성인 성장호르몬 과다분비 손발이 비대해지며 두껍고 넓어짐
뇌하수체기능 저하 **성장호르몬 부족**	호르몬 부족으로 성장지연, 대사이상, 미성숙	왜소증, 소인증	정체불명의 성장호르몬 부족(조기발견 중요)

갑상샘 장애

갑상샘기능 항진 **티록신 과잉** 갑상샘호르몬: 티록신, 칼시토닌 부갑상샘호르몬: 파라토르몬	갑상샘호르몬(티록신) 증가 > 지나친 대사 증가 체중감소, 더위를 참기 힘듦, 피부가 따뜻하고 땀이 많이 남 삼계항진, 부정맥, 설사, 신경과민, 무월경 또는 불규칙 월경, 갑상샘비대 **갑상샘 절제술** 후두신경 손상 여부 확인: 말 시켜보기 부갑상샘 손상 여부 관찰	그레이브스, 바제도병 눈간호: 선글라스 또는 안연고로 각막 손상 방지 조용하고 시원한곳에서 예민하지 않도록 간호 체중감소: 고열량, 고단백, 비타민 B 섭취, 충분한 수분 섭취 항갑상샘제 또는 아이오딘 제제 투여	
갑상샘기능 저하 **티록신 부족**	갑상샘호르몬 분비 저하 > 신진대사 저하 식욕감소, 체중증가, 추위에 민감, 건조한 피부, 콜레스테롤 수치 증가, 맥박감소, 변비, 소화력 감소	크레틴 점액수종	태생기 갑상샘호르몬 부족, 갑상샘기능 저하증 성인 갑상샘호르몬 부족 갑상샘호르몬 투여 저열량, 고단백, 고섬유 식이로 체중조절 및 변비예방 따뜻한 실내온도 유지(저체온증 예방)
부갑상샘기능 항진 **파라토르몬 과잉**	부갑상샘호르몬: 파라토르몬 혈중 칼슘 수치 증가 > 뼈 칼슘 감소 **부갑상샘 절제술: 급성 저칼슘혈증 주의**	**뼈 손상, 요석증, 고혈압, 복부통증 등** 저칼슘식이, 고수분, 침상 난간 올리기(골절방지), 고혈압관찰	
부갑상샘기능 저하 **파라토르몬 부족**	부갑상샘호르몬: 파라토르몬 > 혈중 칼슘 수치 저하	**저칼슘혈증 테타니: 큰 통증을 동반하는 근육경직** **불규칙한 심장 리듬, 저혈압** 칼슘제제 구강투여, 비타민 D, 고칼슘/저인식이 침대난간 올리기(발작대비)	

부신장애

부신피질기능 항진 **부신피질H 과잉**	부신피질호르몬 과잉분비 코르티솔(당질코르티코이드), 염류코르티코이드, 안드로겐	쿠싱 증후군 알도스테론증	부신피질 당질코르티코이드(코르티솔) 과잉분비 여성의 남성화, 멍이 잘듦, 보름달 같은 얼굴 수분 전해질 대사 이상, 염분 축적, 고혈압, 저칼륨혈증(심장불규칙, 다뇨, 야뇨, 다갈증)
부신피질기능 저하 **부신피질H 부족**	부신피질 파괴에 의한 기능 저하증 당질코르티코이드, 염류코르티코이드 결핍	에디슨병	저혈압, 복통, 설사, 과잉색소침착, 허약, 피로 고단백, 고칼로리 식이

성인간호

당뇨병 ★

당뇨병	췌장 랑게르한스섬 인슐린 결핍 (공복혈당 126mg/dL 이상/ 식후 2시간 뒤 혈당 200mg/dL 이상) **당뇨 3대 증상: 다뇨, 다음, 다식** **상처 치유 지연: 발간호 중요** · **발톱 직선으로 다듬기** · **바셀린 연고나 로션 발라주고 발 잘 말리기** 　발가락 사이 물기 꼭 제거 : 필요시 오일, 바셀린 마사지 · **상처가 생기지 않도록 주의** 　발등, 뒤꿈치 : 보습을 위한 로션	**1형 당뇨** 선천적으로 인슐린 결핍 **2형 당뇨** 인슐린 부족 및 기능을 제대로 못함(비만 등 원인) **당뇨팔찌 및 카드 지참** 당뇨성 케톤산증: 코스마을 호흡(당뇨병 특유의 과일 냄새)
	인슐린 주사 · 하루 1번 또는 2번 **피하로 주사**(주로 복부)　/　인슐린 흡수율: 복부 > 상완부 > 대퇴 > 둔부 · 인슐린은 장에서 파괴되기 쉬워 구강보다는 피하로 **위치를 바꿔가며 주사** 　이유: 피하 조직이 섬유 조직으로 변화되는 것 방지 　　　지방 조직의 위축이나 비후 예방 · **인슐린 사용 전 약병을 손가락 사이에 넣고 가볍게 굴려주도록 한다.** · 의사와 상의하여 인슐린의 종류를 결정: 인슐린에 따라 최고 효과 시간과 지속 시간이 다름 　담당간호사: 환자가 사용하는 인슐린의 종류를 확인하고 부작용을 예측	
식이요법이 중요!	**식이/운동 / 약물요법 병행** 균형잡힌 식사, 섬유소 풍부한 식사, 저지방 식이 환자의 체중, 활동을 고려한 운동 및 열량 섭취 인슐린 투여 시 저혈당 주의: 사탕 , 주스 지참	

성인간호

비뇨기계 장애 대상자 간호

정상소변: 1일 1~2L 요소, 요산, 크레아틴 O / 혈구, 단백질, 포도당 X

비뇨기계	소변생성 및 배설(크레아티닌 요소, 요산, 약물, 독소)	혈압조절:	레닌: 혈관수축
	수분 전해질 조절 / 산염기조절	기타 대사성, 내분비 기능: 적혈구 조절 호르몬 생성(에리스로포이에틴)	

다뇨	1일 소변양 2,500cc 이상, 때로는 5,000~6,000cc	혈뇨	소변에서 적혈구 나옴	**알부민**
	원인: 수분 재흡수 X, 항이뇨호르몬 불균형	단백뇨	소변에서 **알부민** 등 단백질 배출	**혈장단백질 - 삼투압조절**
핍뇨	1일 소변양 400~500cc 이하	당뇨	소변에서 당이 배출	
	원인: 수분섭취 ↓, 탈수, 신장질환, 항이뇨호르몬 과다, 요로폐쇄	농뇨	소변에서 농이 배출: 소변색이 혼탁	
무뇨	신장에서 소변이 만들어지지 않아 소변 배설 X	빈뇨	정상보다 자주 배뇨하는 상태(방광염, 임신 등)	
	원인: 신부전증, 수혈부작용 등	잔뇨	자연배뇨 후 남은 소변량(정상수치 50mL 이하 단순도뇨 측정)	
폐뇨	소변은 생성되지만 막혀서 배출 X	긴박뇨	방광의 소변양과 관계없이, 요의가 있으면 즉시 배뇨하고 싶음	
요실금	방광으로부터 소변이 불수의적으로 배출(수면 중, 기침 등)	요정체	신장에서 생성된 소변이 배출되지 않아 방광에 소변 축적	
야뇨증	밤에 2번 이상 배뇨하기 위해 깨는 것			

사구체신염	신장 내 사구체(공 같은 모세혈관 뭉치) 내 염증	고탄수화물 식이, 단백질 섭취: 소변 배출량에 따라, 나트륨 제한
네프론(신장기본단위)	급성사구체신염, 만성사구체 신염으로 나뉨	**수분섭취**: 매일 **수분 섭취량, 배설량 체크 / 체중에 따라 결정**
· 사구체	**원인**: 고혈압(혈관손상), 당뇨, 편도선염, 알레르기 반응 등	**항고혈압제, 이뇨제, 면역억제제** 등 투여
· 보먼주머니	**증상**: 혈뇨, 단백뇨, 핍뇨, 고혈압, 부종, 신장질환,	피로 시 즉시 휴식 및 감염 주의
· 세뇨관	색이 진하고 거품나는 소변, 두통 및 옆구리 동통 등	
신증후군 / 신증	신사구체막에 심한 손상으로 **혈장단백질이 사구체막 통과**	피부간호: 심한 부종으로 피부간호 중요
	소변검사(농뇨, 세균), 혈액검사(백혈구 증가)	감염예방: 과량의 단백질 소변으로 소실 → 방어력 ↓ 감염위험 ↑
	원인: 사구체신염, 감염(매독, 장티푸스, 디프테리아), 화상	고열량, 고단백, 염분제한 식이
	증상: 심한 단백뇨, 부종, 저알부민혈증, 고지혈증 등	이뇨제, 스테로이드제 투여
신우신염	신장의 신우, 세뇨관, 간질 조직의 세균성 감염	급성기: 침상안정
	요도와 방광을 통한 상행성 감염이 많음	고탄수화물, 저염, 저단백질 식이
	제때 치료하지 못하면, 감염재발, 요로폐쇄, 신장 파괴	부종이 심하면 수분 제한
	소변검사(소변량감소, 혈뇨, 단백뇨)	항생제, 혈압강하제, 이뇨제 등
	혈액검사(BUN, 크레아티닌 증가)	**만성신우신염: 신장이식 또는 투석**
	원인: 대장균, 세균, 임신, 당뇨, 신결석, 신장암, 신장외상 등	
	증상: 오한, 발열, 오심구토, 옆구리 통증	
급성 신부전증	신장순환 장애, 사구체, 세뇨관 손상으로	핍뇨기 수분공급, 이뇨제 투여에도 소변 배설량이 감소
	수분, 전해질, 대사산물 배설 장애 발생	신독성 항생제, 화상, 외상 마취 등으로 발생할 수 있음
	소변검사(소변량감소, 혈뇨, 단백뇨)	이뇨기 갑자기 소변 배설량이 빠르게 증가(희석된 소변 10L 이상)
	혈액검사(BUN, 크레아티닌 증가), 신장 초음파	입원치료가 필요한 시기: 사구체 여과 회복 / 신장은 비정상
	원인: 패혈성 쇼크, 신독성 물질, 급성사구체신염, 결석 등	회복기 3~12개월 정도 걸리며, 신기능 향상
	증상: 체중감소, 저혈압, 핍뇨, 무뇨, 부종, 배뇨곤란, 발열 등	질병 전 상태만큼 회복되지 않았지만 신기능은 남아 있음
		섭취/배설량 기록(혈중 칼륨 수치 확인), 수액제한
		고탄수화물, 저단백 식이, 절대안정(상태 좋아지면 조기 운동 격려)
		감염 및 손상 주의
만성 신부전증	신장기능의 부전으로 수분, 염분 축적이 나타남(정상회복 X)	저단백 식이, 수분 염분제한, 칼륨 인 섭취제한
	요독증, 구강 암모니아 냄새, 구강건조	혈압조절, 빈혈 및 식이제한으로 피로 관리
	원인: 만성사구체신염, 신우신염, 당뇨, 요로폐쇄, 감염 등	**혈액투석, 복막투석, 신장이식 수술**
	증상: 피로, 전신허약, 두통, 고혈압, 오심, 구토, 식욕부진 등	
방광염	세균에 따라 방광 염증	항생제, 항균제, 진통제 등 투여
	원인: 대장균, 요도 / 방광경 검사 등에 의한 감염	안정 및 수분섭취, 좌욕, 자극성 없는 식이
	증상: 빈뇨, 야간뇨, 긴박뇨, 배뇨 시 작열감, 배뇨곤란, 발열 등	**여성이 남성보다 요도 길이가 짧아 방광염이 잘 생김**

성인간호

투석

인공신장 역할을 하는 반투과성 막을 통해, 혈액을 체외로 이동시켜 체내 독성 대사 물질을 제거
급성신부전환자, 만성신부전환자

혈액투석   **동정맥루 / 동정맥 이식** 다량의 혈류가 통과할 수 있는 순환 통로 필요(보통 왼팔 전박)   단기간: 체외 동정맥 문합, 쇄골하 도관술

- 혈관 통로가 있는 사지에서 혈압측정, 정맥주사, 채혈 X
- 매일 자주(4시간마다) 진동 및 잡음 청진
- 동정맥루가 있는 팔로 무거운 팔을 들거나 팔베개, 심한 운동 X
- 투석 후: 유분이 많은 크림을 이용하여 동맥 > 정맥으로 가볍게 쓸어주며 마사지함

- 투석 전/후 활력징후 및 체중 측정
- 투석이 끝날 때까지 보류해야 하는 약물 의사와 논의
- 체위성 저혈압, 혈관 통로, 의식수준, 두통, 오심, 구토 증상 확인

복막투석   **복강 내 카테터 삽입** 복막은 모세혈관이 풍부한 투석액 주입 통로(확산 / 삼투)

혈관 통로 만들기 부적합자, 동정맥루를 새로 만들 경우, 혈액역동 불안정, 항응고요법(헤파린) 부적응, 노인과 아동 등

- 혈액투석에 비해 단백질 많이 소실: 풍부한 단백질 섭취
- 복막염, 장천공, 고혈당 등 주의

- 투석 전/후 활력징후 및 체중 측정
- 복막투석 카테터 관리
- 복막투석 멸균장갑을 끼고 드레싱 제거(무균술)
- 포비돈에 적신 솜으로 카테터 부위 깨끗이 닦기: 삽입 부위에서 둥글게 원을 그리며 복부에서 멀어지기(3번)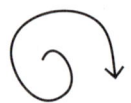
- 거즈 패드를 카테터 부위에 덮고, 거즈 모서리에만 테이프 붙이기

성인간호

피부 장애 대상자 간호

방어기능	외부 환경 일차방어선(신체보호)	**감각기능**	통증, 압력, 온도 등의 감각 수용
체온조절	땀 분비, 털을 세우거나 눕히기, 혈관확장/축소	**체내수분**	각질층은 수분 흡수 및 피하지방 내 수분 상실 방지
신진대사	땀샘으로 물과 소량의 염분 배설, 비타민 D 합성(칼슘, 인 흡수돕기)	**면역기능**	각질형성세포 면역 기능

건조증	피부표면 피지막: 수분증발 억제 기능 원인: 노화 진행으로 피지선 둔화, 잦은 목욕, 건조한 날씨	피부에 크림 로션 바르기(특히 목욕 후 습기가 마르기 전)
소양증 ★	통증과 유사한 감각으로 긁고 싶은 욕구를 유발하는 피부 징후 주로 밤에 심함(외이도, 옷 안감, 항문 주위, 외음부 등) 원인: 건조증, 기계/화학적 자극 등	심하게 긁어서 상처 감염 생기지 않도록 주의 1. 원인 발생 요인 찾아서 제거 / **항히스타민제(페닐아민) 투여** 2. **손톱을 짧게 깎고 밤에는 벙어리 장갑 끼기(긁지 않도록)** 3. 적절한 목욕, 피부 윤활제**(칼라민 로션)** 4. 전분, 중조, 과망간칼륨, 오일 목욕 등 5. 시원하고 쾌적한 환경 / 얇고 가벼운 옷과 침구 6. 자극적인 음식, 술, 담배 금지
일광화상	자외선 과다 노출로 진피 표면 1도 화상 발적, 압통, 부종, 수포 등을 형성할 수 있음	시원한 목욕 진정크림, 보습로션 바르기
두드러기	주변 조직보다 붉거나 창백함을 띠며, 때때로 심한 가려움 유발 약물, 음식, 해충에 물릴 경우, 스트레스, 열기, 냉기 등	원인 물질 제거 및 냉습포 과로, 술, 더운 환경 피하기
심상성좌창 여드름	피지선에 생긴 붉은 농포성 발진, 만성염증성 질환 폐쇄성, 개방성 면포, 구진, 농포	중성 비누 사용 / 잡아떼거나 짜지 말 것 고른 영양섭취(고지방 식이, 초콜릿, 단음식 피하기), 비타민 A 약물치료: 항생제, 스테로이드, 에스트로겐 등
접촉성피부염 / 담마진	표피, 진피층의 급성 / 만성의 흔한 피부질환 자극성 물질과 접촉 또는 알레르기 반응 > 소양증, 부종, 수포 화학물질, 의복, 염료, 향수, 옻나무, 독성 담쟁이 등	원인 제거 또는 피하기 항소양제, 항히스타민제, 칼라민 로션, 전분목욕 등 주위 온도를 시원하게 하고, 꼭 끼는 옷 피하며 청결하게 할 것
농가진	피부에 발생하는 연쇄상구균 또는 포도상구균 감염 홍반, 수포, 수포가 터지면 가피형성	**전염성이 강하여 격리 치료** **물품, 수건, 식기 분리하여 소각 / 면봉, 거즈 잘싸서 소각처리** 항생제 투여, 병변 부위 청결하게 긁지 못하게 손톱 자르기
단순포진	헤르페스 바이러스에 의한 궤양, 발진, 수포, 아구창 발생 신경절 바이러스 잠복 > 면역력 저하 시 피부 감각신경을 따라 반응 소양감, 작열감이 있는 소수포: 입술, 회음부 등에 나타남	**70% 알코올로 병소 건조하게** **항바이러스 약물: 아시클로버** 병소 만지지 말고, 성교 및 키스 피하기 피로 스트레스 관리
대상포진	잠복기 수두, 면역력 약화 시 재활성화 신경절을 따라 띠모양 수포성 발진, 타는 듯한 통증	**항바이러스제 투여, 아시클로버 투여** 통증완화, 소양감 방지: 진통제, 항히스타민제 투여
욕창 ★	연조직에 압력이 가해져 혈류가 폐쇄되어 조직에 손상 간호 실기 부분에서 더 자세하고 중요하게 다룸	뼈의 돌출 부위에 양털가죽, 특수패드 등을 대어 압력 줄이기 적절한 영양 공급과 드레싱 잦은 체위 변경을 통한 압력 감소 공기침대나 물침대 사용 피부 청결 유지 : 자극성 없는 비누 사용

성인간호

1차 피부 병변

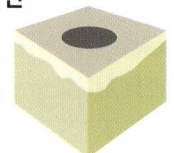

피진
1cm보다 작은 평평한 피부 병변
흰색, 그을린 색 변화
ex) 주근깨, 몽고반점 등

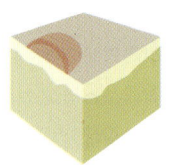

구진
1cm보다 작은 피부 표면에 융기된 발진
붉은색, 갈색, 분홍색, 푸른색 등
ex) 여드름, 사마귀, 혈관종

★ 결절
구진보다 피부 깊은 곳에서 융기된
1cm 이하의 단단한 덩어리
ex) 결절성 홍반, 통풍결절 등

★ 종양
2cm 이상으로 크고 단단한 덩어리
ex) 상피종, 섬유종, 지방종, 흑색종

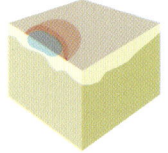

소수포
표피 또는 표피 아래 1cm보다 작게
장액성 채액에 들어 있는 상태
ex) 물집, 수두, 피부염 등

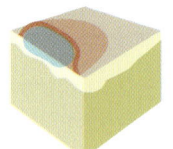

대수포
소수포보다 크게 1cm 이상
생긴 수포
ex) 2도 화상 물집

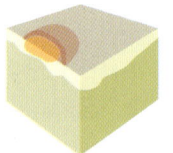

농포
소수포, 대수포와 비슷
농으로 채워져 혼탁, 불투명
ex) 여드름, 농가진, 모낭염 등

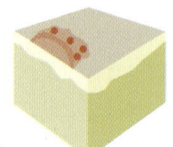

담마진/팽진
피부나 점막이 팽팽하게 퍼져 있고
불규칙하게 융기된 상태
ex) 두드러기

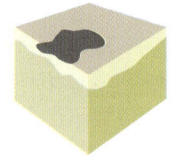

반점
1cm보다 크고 평평하고
불규칙한 형태
ex) 백반

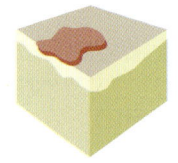

반
여러 개의 구진이 합류되어 융기된
부분이 평평하고 1cm보다 크다
ex) 건선, 지루성사마귀, 홍반성낭창

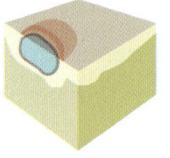

낭
피부나 피하층에 싸인 덩어리
액체, 반고체, 고체 내용물
ex) 유표피종

2차 피부 병변

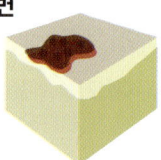

가피
약간 융기된 형태. 혈액, 농혈청이
마른 부분으로 크기 색상 다양
ex) 농가진, 습진, 찰과상 딱지

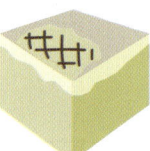

인설
불규칙한 비늘 박리조각
크기, 두께, 건조한 정도 등이 다양
ex) 비듬, 건선, 피부염

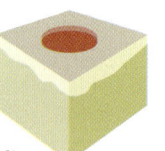

★ 미란(수포 터짐)
표피가 박리되어 떨어져나가 함몰
축축하고 반짝거리는 부분
ex) 수두

★ 궤양
표피, 진피 때로는 피하지방까지
손실되어 불규칙하게 함몰
ex) 욕창, 궤양, 3도 화상 등

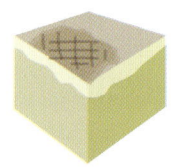

태선화
건조하고 가죽 같이 두꺼워진 피부
만성피부염으로 피부 과잉마찰
ex) 만성피부염

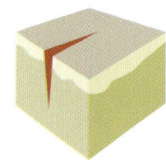

열구
표피, 진피 깊숙이 선상으로
갈라진 상처
ex) 무좀, 구각증

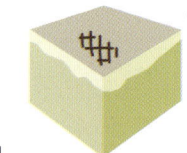

반흔/흉터
불규칙하게 두꺼워진 섬유조직
탄력성이 없고 정상보다 융기됨
ex) 아문 상처, 외과적 절개선

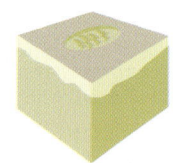

위축
표피가 소모된 상태
얇고 빛나며 반투명한 종이 같음
ex) 선, 노화피부

시각 장애 대상자 간호

굴절	빛을 굴절시켜 망막에 도달하도록 조절	신경	눈운동: 3번 뇌신경(동안신경), 4번 뇌신경(활차신경), 6번 뇌신경(외전신경)
동공수축	빛의 양 조절		안검반사: 5번 뇌신경(삼차신경)
			눈물샘 지배, 눈꺼풀 감기: 7번 뇌신경(안면신경)

안과적 검사

시력검사	시표를 정해진 거리(보통 6m)에서 읽도록 하여 대상자가 읽을 수 있는 최소 시표를 보고 시력을 측정
	비율로 시력을 표시(20/50: 정상인 50feet 거리에서 읽는 걸 대상자는 20feet에서 읽음)
시야검사	시야: 눈이 한점을 똑바로 주시할 때 볼 수 있는 범위
	측정자와 대상자가 마주 앉아 서로 볼 수 있는 시야 정도를 측정
	시야결손: 뇌질환, 녹내장, 망막박리 의심
안압검사	각막이 어느 정도 압박되어 들어가느냐를 측정(정상 12~21mmHg) *정상 안압은 정상 호흡수와 수치가 비슷*
	아침에 안압이 높은 경향이 있음
검안경검사	검안경을 사용하여 눈 외부구조, 안쪽(망막, 혈관, 시신경, 황반) 관찰
안저검사	산동안약: 동공을 확대하면 안저검사를 하기 쉬움
	동공을 통해 눈 내부 구조 검사/산동안약으로 동공을 확대하면 검사가 쉬움
굴절검사	물체의 상이 망막에 맺히는지 보는 검사로 / 근시: 망막 앞에 상이 맺혀, 먼거리 물체 보기 어려움
	황반에 상의 초점이 맺힐 때 가장 좋은 상을 볼 수 있음 / 원시: 망막 뒤에 상이 맺혀, 근거리 물체 흐리게 보임

결막염	결막 염증, 감염: 알레르기성 결막염, 세균성(유행성)결막염	타인에게 전파 예방(개인위생 철저, 철저한 손 씻기, 수건 따로 사용)
	혈관충혈, 분비물, 가려움, 이물감, 작열감 등	안약 점적 시에도 각각의 안약 사용
		안대금지: 균성장 위험
맥립종 다래끼	안검 가장자리를 따라 부속선 또는 눈썹 모낭에 생김	1일 4회 더운물 찜질과 항생제 연고 도포
	급성양성농양(포도상구균)	**농포는 눈에 들어갈 수 있어 짜는 것 X**
	눈꺼풀 피부표면 발적, 종창, 압통	
백내장	**수정체 혼탁**으로 망막에 선명한 상을 맺지 못함	**낭외적출술: 수정체 제거 → 인공수정체 삽입**
	일상생활에 지장을 주는 시력감소가 있을 때 치료	수술 후 무거운 것 들지 말고 힘주지 않기
	원인: 노화, 선천성 백내장, 무수정체증, 과로 등	수술한 쪽으로 눕지 않기(수술한 눈을 위로 - 압력 방지)
	흐린 시력, 복시, 하얀 동공, 색깔 인식 감소	원거리 시력 회복 / 근거리 안경 등 필요
망막박리	망막이 맥락막에서 떨어진 상태	**통증섬유가 없어 통증을 느끼지 않음**
	원뿔세포체가 맥락막으로 영양공급 X → 포도막염, 백내장 원인	**수술이 유일한 치료**
	원인: 퇴행성 변화, 외상, 당뇨, 종양, 근시, 백내장 등	
	갑자기 눈이 번쩍, 눈에 떠다니는 어두운 점, 시야결손	
녹내장	**안압상승**으로 망막세포, 안신경 손상 > 실명	안압감소 약물치료
	원인: 노화, 포도막염, 안구종양, 당뇨, 고혈압, 망막박리 등	수술치료
	안압증가, 시야감소, 시력저하, 두통, 눈통증	안압상승 활동 X(허리굽히기, 무거운 것 들기, 재채기, 코풀기 등)
굴절이상	수정체 굴절력, 눈의 길이에 따라 망막에 초점을 맞추는 것이 다름	근시: 오목렌즈
	근시: 눈길이 짧음, 수정체 두꺼움 → 망막 앞에 상	원시: 볼록렌즈
	원시: 눈길이 길음, 수정체 얇음 → 망막 뒤에 상	수술요법
	노안: 수정체 탄력감소 → 망막 뒤에 상	
	난시: 각막 만곡이 불규칙 → 초점을 잘 못맞음	

눈 수술 간호

출혈방지 및 출혈여부 관찰
안압상승예방: 재채기, 기침, 코풀기, 오심, 구토, 변비, 허리숙이기 금지
수술하지 않은 쪽으로 눕기 / 수술한 눈을 위로 / 수술한 쪽 눕지 X(양와위)
광선이 비치는 쪽 피하기
갑작스러운 머리 운동 제한

눈 비비지 않기
흰색, 건조, 딱딱한 분비물 정상 / 노랗고 녹색 분비물 의사에게 보고
침대 난간 올리기
조기이상은 요정체, 복부팽만 완화에 도움
멸균안대: 수술 부위 이물질 방지, 염증 최소화(유아, 어린이는 신체보호대 사용)

성인간호

청각장애 대상자 간호   제 8뇌신경: 청신경

난청 청력기능이 불완전한 것　**현운** 평형감각 장애로 어지러움, 안구진탕, 오심, 구토　**이통** 귀 감각이상 증상, 두부, 경부 질환에서도 발생
이명 귀, 머리에서 울리는 소리　**이루(진물)** 외이염, 중이염 등 이물질이 있을 때 발생

음성검사 한쪽 귀를 손가락으로 막고, 막지 않는 쪽에 두 음절 단어 말해주기 > 대상자가 말해준 단어 말하게 하기

웨버검사
· 음차(소리굽쇠)를 쳐서 진동이 나게 한 다음 환자의 머리 가운데 대고 소리가 들리는지 확인
· 만약 들린다고 하면 양쪽 귀 중 어느 한쪽 귀 뒤에 소리굽쇠를 댄 다음 어느 쪽이 더 잘 들리는지 물어보기

린네검사
· 소리굽쇠를 쳐서 진동이 있으면 유양돌기 대고 소리가 들리는지 확인
· 소리가 들린다고 하면 즉시 소리굽쇠를 잡아 소리가 나지 않게 한 다음 계속 소리가 들리는지 물어보기
· 공기전도는 뼈전도보다 오래 지속
　귀에서 음을 들으면 양성: 정상 또는 감각신경성 난청

	웨버검사	린네검사
정상	 소리의 변화가 없다	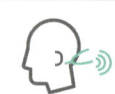 공기전도에 의해 소리를 길게 인지
전도성 난청	 손상된 귀로 음이 잘들림	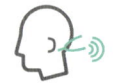 골전도에 의해 소리를 길게 인지
감각신경성 난청	 건강한 귀가 소리 잘들림	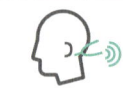 공기전도에 의해 소리를 길게 인지

외이염	외이의 가장 흔한 감염: 이어폰, 귀걸이, 세균, 진균 등 가려움, 통증, 청력상실, 귀이물감, 부종, 삼출물	국소항생제, 스테로이드제제 투여 이관부스러기: 의사에 의해 세척 흡입 제거 희석된 알코올로 귀 청결하게 하고 건조
귀지 / 이물질	외이도 폐색: 귀지, 야채, 콩, 지우개, 벌레 등 청력감퇴가 있을 수도 있고 없을 수도 있음 통증, 귀가 차있는 느낌, 가려움, 출혈	외이도 자가청결구조: 저작운동 시 근육 움직임으로 배출 귀지: 50% 과산화수소용액 귀에 점적 > 샤워 시 세척 귀 건조: 수영 시 물이 들어가지 않도록, 드라이기 및 알코올로 건조
중이염	급성중이염: 인플루엔자, 폐렴구균, 연쇄상구균 화농성중이염: 어린이가 이관이 넓고 곧고 짧아 잘걸림 만성중이염: 3개월 이상 귀의 염증 > 고막절개술 삼출물, 전도성 난청, 이통, 고막천공	약물: 항생제, 스테로이드제 등 화농성분비물 제거, 외이도 청결유지 샤워, 수영 등으로 감염 주의 코 세게 풀지 않기
메니에르병	골미로의 확장과 내림프의 양이 증가하여 발생하는 내이의 장애 내림프의 흡수 장애, 바이러스성 감염, 스트레스 오심, 구토가 있는 현훈, 이명, 감각신경성 난청, 균형 장애, 청력 감소	

귀 수술환자
· 감염증상 관찰: 체온상승, 귀분비물, 두통 등
· 처방에 따른 체위 : 이물질 제거(수술한 쪽을 아래로), 조직 이식(수술한 쪽을 위로 하여 압력 감소)
· 귀나 드레싱에 압박 주는 것 금지(코풀기, 운동, 재채기, 기침, 귀만지기, 갑작스러운 체위 변동, 변비 등)
· 24~48시간 침상안정(ABR)
· 침대 난간은 올리고, 화장실 및 방에는 손잡이 설치
· 식사: 미음으로 오심, 구토, 저작으로 인한 통증 줄이기
· 귀에 물이 들어가거나 감기 등에 걸리지 않도록 주의

보청기
고막형, 귓속형, 귀걸이형, 안경형 등 다양한 종류
파손, 습도, 열에 주의하도록 관리(직사광선, 고온 피하기 - 차 안에 보청기 두지 말 것)
헤어스프레이를 사용 후 보청기 사용(음향조절장치 고장 문제)
수영, 목욕 시 보청기 제거(항상 마른 상태로 보관)
귀틀은 따뜻한 비눗물에 담근 후 깨끗하게 헹구고, 완전 건조(알코올, 세척제 사용 X)
건전지 정확하게 연결, 여분의 건전지 준비하기

외이도 점적
· 외이도 일직선: **성인(후상방), 어린이(후하방)** 귓바퀴 당기기
· 귀세척액 약물의 온도는 체온과 같도록
· 너무 차거나 더운 온도는 내이 자극 : 오심, 구토, 현운의 원인
· 침대 난간을 올려주어 어지럼증으로 인한 사고 방지

모성간호

여성의 생식기관 구조와 기능

외생식기

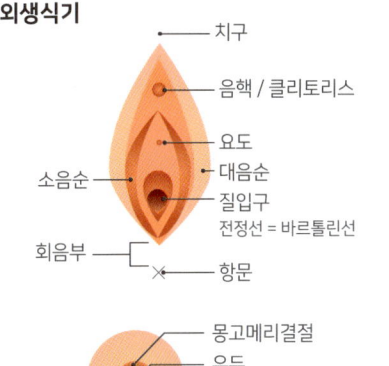

치구	치골을 덮고 있는 피하지방층 결합조직, 분만 중 상처, 파열로부터 보호하기 위해 혈액을 공급받음
대음순	치구에서 회음체 전면을 덮고 있는 2개의 지방층(남성의 음낭에 해당)
소음순	대음순을 열었을 때 보이는 2개의 편평하고 붉은 주름
음핵	발기성 조직(클리토리스)(남성의 음경에 해당)
질전정	질구: 요도구 밑에 큰 구멍으로 처녀막이라는 결합 조직이 있음(처녀막: 여성 내/외부 생식기 구분) 바르톨린선: 질구 양옆 분비기관으로 질 주위를 축축하고 윤활하게 함(남성 쿠퍼선에 해당) 스킨샘: 요도구 양쪽에 위치하여 질전정 윤활 역할
회음	음순소대에서 항문까지 이르는 삼각형 근육체
유방	유륜: 유두 주변의 침착 부위로 피지선이 많음 에스트로겐: 유방에 지방 축적 및 성장 자극 _월경이 끝나고 5~7일 후 유방크기 최저수준 > 유방암 검진하기 좋음_ 프로게스테론: 젖샘조직 성숙 및 크기 증가

내생식기

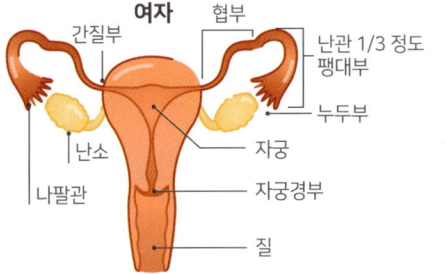

난자 이동경로: 난소 > 나팔관 > 자궁

질	점막으로 싸여진 근육관으로 전방에는 요도와 방광, 후방에는 직장이 있음 길이: 7~10cm 도델라인간균(유산균)이 질분비물을 산성(pH4~5)으로 유지 _질(주름)추벽 진통 분만 시 확장_ ① 월경이나 분비물 배출기관 ② 여성성교기관 ③ 출산 시 산도기능
자궁	서양배 모양의 비어 있는 두꺼운 근육기관으로 전방에는 방광, 후방에는 직장이 있음 전경, 전굴: 앞쪽으로 휘어지고 골곡져 있음 혈관분포가 많고, 월경 시 3개의 층 중에서 바깥 2개의 층이 탈락 ① 월경(자궁층 탈락) ② 수정란 자궁내막 착상 ③ 임신기간 태아를 키우는 곳
난관	자궁 저부와 연결된 움직이는 근육성 관 ① 난소운반 팽대부: 수정장소 ② 수정장소(팽대부) 협부: 1mm 좁은 부위 간질부: 자궁근층에 포함된 부분
난소	복강 내 자유롭게 존재 ① 배란(성숙난자 배출) 태생기부터 원시 난포가 들어 있음 ② 호르몬 분비(에스트로겐, 프로게스테론)

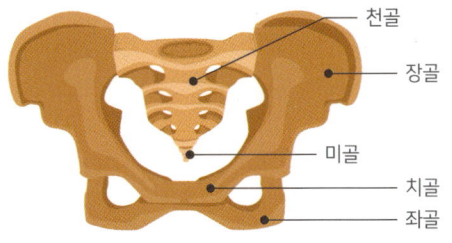

릴락신 : 임신, 분만 시 골반 이완 호르몬

골반	2개의 관골(장골, 좌골, 치골), 천골, 미골로 구성 가골반: 골반 가장자리 위쪽 또는 안쪽 부분 진골반: 골반 가장자리 아래부분

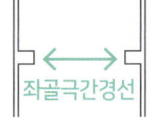
좌골극간경선

아기머리 골반크기 check!
분만 시 태아 통과 부분=아기 머리크기와 일치되어야 분만가능

여성 생식기계 검사

12~24시간 전 질세척, 좌약, 성교 X
생리기간 피하기
배뇨 후 방광 비우기(질식 초음파) / 방광 채우기(복식초음파)
검사자세: 쇄석위(절석위)

자궁내막의 변화

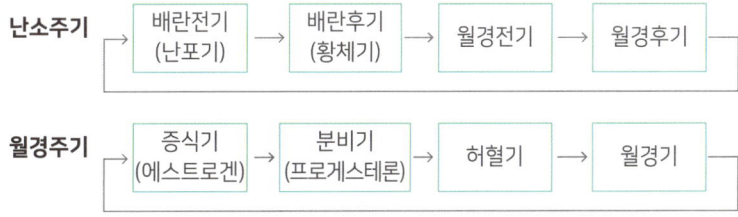

난소주기: 배란전기(난포기) → 배란후기(황체기) → 월경전기 → 월경후기

월경주기: 증식기(에스트로겐) → 분비기(프로게스테론) → 허혈기 → 월경기

프로게스테론 (임신 유지 호르몬) 자궁내막을 두껍게 유지

모성간호

임신
- 수정: 임신의 시작을 의미(정자와 난자 결합)
- 태아로 성장하는 기간 40주(±2주)
- 임신확증: 태동, 태아심음, 초음파, X선 촬영 등

| 난자 | 생존기간: 12~24시간 / 염색체 23개 |
| 정자 | 생존기간: 48~72시간(약 3일) / 염색체 23개 |

주기 규칙적(28일)

```
난자배란일 -2
정자생존일 -3
                         -14일
5/1      5/10    5/15   5/17              5/29
월경시작일  정자생존  -5  배란일  +2  난자생존 2일   월경예정일
                    가임기간
               배란일이 정확하지 않아 +2 -2일을 함
```

- 배란일: 월경예정일 -14일
- 가임기간: 배란일 기준 -5일 / +2일

- **수정** 염색체 46개(23쌍) — 수정까지 24시간 소요
- **난할** 수정체 분열과정
- **착상** 자궁내막에 착상 — 수정 후 7일: 착상 / 수정란 배포기에 착상

태아의 성장
태아기 시작: 배란 후 8주 또는 마지막 월경시작일로부터 10주 배란 후 14일 월경 시작해서 2주가 더해짐

주수	내용		
3주	뇌 및 신경관 발달, 비타민 B₉ 엽산필요 ★ 배아기 3~8주 기형발생 주의		
5주	손가락 식별, 눈 색소 형성으로 거무스름하게 됨 / 뇌파 감지 및 기록 가능	신장 형성	
6주	심장발달(심장이 뛰기 시작), 간이 혈구 생산 시작 / 뇌 급속도 발달, 뼈대의 중심부 생성	가장 먼저 발달하는 순환계 심장, 뇌 형성	간에서 조혈기능 시작 / 모: 임신오조 및 입덧(6~12주)
7주	자발적으로 움직이고, 눈꺼풀은 빛에 민감한 눈을 덮고 있음(7개월 뒤에 뜸)		
2개월 태아 (8주)	태아라고 부르는 시기(배란 후 8주 / 마지막 월경시작일로 10주) ★	신장 기능 시작: 양수 성분·양을 조절, 산염기 균형 유지	
3개월 (9~12주)	머리, 몸통, 팔, 다리를 확실하게 구분 / 태반 구조 완성 ★ / 12주: 성별 구분 가능(확실하지 않음)	12주 소변 생성 시작 / 12주 태아 성별 구별 가능	인슐린: 태아성장 조절
4개월	남녀 성별 확실하게 구분 이상있을 시 양수 천자 검사 시기 / 신장에서 소변 배설, 솜털이 나타남, 손과 발을 움직임, 태아 감정 느끼기 가능	16주 소변 양수 내 배설: 양수량 증가	지문 형성
5개월	태동이 느껴짐(태아 심음 태아 심음청진기로 들음) ★	첫 태동	모: 유두단련
6개월	활발한 태동 / 베르닉스(태지)가 생성 / 태지: 양수로부터 태아 피부 보호 말기가 될수록 얇아짐 미숙아는 태지와 솜털이 정상아보다 많음		
8개월	피하지방 생성 및 근육, 신경계 발달 피부주름이 덜하고 적색을 띔		모: 횡격막 압박 호흡곤란
10개월	온몸을 둥글게 오므려 머리를 아래쪽 골반으로 두고 나올 준비	36주 위장계 성숙 완성 / 태변: 출생 후 24시간 내 배출 정상	

태아 부속물

태반 태아의 심장, 폐의 역할을 대신함 【3개월 / 12주에 완성】 【출생 후 호흡 가능】
- 태아면은 표면이 평평하고 회백색으로 빛나는 양막 / 모체면은 암적색으로 울퉁불퉁
- ★ 제대동맥 2개: 이산화탄소 및 노폐물을 태반으로 전달
- ★ 제대정맥 1개: 산소 및 영양분을 태아에게 공급 수혈 시도 사용
- ① 물질이동: 영양공급, 배설, 호흡작용
- ② 내분비기능: 융모성선자극호르몬(hCG), 에스트로겐 등 호르몬 생성에 기여
- ③ 면역작용: 모체 면역체 태아에게 전달

태아부속물 1/6 무게: 500g

양수 1주 25mL / 2기 50mL / 말기 1L
말기에 500mL 이하 양수과소증, 2L 이상 양수과다증
약알칼리성의 액체
- ① 태아 체온을 일정하게 유지 및 외상으로부터 보호
- ② 태아 운동을 자유롭게 하여 균형적인 성장을 도와줌
- ③ 난막, 태아 체부와의 유착 방지
- ④ 분만 진통 시 가해지는 강한 압박 방지
- ⑤ 산도 통과를 도와줌
- ⑥ 태포를 형성하여 자궁 개대
- ⑦ 태반조기박리 방지(태반은 태아 나오고 떨어져야 정상)

난막 태아측 양막과 모체면 바깥쪽 융모막의 2개의 막으로 구성
태아의 양수를 싸고 있는 막, 외부 외상으로부터 태아 보호

모성간호

임부의 생리

분만예정일

마지막 월경일 기준 280일(28일 × 10개월)
수정일 기준 266일(280일 −14일(배란일))

네겔 법칙 : 마지막 월경일 첫날 기준! 달에는 9를 더하고, 날짜에는 7일 더하기

마지막 월경일 첫날	6월	20일
	+ 9월	7일
분만예정일	15월	27일 = 내년 3월 27일

생식기계 변화

검상돌기 — 36주
32주 40주
28주
24주
배꼽 — * 20주
16주
치골 — 12주

자궁
길이 5.5~8cm → 32cm
넓이 4~5cm → 24cm
무게 50g → 1kg (20배 증가)
자궁저부의 높이는 36주에 가장 높음
블랙스톤힉스 수축: 무통성 자궁수축 증상, 혈류 증가 효과

질 ★ **차드위크 징후**: 질이 자주빛을 띠게 됨
점액성 분비 증가로 백대하(분비물) 나옴
약산성으로 변화되어 질 감염 주의

유방 유두, 유륜 색이 짙어짐
임신 말기 초유 분비: 단백질, 지방, 광물질, 비타민 A 등이 풍부 *역류방지를 위해 신생아는 모유수유 후 우측 추천*

자궁경관 점액성 분비물 마개 형성: 세균 감염 예방
★ **이슬**: 분만 시 소량의 출혈과 함께 점액마개 배출
★ **굿델징후**: 임신 말기 경관이 부드러워짐
초기: 코 끝 정도 / 중기: 귓불 정도 / 말기: 입술 정도
헤가징후: 자궁협부가 유연해짐

난소 배란 및 난포 성숙 중지
황체: 임신 초기 프로게스테론 분비 > 평활근 이완

피부 변화

임신선 복부, 대퇴부 튼살(오일 마사지로 예방)
착색화 멜라토닌 자극호르몬 증가로 얼굴에 기미 생성, 유두, 유륜 색이 짙어짐
임신 후반기 복부 중앙에 흑선이 나타남

심혈관계 변화

심장 심장 크기가 커지고 심박출량 증가
자궁 때문에 심장이 왼쪽 위로 이동

혈액 1.5L정도 증가(혈장 1L, 적혈구 450mL)
혈장 증가로 생리적 빈혈(일시적)
· 자궁혈관 증가
· 태아 모체 조직 수분공급
· 분만 시 체액 보충 대비

혈압 임신 20주 이후 혈압 상승
임신성 고혈압, 혈액농축, 단백뇨 주의

대사변화

체중 임신 1기(0~14주) + 1kg
임신 2기(15~26주) + 5kg
임신 3기(27~40주) + 5kg
정상 산모: 임신 전기간 동안 서서히 9~11kg 몸무게 증가

단백질 단백질이 체내 축적되어
태아 성장 및 유즙 분비 등에 대비

탄수화물 인슐린 작용 저하로 당뇨병 주의 *태반락토겐: 임신 시 혈당 분해 방해 호르몬*

지방 임부 지방 저장 촉진(분만 후 수유 대비)

무기질 비타민 임신 12주부터 **철분제** 복용
염분제한: 고혈압, 부종, 체중 증가 원인

비뇨기계

빈뇨, 야뇨, 긴박뇨 : 증가된 방광으로 소변을 자주 봄
좌측위에서 구부린 자세가 가장 **신장**에 효율적인 자세 (바로 누운 자세 가장 비효율)
좌심스체위(관장 시 체위) 좌측위: 산모 순환증진, 통증완화

근골격계

벌어진 복직근, 과도한 요추만곡으로 요통 & 어기적거리는 걸음 / **릴락신 호르몬(Relaxin)**: 골반 관절의 이완으로 골격의 과이동 *뼈가 틀어진다*

소화기계

임신오조 ★ 융모성선자극호르몬(hCG) 증가로 탄수화물 대사 변화: 입덧 및 오심
6~12주 / 3개월 말(12주) 완화

가슴앓이 프로게스테론 생산으로 평활근 긴장도 감소
위산 과다, 역류 및 가슴앓이 경험
가슴을 조이는 옷 피하기, 소량씩 자주 섭취

구강 잇몸 혈관 증대 및 출혈

복부 불편함 근긴장도 감소로 연동운동 감소 및 변비

내분비계

뇌하수체 태반: 에스트로겐, 프로게스테론이 난포자극호르몬, 황체형성호르몬 억제
프로게스테론: 평활근 이완, 자궁수축 감소
에스트로겐: 골반 인대 관절 이완
옥시토신: 자궁수축, 유도분만 시 사용, 모유 생성 촉진

태반 융모성선자극호르몬(hCG) 분비, **임신 3개월 가장 높다**
태아 포상기태 상태에도 높다 ★

모성간호

임신 추정적 징후	주관적으로 임부가 느끼는 징후(임신이 아니어도 해당)
	무월경 오심, 구토, 입덧 빈뇨 유방압통 태아움직임(장의 가스를 착각하기도) 질점막 색변화 피부변화 피로감

임신 가정적 징후	의료진이 측정하는 객관적 징후
	복부 크기 증가 자궁 크기, 모양, 경도 변화 태아 부분 촉지 부구감(양수) 소변 hCG호르몬

임신 확정적 징후 ★	태아 심음 및 태동 초음파 X선 촬영

태아 건강관리

초음파	재태연령, 선천성 기형, 질출혈 진단, 다태임신 확인, 임신 진단 등	**완전 초기 질식초음파** - 쇄석위: 애기가 작아 복부초음파로 안보일 때 **초기 복부초음파** - 배횡와위: 방광을 채울 장을 밀어내고 자궁이 보이게 **중/후기 복식초음파** - 배횡와위: 애기가 커서 방광을 안 채워도 보임
자기공명 MRI	태아, 태반, 자궁 등 연조직을 단면적 영상으로 진단 초음파로 확인 불가한 연조직 기형 발견	신체 금속 모두 제거: 시계, 반지, 틀니, 벨트 등
양수천자	태아 세포 포함 양수를 천자침으로 채취: 태아 유전병 확인 임신 14~16주 실시 가능 모체: 출혈, 감염, 양수 누출, 조산, 유산 위험 태아: 부속물 손상 및 태아 사망 위험	노산(35세 이상) 또는 유전성 질환으로 검사 선천성 결함아를 낳은 부부(다운증후군, 신경관결손, 무뇌아 등) 부모가 열성 유전자 및 유전성 결함을 가진 자
산전 태아 심박동 감시기	태아의 심박동 체크: 초음파 및 나선형 전극 사용	·**무자극 검사**: 20분간 태아 심박동 변화 관찰 무자극 검사 결과 무반응: 태아가 휴식 or 질식 상태 > 24시간 내 재검사 ·**청각자극 검사**: 무자극검사 무반응 태아: 청각 자극 후 검사 ·**자궁수축 자극 검사**: 고위험 임신 태아 상태 확인 자궁수축 > 태아 산소량 감소 > 태아심박동 감소

임부 건강관리

휴식 / 이완	눌린 하대정맥 순환에 도움: 체위성 저혈압 최소화	운동 및 생활	과격한 운동 금지, 짧은 시간 내 활동할 것 임신 요통: 태아 무게 증가로 생김
직장 / 일	·중노동 금지 ·장시간 서고, 앉는 일: 주기적 휴식 및 걷기 ·한 자세로 너무 오래 앉기 X ·다리 꼬고 있기 X ·발의 부종 및 정맥류 감소: 다리 높인 자세(골반고위), 압박(탄력)스타킹	흡연, 음주, 약물	흡연: 조산, 저체중아 및 신생아 사망 위험 음주: 태아 두뇌 구성요소 형성 방해(정신지체 초래) 약물: 임신 첫 8주 가장 조심(태아 신체 형성시기) 임신 사실을 알리고 처방 없는 자가복용 X
피부간호	피지선 활동 증가: 규칙적 목욕 샤워 경산부: 임신 3기 낙상 감염 우려, 통목욕 X 참고: 산욕기 회복: 4~6주 후 통목욕 가능	유방간호	임부용 브래지어 착용 유두: 따뜻한 물로 씻고 건조(비누, 연고, 알코올, 소독약 금지) **임신 5개월**: 유두 단련(수건 등으로 마찰)
의복	헐렁하고 편한 옷(허리, 가슴 졸라매지 않는) 밴드스타킹 X(정맥류 원인) / 탄력스타킹(O)	여행	심한 차멀미, 유산, 조산 경험있으면 여행 삼가하기 피곤을 느끼면 여행은 하지 않는 것이 좋음
부부관계	조산, 유산, 합병증이 예상되는 경우 조심	치아관리	균형된 식이로 치아손상 방지 / 규칙적인 치아 관리
영양관리	임부 + 300kcal / 수유부 + 500kcal 지방, 철분, 단백질 등 골고루 섭취		

산전검사 주기

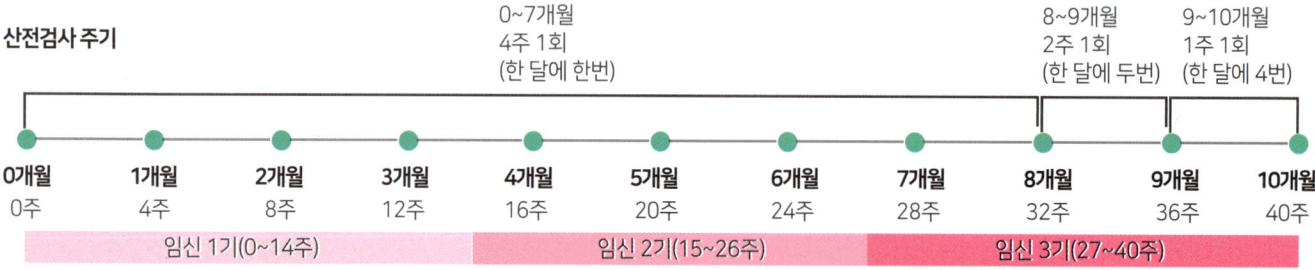

임부의 불편함

입덧 ★	임신 6~12주 입덧 · 고탄수화물(수분 적은) 비스킷, 건빵, 시리얼 소량씩 자주 섭취 · 아침에 눈 뜨면 마른 빵류 먹기, 30분 조용히 산책 · 일어나기 전 또는 밤에 요구르트, 우유 소량 섭취 · 기름진 것, 양념 또는 향이 강한 것, 커피 삼가하기	가슴앓이 속쓰림	프로게스테론 영향으로 소화능력 저하 유문 이완으로 위 내용물 식도로 역류 · 앉아서 심호흡 · 물을 충분히 마시고 음식은 소량씩 자주 섭취(역류방지) · 식전 버터, 크림 섭취(위산분비 억제) · 기름지고 느끼한 것, 양념, 커피, 흡연, 고구마, 옥수수, 과식 가스 형성 음식, 소화가 잘 안 되는 음식 피하기
변비	임신 중 자궁압박, 장운동 저하, 철분제 복용 등이 원인 · 충분한 수분, 섬유질 섭취 · 규칙적인 운동 및 배변습관 · 심호흡 및 이완요법 **임부는 관장 하제(완화제, 변비약, 설사제) 금지 > 유산, 조산 위험**	요통	커진 자궁, 요추만곡으로 요통 호소 · 좋은 자세를 의식적으로 유지 · 허리를 따뜻하게, 적당한 옷과 신발 착용 · 요통 완화 운동
정맥류 ★	골반 혈관울혈, 정맥순환장애 장시간 서 있거나 앉기, 꽉끼는 옷 착용 등이 원인 · 규칙적인 운동, 걷기 · 다리 꼬는 자세 금지 · 다리를 올리고 탄력붕대(압박스타킹) 착용 > 골반고위	호흡	임신 8개월 횡격막 압박 호흡곤란 세미 파울러씨체위(반좌위), 산전체조, 과식 피하기
졸도	흔하지 않으나 임신 말기에 주의 체위성 저혈압 및 하지정맥 정체가 원인 심호흡, 몸을 따뜻하게 하고 사람 많은 곳 피하기	손가락 저림	상완 신경총(액와) 견인으로 오는 징후 자세 바르게 하기, 팔 올리기 운동이 도움
다리 경련	임신 후반기: 통증이 수반되는 경련성 근육수축 자궁 하지 신경 압박, 칼슘섭취 부족, 인 과다 섭취 등이 원인 · 규칙적 운동, 발 올리고 자주 쉬기 · 쥐가 나면 발가락을 발목 쪽으로 젖히기	고창	장의 운동력 저하와 가스 형성으로 속이 부글부글거림 가스 형성 음식 금지(고구마, 옥수수, 튀김 등)
부종 ★	정맥류 및 나트륨으로 부종이 올 수 있음 **임신중독증 원인**이므로 심하면 즉시 관리 받기	빈뇨	임신 초기 방광 예민 / 말기 방광 압박으로 빈뇨 현상 밤에 물을 많이 마시지 않도록 하기

모성간호

고혈압성 장애

임신오조증	입덧이 심해져서 건강 상태에 지장을 초래하는 **병적인 구토** 6~12주 이상 지속되는 오심 구토 **6~12주 입덧 정상** 체중감소, 전해질 불균형, 탈수열(체온상승), 빠르고 불규칙한 맥박 케톤증, 아세톤뇨(산-알칼리 불균형으로 몸이 산성화) 냉담하고 비참한 표정, 눈에 총기가 없이 푹 꺼짐 입술이 갈라지고 입에서 신 냄새	저지방, 고탄수화물 식사 조금씩 자주 섭취 음식과 수분은 따로 교대로 섭취 일어나기 전 조금씩 먹기(마른 건빵, 시리얼, 비스킷 등) 구토가 지속되면 금식 → 입원치료(항구토제, 진정제, 수액) 수액요법 및 튜브영양 필요
임신성 고혈압	임신 20주 이후 단백뇨 없이 나타나는 고혈압 혈압상승: 140/90 mmHg 이상 고혈압 → 신장혈관파괴 → 단백뇨 위험이 있음 부종, 단백뇨검사: 자간전증 주의	혈압 일관성 있게 측정 부종관찰: 발목 및 발 확인, 천골부위 확인, *요흔부종 확인 단백뇨 검사 신장검사: 크레아틴, 요산, BUN, 마그네슘 혈청농도 상승 *요흔부종: 부어 있는 부위를 손으로 누르면 눌린 부위가 오목하게 남아 있음
자간전증	임신 20주 이후 / 산욕기 발생 고혈압, 부종, 단백뇨 ★ 경한 자간전증 고혈압: 140/90mmHg~159/109mmHg 심한 자간전증 고혈압: 160/110mmHg 이상 심한 두통, 흐릿한 시야, 오심, 구토, 흥분 및 정신적 긴장	산전 예방이 치료법: 체중, 혈압, 단백뇨, 부종, 자각증상 검사 **임신 초기** 0~7개월(~28주) 4주 1회(월 1회) **임신 중기** 8~9개월(29~36주) 2주1회(월 2회) **임신 후기** 37주~ 분만 전 1주1회
	자간전증 식이: 고단백, 고탄수화물, 저지방, 저염식이 ★ **진정제**: 다이아제팜(바륨), 바비튜레이트 **항고혈압제**: 하이드라진(혈관확장), 메칠도파(혈관확장), 레저핀(교감신경차단) **항경련제**: 황산마그네슘(마그롤)	**통원치료** 가벼운 운동(케겔운동 등), 적정한 수분 섭취 및 배설량 기록(신장순환) 절대 침상안정, 어두운 방(경련 방지, 자극 최소화), 좌측위
자간증	자간전증 산모가 분만시작 전·중·후에 경련 고혈압(180~200mmHg 이상), 부종, 단백뇨, 경련★ 심한 두통, 눈이 안 보임, 소변감소, 무뇨증, 상복부통증, 구토, 경련 호흡곤란증, 뇌출혈(중풍) 위험	집중간호: 환자 곁을 떠나서는 안 됨(경련 시 질식 위험) 자극을 피함(어둡고 조용하게 유지) 기도유지: 머리는 낮게 옆으로 눕히고 2시간마다 체위변경 도뇨: 소변량, 색, 단백질, 아세톤 검사 의식 회복까지 금식 및 섭취/배설량 기록

임신성 고혈압 = 임신성 고혈압	자간전증으로 발전되지 않게 단백뇨 부종 체크	**경련 시 긴급간호(파상풍, 광견병, 자간증 등)** 1. 기도확보 2. 측위 유지: 구토 흡인 방지 및 체위성 저혈압 방지 3. 신체손상예방: 주변에 위험 물건 치우기 4. 경련 후 흡인하여 기도를 청결히 하고 산소 공급 5. 정맥 주입 및 지시된 투약
자간전증 = 임신성 고혈압 + 단백뇨 + 부종		
자간증 = 임신성 고혈압 + 단백뇨 + 부종 + 경련		

모성간호

임신 초반기 출혈성 합병증

유산

생존 가능성 없는 태아가 자궁 내 사망 또는 만출   원인: 노산, 다산, 자궁경부 조기 개대, 만성소모성 질환, 부적절한 영양, 마약 등

자연유산: 임신기간 20주 이하 / 태아체중 500g 이하

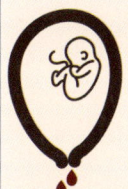 **절박유산** 약간 출혈 자궁 수축 약간 조직 배출 X 경부 개대 X	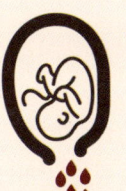 **불가피유산** 중증 출혈 자궁 수축 심함 조직 배출 X 경부 개대 O	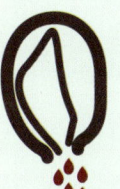 **불완전유산** 다량 출혈 자궁 수축 심함 조직 배출 O 경부 개대 O	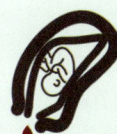 **완전유산** 약간 출혈 자궁 수축 경함 조직 배출 O 경부 개대 X
휴식, 진정, 스트레스를 피하고 치료를 하면 임신 가능할 수 있음	소파수술 같은 적절한 임신종결방법 시행	태아, 태반 일부가 불완전하게 자궁강 내 남아 있음	아이를 다 낳은 것처럼 유산

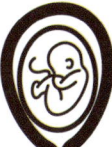 **계류유산** 출혈 없거나 약간 자궁 수축 X 조직 배출 X 경부 개대 X	 **패혈**← 출혈량 다양하고 **악취** 자궁 수축 양상 다양 조직배출 양상 다양 경부 개대 보통 있음	자궁강 내 조직 방치 시 패혈로 발전	**습관성 유산** 연속 3회 이상 유산 조기 경부 개대가 원인인 경우 경부 봉합술을 시행함
태동 X(태아 죽은 채로 5주) 산모:코피증상 DIC(파종혈관내응고) 출혈이 없어 주기적 검진 필요	임신 기간 내 적합한 방법으로 임신 종결 필요 패혈성 쇼크 치료(광범위 항생제)		

치료유산

- 임신을 지속하는 것이 유산시키는 것보다 위험할 때 시행
- 적응증: 심한 심장병, 만성신장염, 심한 본태성 고혈압, 태아 기형, 유전질환, 강간

임신 1기(~14주 초기)	임신 2기(15~28주 초기)
· 진공흡입법: 흡입소파술에 의한 일반적 방법 자궁내용물이 남아 있지 않은지 주의깊게 확인 · 내과적 방법: 약복용 · 출혈과 감염 위험 및 합병증: 과도한 질출혈, 자궁내막염, 난관염	· 경부확대 및 소파술 13~16주(3~4개월)가 적정하나 20주까지도 가능 · 자궁 수축 유도 · 내과적 방법: 약복용(프로스타글란딘) · 임신 산물이 크기 때문에 더 위험하고 합병증도 크다.

비합법적 유산

- 타당한 이유 없이 병원 외에서 비합법적인 방법으로 **무자격자**에 의해 임신을 인공적으로 종결하는 것
- 패혈증, 쇼크, 신부전증, 이차 불임 등 위험과 부작용 있음

자궁외 임신

수정란이 자궁 외 난관 등에 착상, 모성사망의 주된 원인 / 불임의 원인	과거 클라미디아(성병) 등 난관점막에 영향을 주는 골반 감염
복통, 견갑통, 창백한 얼굴, 하복부 압통, 쇼크 증상	과거 분만 후, 유산 후 감염으로 난관 외막 감염 경험
약간의 비정상적 출혈: 양이 적고 흑갈색	난관벽과 난관강의 자궁내막증이 있을 때
★ **쿨렌징후**: 배꼽 주위가 푸르스름하게 보임(복강 내 출혈 의미)	난관기형으로 난관이 좁거나 꼬였을 때
	난관불임술 및 난관수술 반흔 및 유착
쇼크치료: 수혈, 수액요법, 금식	저용량의 프로게스테론 경구 피임약 복용 등
수술: 난관개수술, 난관절제술, 자궁적출술	

포상기태

자궁파열

비정상적인 임신: 임신성 영양막(융모막) 질환	융모성선자극호르몬(hCG) 수치가 매우 높음
태반의 융모세포가 성장 증식하여 **수포성 포도송이 같은 종양으로 변성**	hCG호르몬 치료 후(음성 확인 후) **1년간 피임**
원인 : 노산, 수정 시 염색체 기형, 난자결함, 영양결핍 등	16~18주 자연 배출(약 12주 자궁출혈 - 포도 같은 기태 배출)
합병증: 복막염, 융모상피암	자궁의 크기가 매우 크고, 소파술로 기태 배출

자궁경관 무력증

진통이나 자궁 수축 없이 무통성으로 **자궁경부가 개대되어 자연유산 초래**
원인: 자궁경관 외상(D&C 소파술), 난산경험, 과다 개대 등
예방적 봉합술: 자궁경부를 열지 않게 봉합
치료: 침상 안정 및 자궁 이완제 투여(자궁 경부 개대 진행 막기)

모성간호

임신 후반기 출혈성 합병증

전치태반 ★	자궁 상부에 부착되어야 할 **태반이 자궁 하부에 부착**되어 **경관을 완전히 또는 부분적으로 덮고 있는 상태** 원인: 다태임신, 자궁수술, 자궁 내막 흉터, 잦은 인공유산 등 증상: 임신 중기 이후 무통성 출혈, 쇼크 진단: X-ray, 초음파, 내진금지(출혈 및 태반조기박리 촉진)	**임신 후반기(7개월 이후) 발생** 모체: 심한 쇼크, 출혈, 산도 폐쇄 태아: 조산율 증가(37주 이전 출산), 산소결핍, 비정상 태위
	대기요법: 출혈량이 적고 태아가 37주 미만 . 절대 침상 안정 ABR, 입원 . 금식 및 수액요법 . 관장, 내진, 항문진단 금지	**응급 제왕절개술**: 심한 출혈 또는 37주 이후, 태아 비정상 체위 **질 분만 유도**: 6시간 내 질식 분만 X > 제왕절개술
태반 조기박리 ★	태반이 착상부위로부터 부분적 또는 완전히 박리 태아 만출 전 태반이 먼저 떨어짐 *임신 후기 태아 사망 원인 3명 중 1명* 원인: 고혈압, 코카인, 쌍태임신, 복부외상, 흡연 등 증상: 암적색 질출혈, 심한 복부통증(날카로운 통증 > 둔한 통증) 딱딱하게 자궁 수축, 쇼크	· 모체: 저혈량 쇼크 · 태아: 저산소증, 무산소증 태아 사망 · 혈액응고장애(DIC) **수혈 및 수액 공급 > 응급 제왕절개술**

고위험 임신

다태임신	둘 이상의 태아를 임신한 것(일란성 / 이란성) 비동시적인 태아 심박동 / 둘 이상의 EKG 심전도 전치태반, 태반조기박리 위험이 있어, 임신 2기 2주마다, 그 이후 매주 산전 진찰	· 좌측위로 충분한 휴식 및 조산 방지 · 응급 수혈 대비로 혈액형 검사 교차 검사 · 일란성: 첫 아이 출생 후 제대 즉각 결찰(둘째 아이 혈액부족 방지) · 첫째 아이 손목에 바로 표시 · 조산 가능성이 많으므로 조산아 관리 대비
양수이상증	양수 과소증: 500mL 이하 정상: 1,000mL(1L) 양수 과다증: 2,000~5,000mL 이상 초음파로 진단 가능하며, 양수 과다증은 천천히 양수 천자	[양수과다증 합병증] · 신생아 사망(급성 저산소증, 태아 가사 상태) · 당뇨병 > 거대아 · 선천성 기형(무뇌증, 뇌수종, 개방성 척추이분증 등) · 복부 불편감과 호흡부전, 사지 정맥울혈 · 분만 후 출혈, 조기 진통
임신성 당뇨	· **거대아 출산**, 난산 위험(심장병 기형 위험) · 자간전증, 자간증, 고혈압성 장애 원인 · 양수과다증, 저혈당, 케톤산증 및 감염 위험 증가 · 고빌리루빈혈증: 임신 중 적혈구 파괴 수치 증가	· 정상 혈당 조절: 식이요법, 인슐린, 운동 · 감염 조심 · 혈당검사: 공복 70~100mg/dL 식후 80~120mg/dL · 소변검사
심장질환	혈장량 증가, 심박출량증가, 심혈관 부담 증가 임신 7개월에 혈액량이 가장 많아 심장 부담 가장 큼 [심장 보상작용] · 불규칙하고, 약하고 빠른 맥박, 심계항진 호소 · 일상생활이 어려우며 피로감 증대, 부종 · 호흡수 증가 및 호흡 곤란 · 입술, 손톱 청색증: 산소부족	심박출 강화: 디곡신(강심제), 프로프라놀롤(심박출 강화) 등 투여 수분정체 감소: 라식스(이뇨제) 투여 혈액응고 감소: 헤파린 항응고요법 항생제 투여로 심내막염 등 감염 예방 → 심장 보상작용이 심할 경우 유산 가능성(치료적 유산)
빈혈	임부의 가장 흔한 질환 · 철결핍성 빈혈: 경구 철분제 투여 · 엽산 결핍성 빈혈: 엽산 결핍 임신 초기-태아 신경관결손 위험 · 혈색소병증, 겸상적혈구빈혈: 비정상 헤모글로빈이 원인	혈전색전질환	정맥혈관 내 응혈 현상으로 생명에 위협 도플러 초음파 검사(혈액 흐름을 보는 초음파) 항응고제(헤파린) 투여 규칙적인 다리운동, 헐렁한 옷, 압박스타킹 착용
신생아 용혈성 질환 ★	Rh(-) 엄마 + Rh(+) 아빠 = Rh(+) 태아(Rh+가 우성) 첫째 아이는 이상 없음 둘째 아이 > 항원항체 반응에 의해 태아 적혈구 공격 > 용혈반응 예방법: **로감주사 Rh IgG**	갑상샘	갑상샘 항진: 심한 자간증 위험, 임신성 고혈압 주의 갑상샘 기능 저하: 흔히 불임, 유산

모성간호

임신과 감염	감염에 대한 면역반응 감소 비뇨 생식기계 감염성 증가 감염 유발 미생물 태반 통과	모체 체온상승: 발열 · 태아 체온, 심박동, 기본대사율, 산소소모량 증가 · 태아 기형, 유산, 조산, 사산 위험		
결핵	공기 비말전파(모체 수직 감염은 없지만 신생아에게 위험) 결핵피부반응검사 PPD 또는 흉부엑스레이 > 객담검사로 확진 INA(Isoniazid) 12개월 이상 또는 활동성 결핵 완치 시까지 투여		HIV	태반, 모체혈액, 모유수유 등 수직감염 HIV 감염 임부는 상태가 불량 > 태아사망 위험 높음 완치 불가> AZT 항바이러스 요법: 바이러스 증식억제
A형간염	오염된 사람의 손으로 취급한 음식 혈액검사로 항체 검출 > 감마글로불린 A형간염 예방		B형간염	혈액(오염된 바늘, 주사기, 성교, 수혈)으로 감염 출산 시 감염 위험 > **출생 즉시 신생아 B형간염 예방접종** 임부 모체 백신은 태아에게 해가 되지 않음
헤르페스 성병감염	통증성 수포로 모체 감염 태반을 통한 감염보다 산도를 통한 감염		임질	출산 시 신생아 감염 예방으로 안약투여 에리스로마이신, 테트라사이클린, 1%질산은용액
비뇨기계 감염	무증후성 세균뇨, 방광염, 신우신염 등 요정체 및 감염 위험 *신우신염은 생명이 위험* 대장균이 가장 흔한 원인균(상행성 감염) 소변 배양검사로 진단 항생제 또는 입원(침상안정, 정맥수액요법, 항생요법)		· 신체검진 및 소변검사 · 요정체 방지: 충분한 수분 섭취 및 자주 배뇨 · 대소변 후에 앞에서 뒤로 닦기(대장균) · 부부관계 전후 배뇨 · 회음부 위생을 위해 면 내의 입기 · 당뇨에 기여하는 탄수화물 섭취 금하기	

★	임신 초기(2개월 전)	임신 후기 4~5개월	
풍진	태반으로 감염(백신도 수직감염) 선천성 기형: 소두증, 백내장, 청각상실	태반통과X	**임신 초기: 풍진 예방접종 및 치료 / 항체확인** **MMR(홍역, 유행성이하선염, 풍진)**
매독	태반통과X	스느플즈(안창코), 허치슨 치아, 가성마비	**임신 초기: 매독 치료가능(최소 20주 이전)** **VDRL 실시(혈청매독검사)**

모성간호

분만
제1기: 개구기　제2기: 태아 만출기　제3기: 태반배출기

분만의 3요소 = 태아 + 산도 + 만출력 +(산부의 자세 + 심리적 반응)
　　　　　　　　　　　　　자궁수축 + 복압

분만 암시 6가지 전구증상
1. 태아 하강감
2. 이슬　갈색 또는 붉은 색 경관 점액 나옴
3. 빈뇨
4. 부드러워지는 자궁경부　굿델징후
5. 질분비물 증가
6. 태동 감소
7. 가진통

진진통 / 가진통 구분할 것

	진진통	가진통
진통주기	규칙적이고 진통주기가 짧아짐	불규칙적
진통강도	점점 강해지고, 보행 시 더 강함	진통변화 X, 보행 시 완화
진통부위	허리 / 진정제로 멈추지 않음	상복부 통증 / 진정제로 감소
자궁경부	자궁경관 개대 / 소실	자궁경관 안 열림
이슬	비칠 수 있음	보통 없음

분만기전
골반 통로는 깊고 똑바르지 않아서 자궁수축과 태아의 힘으로 밀려 내려감

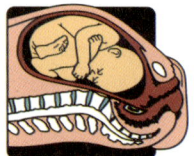 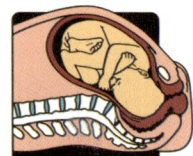 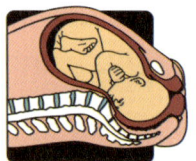 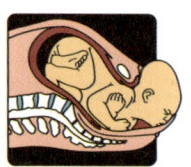 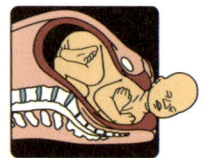 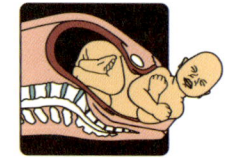

1. 진입과 하강 두정위
2. 굴곡 머리직경 가장 작게
3. 내회전 척추쪽 돌아봄
4. 신전 굴곡한 것 신전
6. 외회전(복구)
7. 외회전 하면서 만출

분만 1기 개구기
- 규칙적인 자궁수축의 시작에서 **자궁경관 완전 개대할 때까지(10cm)**
- 내진으로 자궁경부 개대 측정
- 규칙적인 자궁수축, 진통 강도, 기간 증가
- 질분비물 형성(이슬)
- 양막 파열(파수 시 반드시 들 것에 눕혀 병원)

초산부: 10cm 완전 개대 > 분만실	경산부: 6~8cm > 분만실
1기 시간: 12~14시간	1기 시간: 7~8시간

- 수분공급: 수액공급, 유동식 꿀, 차 종류(마취 후 금식)
- 배설: 2시간 간격 배뇨
- 보행: 진진통 증가 > 의사의 지시에 따라 화장실까지 걷기　파수 전까지 보행
- 침상안정: 낙상 방지 침대 난간 올리기, 프라이버시 보장
- 도뇨관: 병원 규칙에 따라 도뇨관 삽입
- 회음부 삭모
- 관장: 초기 관장으로 산도 오염방지, 자궁수축 촉진

분만 2기 만출기
자궁경관 10cm 완전 개대 ~ 태아 만출이 끝날 때까지
- **자궁경관 완전 거상(자궁경부 목 사라짐)**
- **배림: 아두가 들락날락**
- **발로: 아두가 계속 보임(복압 잠시 멈추기 > 회음부 파열 방지)**
- 혈액 섞인 이슬량 증가
- 파막
- 아래로 밀어내리는 힘, 복압 증가

> 발로기 호흡
> 아기의 머리가 나올 때 힘주기 X
> 하.하.하 짧고 빠른 호흡, 전신 힘빼기

회음부 절개술 (아두 4cm 정도 보이면)
- 분만 2기 단축　· 회음 치유 촉진　· 아두 보호

신생아 관리
- 호흡기 확보: 구강 분비물 흡인
- 무균술 제대 결찰 및 절단(제대박동 멈춘 후)
- 보온유지　· 아프가점수 측정　· 태변관찰　· 눈 간호

분만 3기 태반기
태아 만출 직후부터 태반 만출이 끝날 때까지
- 아두 만출 후 태반 크기 현저하게 감소 > 융모막 파괴 > 태반 박리
- 제대 길이가 길어짐
- 슐즈기전: 태반 태아면 먼저 배출
- 던칸기전: 태반 모체면 먼저 배출(출혈이 좀 많음)

모체 활력징후 15분마다 측정
자궁수축: 자궁저부 마사지
출혈 관찰　500cc 이상 출혈 위험(정상 200~300)
태반사정: 완전 만출이 되었는지 확인
(조각이 남으면 출혈, 감염 위험성)

분만 4기 회복기
분만 후 1~2시간의 회복기

[산모]
- 출혈, 저혈량 쇼크 예방, 감염 방지
- 활력징후: 첫 한시간은 15분마다 측정, 이후 30분마다 측정
- 자궁저부 위치, 오로관찰, 회음부 간호
- 준비가 되었으면 아기를 안을 수 있도록 하기

[태아]
- 신체적 상태 사정 및 체중 측정
- 눈 간호
- 비타민 K 투여(출혈방지)
- 팔찌 채우고 보온

분만에 도움이 되는 호흡 라마즈법
기본적으로 흉식호흡
각 진통시기마다 다른 호흡법으로 통증 감소

[라마즈 분만 이완법]
- 심스체위가 도움, 진통과 진통 사이에 몸을 풀어주는 동작 반복

모성간호

고위험 분만	유도분만, 제왕절개분만, 흡인분만 등으로 아기 출산	옥시토신: 자궁수축 호르몬 프로스타글란딘 : 자궁수축 + 자궁경관 완화
난산	분만 진행 어려움으로 제왕절개술을 하게 되는 원인 만출력X: 자궁수축 잘 안 됨 분만 3요소와 연관시키기 산도문제: 골반구조 이상 (태아, 만출력, 산도) 태아문제: 다태, 두정위X, 거대아, 제대탈줄, 제대 압박 저산소증 진통에 대한 임부 체위 및 정신적 반응	· 산모 골반 태아 통과 가능: **겸자와 흡인분만**(분만 2기 단축), 체위조절 분만 · 산모 골반 부적당, 협골반 의심: 제왕절개술 · **후방후두위**(아이 머리 뒤통수와 엄마 척추 나란히)는 분만이 힘듦 · 요통완화: 산부 통증 부위 압박, 등마사지, 허리 아랫부분 냉온찜질, 온수욕 · 산부에게 산소마스크 : 태아에게 공급되는 산소량도 증가
조기진통	태아 생존 가능 시기 이후지만, 37주 이전에 자궁수축 분만 신생아: 미성숙한 호흡기능(폐성숙 덜 됨) 자궁수축, 자궁경관 변화 및 개대, 점액성 이슬 배출 산전관리교육: 고위험 산부는 조기진통, 조기증상법 배워야 함 태아 상태 관찰: 태아 심음 측정(수축과 수축 사이)	**측와위(심스체위)로 침상안정** · 혈액순환: 자궁태반 관류 촉진 · 자궁경관 압박줄이기 · 제대탈출 방지 정맥 수분 공급 및 경구섭취 제한(얼음조각 제외 NPO) 방광 팽창 예방을 위해 방광 비우기
조기파막	37주 이전 파막으로 진통은 보통 12~24시간 내 시작 거대아, 감염, 다태, 자궁 내 압력 등으로 생김 감염위험: 양막이 터져 태아, 자궁보호막 사라짐 제대압박: 태아 저산소증 위험	**조기 파수 임부: 들 것에 눕혀서 운반** > 제대탈출 방지 나이트라진검사: 알칼리반응 재태기간 확인(33주 이전: 임신 지속 / 34주 이후: 제왕절개, 자연분만) 대기요법: 액체손실 및 파열이 적고, 조기분만 또는 감염 징후가 없을 때
양수색전증 응급	양수가 모체 폐혈관 막아 호흡 및 순환계 차단 갑자기 나타나는 증상: 호흡곤란, 청색증, 흉통, 폐부종 의식을 잃기 전 혈액성 점액 배출하기도 출혈을 동반한 자궁이완, 심각한 쇼크	DIC(혈관 내 응고현상) 발생 고농도 산소, 강심제, 헤파린, 신선한 혈액 투여 경관이 충분히 개대되었다면 겸자분만 또는 제왕절개
제대탈출 응급	태아 선진부 아래 제대가 놓일 때 발생 파막(전양수 터짐) 또는 진통 중에도 발생 가능 제대 압박이 오래되면 태아 저산소증으로 중추신경계 손상 / 사망 · 비정상 태아심음 · 질검진 시 제대촉진 또는 보임	· 소독장갑으로 제대를 잡고 태아 선진부 지지로 제대 압력 완화 · 산부 슬흉위 또는 높은 트렌델렌버그(트렌델렌부르크) 체위로 제대 압박 방지 · 산부에게 마스크로 산소 공급 · 생리식염수 적신 무균 거즈로 노출된 제대 보호 · 매 2분마다 태아 심음 청취 · 경관이 충분히 개대되어 있지 않으면 제왕절개술
자궁파열 응급	이전 제왕절개술 상훈 분리, 자궁상해(사고, 수술) 및 선천적 자궁기형 높은 모성사망률과 태아 질식사 **완전 자궁 파열** 갑작스럽고 날카로운 복부통증과 복부 강직(팽만감) 자궁수축 중단 복강 내 출혈 및 질출혈 태아 복부 촉진 및 태아 심음 멎음 쇼크증상	**불완전 자궁 파열** 부분파열 이후 몇 시간 뒤 완전파열이 나타남 복부통증 및 자궁수축 개대는 잘 되지 않으며 질출혈 태아 심음이 멎음	자궁파열 사전 예방: 정확한 골반계측, 태위이상 확인 자연분만 대신 제왕절개술 사용 자궁파열 진단 후: 즉시 자궁적출술 준비

모성간호

조작적 분만

유도분만	출산을 목적으로 **자궁수축 촉진제(옥시토신) 정맥 주입** 또는 **기계적(인공파막)으로 유도**		
	· 유도분만 적용: 임신성 고혈압, 당뇨, 조기양막파열, 과숙임신, 태아 사망 등		
제왕절개 출혈, 감염 주의	자궁을 절개하여 복부를 통해 태아 출산	재래식 제왕절개	★ 자궁 하부 제왕절개
	· 적용: 과거 제왕절개술, 자궁파열 위험자, 난산으로 분만 진행 위험, 태아곤란증, 전치태반, 태반조기박리, 제대탈출, 산도 폐쇄, 아두골반불균형, 자궁수축부전, 분만 진행 실패 등	복부조직 자궁체부 수직 절개 수술 시간이 짧음 자궁파열 위험(자궁근 약화)	복부: 횡위로 절개(수평절개) 미용상 선호 봉합이 용이하고 상처치유 빠름 수술 이후 자궁파열 위험 적음 응급수술, 수술범위 큰 경우 한계가 있음
	제왕절개 수술 준비 · 18 gauge바늘 IV 정맥 주입선 설치(응급 시 수혈 대비) · 유치도뇨관 삽입(수술 후 24시간 이후 제거) · 면도 후 멸균용 비누로 세척(유두 아래 ~ 서혜부까지, 감염방지) · CBC, 혈액형 및 혈액교차시험, 요검사 등 · 제왕절개 분만 이유 목적 간단 명료하게 설명 · 수술 승낙서 완전한지 확인	**수술후 간호** · 수술 후 활력징후 지속적으로 체크 · 오로 특성 확인 · 연동운동 돌아오고 가스 배출 전까지 경구 섭취 제한(얼음조각 허용) · 옥시토신 투여로 자궁수축 촉진 · 수술합병증예방: 기침, 심호흡, 2시간마다 체위변경, 조기이상 장려 · 수술 후 **자연배뇨 유도**(유치도뇨 제거 후 4~6시간 내) **수돗물 소리, 회음부 더운물 부어주기, 혼자 볼 수 있게** 자연배뇨 실패 > 보고 > 도뇨관 > 자궁회복 돕기	
	척추 마취: 요추 L 3,4번에 마취(자동으로 하반신 마취) ★ **앙와위로 12~24시간 누워 있기**: 뇌척수액 새는 것 방지 / 심한 두통 예방		
겸자분만	겸자를 사용하여 태아 만출을 보조하는 분만방법(두정위일 때 가능) · 분만 중간에 중단: 아두 내회전이 일어나지 않을 때 · 아두와 골반크기는 맞지만 임부가 지쳤을 때 · 분만이 지연되고 있을 때	**합병증** · 질과 자궁경부 열상 및 자궁파열 위험 · 태아 두개 내 출혈 및 뇌손상 위험 · 태아 안면 신경마비	
흡인분만	진공흡인 보조분만으로 태아 머리에 진공흡입컵 부착 · 겸자분만 시 상황과 유사 · 회음부 열상 및 조직 손상이 적음	**합병증** · 억지로 잡아당겨 태아 두피 열상 · 아두 산류 및 두혈종 발생 · 태아 뇌출혈, 두개혈종(두개골 아래 피) 의 발생 빈도 증가	

모성간호

산욕	산욕: 해산의 의미로 분만 후 생식기가 **비임신 상태로 돌아오는 6~8주**		
자궁	비임신 상태로 복구(자궁수축제, 수유: 옥시토신분비) 점점 하강하고, 9일이 지나면 복부 자궁 촉진 X 골반 내로 > 방광, 직장 비워서 자리잡게 도와주기 자궁 위치 복구	자궁복구 속도	초산모 > 경산모 수유부 > 비수유부
		산후통	초산모 < 경산모 수유부 > 비수유부
		오로의 양	초산모 < 경산모 수유부 < 비수유부
	산후통: 산후 1주 내 산모가 느끼는 복통(진통제 가능) **옥시토신이 많이 분비될 수록 산후통 심함** 방광비우기, 자궁저부마사지, 고온팩, 복위, 진통제 도움	적색 오로: 1~3일 갈색 오로: 4~10일 오로 악취는 감염의미 백색 오로: 10일~(2~6주 분비)	수유부 5~6개월 배란 억제 비수유부 5~6주 배란 억제
	태반 부착부위 퇴축: 자궁수축을 통해 혈관 압박 지혈 **6주 이상 재생시간 필요**: 오로 & 출혈 확인할 것	오로: 자궁내막 치유되며 나오는 알칼리성 분비물	
경부	**1주 후 원래 형태로 돌아감(회복 후 물고기 입 모양)** 4~6주 후 통목욕 가능 경부가 덜 닫혀 감염 위험 때문	질	출산 후 에스트로겐 감소로 추벽(주름) 소실 **산후 3~4주 후 추벽이 나타나면서, 질 점막도 두꺼워짐**
회음 소독대야사용 화상주의	2주 후 원래 형태로 회복(흉터는 1년 이내 부드럽게) **냉요법**: 부종, 통증, 출혈 감소 1회 20분 이내로 할 것 **좌욕(40℃)**: 회음부 순환증진, 부종경감, 조직이완, 오로 제거 **건열요법**: 상처부위 건조, 순환증진(배횡와위-50cm/50와트)	골반근육	6개월 이상 인대 정상 크기 및 위치 회복 **질 회음근육 운동(케겔운동)**: 골반저근육 치유 및 강화, 요실금 예방 및 질 수축에도 도움
호르몬	**수유부: 프로락틴 > 배란억제 효과** 분만 후 7~14일 기초대사율 상승 및 급격한 내분비 변화 수면장애 및 흥분 등으로 충분한 휴식과 수면 필요	복부	**이완된 복벽 임신 전 상태로 회복 기간: 약 6주** 임신선(튼살)은 남아 있음 때때로 복부 근육 분리로 복직근 이개가 나타날 수 있음
이뇨작용	**임신으로 축적된 체액 배출: 첫 2~3일 발한(특히 밤)** 수분대사 역전: 과다하게 축적된 수분 스스로 제거 이뇨작용	위장계	정상 분만 산모는 배고픔을 느끼며 가벼운 식사 가능 장의 긴장도가 회복되면 규칙적인 배변습관 형성
요도 / 방광	**요도/방광 손상으로 혈뇨 발견** 적절하게 배뇨를 못하면 방광벽 손상 및 자궁 회복이 더딤 · **4~6시간 뒤 자연배뇨 유도** > 실패 시 도뇨 · 물 흐르는 소리, 미지근한 물 회음부 부어주기, 심적 안정 정상소변: 150mL 이상 / 잔뇨 50mL 이하	유방	수유촉진 / 울혈 완화: 자극, 마사지 O, 수분섭취, 온찜질 O, 냉찜질 X [수유부] 유즙 분비 후 유방이 따뜻하며 단단(울혈: 48시간 지속) [비수유부] 자극, 마사지 X, 수분제한, 온찜질 X, 냉찜질 O 분만 후 2~3일 내 초유 분비 → 유방울혈: 유방대 / 브래지어 착용 아기가 빨지 않으면 수일 내 유즙 분비 중단
심맥관계 (심혈관계)	자연분만 혈액손실량 300~500mL 제왕절개 혈액손실량 1L 호흡기능: 6~8주, 혈액변화 4~5주 정상 수준 회복 하지 및 항문 정맥류도 빠르게 증상 완화	신경계	지주막하 마취(척추) 시 뇌척수액 누출 등으로 산후 두통 호소 구강으로 수분 섭취 증가 복대 착용으로 뇌척수액 누출 방지 수술 후 앙와위 12~24시간 유지
근골격계	관절 6~8주 안정화(발관절은 예외로 신발 크기가 커질 수 있음)	피부	갈색반(기미)는 임신 말기에 사라짐 유륜, 흑색선은 분만 후에도 남아 있을 수 있음 **분만 후 발한은 정상**기전: 체액 배출되면서 나타남

산후관리

분만 후 활력징후

체온   분만 후 24시간 정도 38℃ 이상 열발생은 정상(탈수 때문)
       산욕열: 출산 후 감염으로 인한 발열 현상: 2일 이상 고온
       (출산 후 24시간 제외)

호흡   지주막하(척추) 마취 후 저호흡증이 나타날 수 있음
       분만 후 6~8주 뒤 정상 회복

혈압   체위성 저혈압으로 분만 시 즉시 일어서면 어지럽고 현기증
       출혈 여부 잘 관찰
       산모 두통 호소 시 진통제 사용 전 원인 체크

맥박   출혈로 저혈량증이 되면서 맥박이 빨라짐(1시간 정도)
       그 이후 비임신 상태 60~100/분으로 회복

감염예방

교차감염 예방 위해 손 자주 씻기
홑이불 패드 자주 교환
좌욕 후 용기 소독
회음부 간호 앞에서 뒤로(회음패드 교환 시도 동일)

출혈 예방

분만 후 500mL 이상의 혈액 손실 의미
혈압하강, 맥박증가 = 출혈 후 저혈량 쇼크 조심
부드럽게 자궁저부 마사지
자궁이완 출혈이 산후 출혈의 큰 원인(패드 및 둔부 아래 홑이불 잘 관찰)

모성간호

오한	따뜻하게 담요 덮어 주기 → 저절로 사라짐		
통증관리	산모가 원하면 진통제 펌프 사용 / 진통제 작용, 부작용 산모에게 설명할 것		
유방관리	**유방울혈** 옆으로 눕게 하거나 앉을 때 베개 사용	**유방울혈 - 수유부**	**유방울혈 - 비수유부**
		찬물, 더운물 찜질 교대로(순환증진)	냉찜질 O, 온찜질 X
	유두균열 수유가 곤란할 정도로 유두가 갈라진 통증 초산부: 임신 5개월 / 경산부 임신 말기 유두 단련 유방을 물로 씻고(비누 금지), 마른 수건으로 유두 마사지	수유부 전용 브라	유방대, 압박붕대, 딱 맞는 브래지어
		마사지 및 수유 자주 하기 (손, 펌프 짜주면 동통 완화)	자극, 마사지 X
		수분 섭취 O	수분 제한
	모유수유 증진 동물성 단백질이 풍부한 음식 섭취 흡입패드, 유방덮개 등이 도움 젖 먹일 시간 놓치면 손 또는 유축기 사용	**유두균열 시 대처** 수유 상처가 나을 때까지 수유 금지 3시간 간격 젖 짜내기 비타민 함유 연고 바르기	
조기이상	혈전색전증 빈도 낮추고 산후 회복 빠르게 오랜시간 누워 있으면 혈전 생길 가능성이 높음 기립성(체위성 저혈압 조심)	제왕절개술로 8시간 이상 침상에 앉아 있을 경우 하지운동부터 시작	
운동	가벼운 운동부터 시작 · 늘어난 복벽 골반, 근육 수축력 회복 · 혈액순환 촉진 및 자궁수축 돕기 · 배뇨, 배변 작용 돕기 · 산후 긴장 피로 회복에 도움	**슬흉위 권장** 자궁전굴 위치교정(후굴방지) 산후통 완화 오로배출 도움	
영양	외과적 치료가 필요하기도 하므로 출혈이 조절될 때까지 금식 금식 시: 정맥주사 및 수액, 영양공급받기 금식 후: 비타민, 철분, 섬유소, 단백질 등 충분한 영양 공급 필요		
변비	풍부한 섬유소, 충분한 수분섭취, 운동이 도움		
산후우울감	분만 후 2주 내 호전 원인: 뇌 신경물질 불균형, 호르몬 변화, 생활 및 신체상 불안감	산후 우울감 > 산후 우울증 > 산후 정신증 간호: 감정지지 및 충분한 휴식 제공, 산모 감정표현 기회 제공 등	
산후 합병증	(출산 후 24시간 제외) 감염으로 인한 발열 현상: 38℃열 2일 이상 지속		

자궁내막염	가장 흔한 감염, 체온상승, 맥박증가, 악취, 오로증가 등	활력징후 측정, IV수액요법, 항생제요법
상처감염	제왕절개부위, 회음절개부위 상처 감염, 배액, 상처분리	괴사조직 제거, 항생제요법
비뇨기계감염	도뇨관삽입, 생식기 외상 등으로 배뇨곤란, 빈뇨, 경미한 발열, 요정체, 혈뇨, 농뇨	항생제요법, 수액요법, 대소변 후 앞에서 뒤로 닦기, 수분공급
유방염	모유 수유 초산모: 황색포도상구균이 원인으로 항생제 처방 젖분비 유지 위해 모유수유, 손으로 짜기, 유즙기 사용하여 유방 비워주기	항생제투여 및 진통제 사용

산후 출혈 출혈손실량 500mL 이상 또는 체중의 1% 이상 출혈 손실 **산욕기 사망원인**

원인: 자궁이완, 산도 외상열상, 응고장애, 태반유착, 난산, 자궁감염 등

간호관리: 쇼크증상 = 저혈압, 빠르고 약한 맥박, 빠르고 불규칙한 호흡, 창백하고 축축한 피부

· **트렌델렌버그(트렌델렌부르크) 체위(T 포지션, 골반고위) 후 보고**
· (의사) 체액결핍 시: 수혈, 정맥수액 공급
· (의사) 자궁수축제(옥시토신, 메덜진) 투여
· **자궁저부 단단해질 때까지 마사지**
· 방광팽만 예방
· (의사) 자궁 내 혈괴(피떡) 제거, 태반 잔류 제거
· **바이탈사인 체크**

아동간호

아동간호	대상: 소아청소년과 - 15세 미만의 어린이
	목표: 신체적, 도덕적, 사회정서적으로 건강하게 성장·발달하도록 촉진하는 것

아동간호 조무사 역할
- 아동의 미성숙 발달 상태를 정상적인 특성으로 이해: 정상/비정상 질병과정과 구별
- 신체적, 인지적, 사회정서적 발달과정에 장애를 주는 요인 확인
- 아동의 간호와 치료에 적극 협조
- 부모와 아동의 옹호자(대변자)로서 역할

성장(Growth) : 양적 변화
신체 일부 또는 전체 크기 증가
키, 체중, 기관의 무게 등

발달(Development) : 질적 변화
기능 및 능력이 숙련
뇌성장에 따른 운동기능, 정신기능 발달

성장, 발달, 학습을 통해
일정한 순서로 단계적으로 일어남

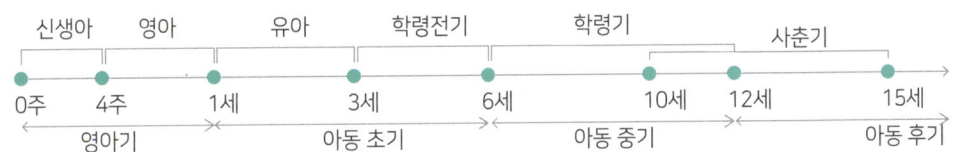

신생아 | 영아 | 유아 | 학령전기 | 학령기 | 사춘기
0주 — 4주 — 1세 — 3세 — 6세 — 10세 — 12세 — 15세
영아기 | 아동 초기 | 아동 중기 | 아동 후기

출생 전 태아	배아기: 수정~8주 태아기: 8~40주(출생)	발달과정에서 성장률이 빠르고, 모체에 완전히 의존하는 시기 출생 전 간호는 산모, 신생아 건강에 큰 영향을 주어 매우 중요
영아기	신생아: 출생~생후 4주 영아: 1~12개월	**운동, 인지, 사회발달이 매우 빠른 시기** ★ 신생아는 자궁 생활에서 벗어나 신체적 조절 및 적응하는 시기로 중요
아동 초기	유아: 1~3세 학령전기: 3~6세	학교 입학 전까지 신체발달 및 성격발달이 두드러지는 시기 언어와 사회화를 익히며, 자기조절과 지배권 습득, 의존과 독립에 대한 지각발달, 자아개념 발달
아동 중기	학령기: 6~12세	가족에서 멀어지고 **또래집단 관심 집중** 시기 사회성과 도덕성 발달은 생의 후반기와 연관 / 자아개념 발달에 중요한 시기
아동 후기	사춘기: 10~13세 청소년기: 13~18세	사춘기가 시작되며, 성인의 세계로 들어가는 시기: 인격적 성숙 및 신체/정신적 혼란 학습된 가치관 내면화 / 집단보다 개인의 정체감을 나타냄

성장발달의 원리	복합적	지속적이고, 비가역적이며 일생동안 복합적으로 발달	
성장발달 영향 요인 문화, 생활양식 가족환경 학교환경 사회경제적 계층 대중매체 물리적 환경	방향성	단순함 ▶ 복잡한 것으로 발달	옹알이 ▶ 복잡한 문장 구성
		일반적 ▶ 구체적으로 발달	손바닥으로 집기 ▶ 엄지와 검지 사용하여 물체 집기
		두미성(두부(머리) ▶ 미부(말단)로 발달)	머리 ▶ 몸통 ▶ 다리 순으로 발달 / 머리를 먼저 가누고 앉고, 선다
		근원성(중심 ▶ 말초로 발달)	배아기 기도 발달 ▶ 태아기/영아기 기관지, 세기관지 폐포 발달 팔 운동조절 ▶ 손 운동조절 ▶ 손가락 운동조절
	예측적	발달단계 순서가 일정해서 예측가능 / 순서적 단계가 일어나는 연령은 아동마다 차이가 나기도 함	
	독특함	각 아동마다 성장과 발달이 독특하게 발달(유전 + 인지적 발달 자극 or 저하)	
	결정적 시기	특정 발달과업을 달성하는 결정적 시기가 있고, 적절한 자극이 필요	

신체적 발달	림프계	신경계	생식기계	▶ 신체 부위마다
특히 영아기, 사춘기, 청년기 빠름	6~12세 급성장 이후 둔화	3~6세 학령전기에 거의 발달	청소년기에 급성장	성장속도는 다르다

신체발달	키	신생아: 평균 52cm 1년 뒤 1.5배 75cm > 4~5세 2배: 100cm	체중	**영양과 성장의 가장 좋은 총체적 지표: (영아기 급성장)** 신생아 평균 3kg 1년 뒤 3배: 9kg > 3년 뒤 4배: 12kg
	머리둘레	**뇌의 발달을 평가하는 중요한 지표** **출생부터 2세까지는 두뇌성장 가장 결정적 시기**	골격성장	**영아와 청년기에 가장 빠름** 골간과 골단 사이에 골단 연골판(성장판)이 키의 성장 도움
	신경계	신경계는 출생 전부터 빠르게 성장 & 발달 뇌세포 빠른 성장은 아동 초기(0~2세)까지 지속 아동 후기 이후부터 점점 성장이 느려짐	림프조직	**6세까지 빠르게 증가(성인 수준)** **10~12세 최고 수준(성인 2배)** 청년 후기까지 점점 감소하면서 성인 수준이 됨 림프절, 가슴샘, 비장, 편도선, 아데노이드, 림프구

아동간호

운동발달	1~3개월 ★	고개를 세우고 **3개월말 고개를 가눈다(마음대로 움직임)**	4~6개월 ★	5~6개월 : 뒤집기 6개월: 스스로 앉는 것 가능
	7~8개월	잘 기어다니며, 엄지와 검지로 콩 같은 작은 물체 집음	10~12개월	**혼자 설 수 있고, 빠르면 혼자 걷기**
	13~18개월 돌 이후	혼자 잘 서고, 몸을 굽히고 펴는 동작 가능 계단도 오르내리기, 나무블록 3~4개 쌓기 혼자서 낙서 및 양말·신발 벗기 가능		

정신 기능과 성격발달

프로이트 정신 역동적 힘에 의해서 활기를 찾는다

정신에너지
- **본능(이드)** 욕구에 대한 즉각적으로 만족 하는 쾌락
- **자아** 의식으로 현실원칙 따름: 이드의 비이성적인 사고 억제
- **초자아** 양심: 도덕적 중재자

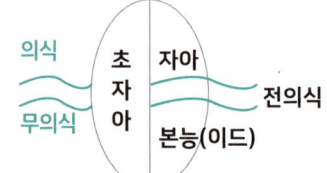

★

발달 시기			프로이트 - 성심리적 발달	에릭슨 - 사회정서적 단계별 발달 과제
0~1세	영아기	구강기	구강활동 중점(물고, 빨고, 씹고) > 성격발달 영향	신뢰감 - 불신감
1~3세	유아기	항문기	쾌감근원이 항문: 배변 훈련 시기	자율성 - 수치감
3~6세	학령전기	남근기	오이디푸스, 엘렉트라 콤플렉스, 성별 차이 인식 등	솔선감 - 죄책감
6~12세	학령기	잠복기	동성집단과 우정 형성 중요, 성 정체감 발달	근면성 - 열등감
12~24세	청소년기	생식기	생식기 성숙, 성호르몬 분비, 이성에 관심 증가	정체감 - 역할 혼동
25~44세	성년기	성인초기		친밀감 - 고립감
45~64세	장년기	성인기		생산성 - 볼모성(침체성)
65세 이상	장년후기	노년기		자아통합 - 절망감

피아제의 인지발달 단계 ★

감각운동기	출생~24개월	새로운 감각 운동, 자아중심적 세계관 언어 < 감각 발달	**대상영속성** : 물체가 가려져 안보여도 있다는 것을 인지 언어보다 몸짓이 먼저
전조작기	2~7세 유아기(1~3세) 학령전기(3~6세)	상징적 사고(모방놀이), 언어발달 시기	**물활론**: 모든 사물 의인화, 자기중심적으로 생각
구체적 조작기	학령기 7~11세	귀납적 사고 > 연역적 사고 타인관점 인식 및 탈중심화, 규칙 및 가치 이해	보존개념 성립
형식적 조작기	11세~성인기	논리적 사고, 가설 및 추상적 사고능력 과거, 현재, 미래에 대한 사고 기능	

콜버그의 도덕 발달 단계

학령전기	전인습적 도덕성 수준	처벌과 복종에 의한 도덕 / 욕구 충족 수단으로서의 도덕
학령기	인습적 도덕성 수준	대인관계 조화를 위한 도덕 / 법과 질서를 준수하는 것으로서의 도덕
사춘기	후인습적(원칙적) 도덕성 수준	사회계약 정신으로서의 도덕 / 보편적 도덕원리(인간존중)에 의한 도덕

발달에서 놀이의 역할

놀이의 기능
- **감각운동 발달**: 근육 및 감각
- **지적 발달**: 어휘력, 추상개념 등
- **사회화**: 또래집단에서 사회적 관계 및 성역할, 사회기준 배움
- **도덕적 가치**: 친구와 상호작용으로 도덕적 훈련
- **창조성 발달**: 혼자 놀 때 창조성 증가, 또래집단에 순응 = 창조성 억제
- **자아인식**: 자신에 대한 인식 시작
- **치료적 가치**: 스트레스 및 긴장해소

아동간호

발달 시기		특징	추천 장난감	파튼의 놀이범주
영아 ★	출생~1세	사물로 연습하는 놀이 / 감각 운동기 발달		**[비몰입행동 - 비참여]** 놀이를 하는 것 같지 않음 일어나는 흥미로운 일에 집중
		0~3개월: 감각적 자극 놀이감(사물 못잡음)	딸랑이, 종, 모빌 등	
		3~6개월: 잡는 능력 생김 안전하고, 입에 물기 좋은 폭신한 놀이감	천으로 만든 공 부드러운 블록 깨물 수 있는 놀이감	**[방관자 행동]** 다른 아동 놀이 관찰만함 질문, 제안하기도 하지만 놀이에 같이 참여 X
		6~12개월: 물체를 잘 잡고 혼자 설 수 있음	그림책, 스펀지 손가락 돌리는 전화기 밀고 끄는 장난감	**[단독놀이]** 혼자서 다른 아동과 다른 장난감 갖고 놀기 다른 아동에게 다가가지 않음
유아	2~3세	18~24개월: 유아기 여러 활동들이 가능하기 시작	인형, 양동이 크기가 다양한 블록	**[평행놀이]** 주위 아동과 비슷한 장난감을 가지고 놀더라도 다른 아동의 행동에 영향을 받지 않음 옆에 다른 아동과 같이 있어도 같이 노는 것 X
		2세: 언어의 효과적 사용 대근육 발달 및 독립심, 활동적, 적극성	대근육: 타는 장난감 당기고 미는 장난감 감각놀이: 찰흙, 물놀이 페인팅, 책, 헝겊인형 등	
		3세: 고집이 세고 또래에 잘 적응, 상상놀이	소품, 미술재료, 퍼즐 등	
학령전기 아동 ★	4~6세	학령전기 / 유치원 아동: 점차 연합놀이로 대체 창조하는 놀이 및 물체를 만지고 탐구 4세: 계획적이고, 정교한 소근육 조절이 가능	가위질, 풀칠, 바늘질 작은 블록, 상상놀이 구슬꿰기, 자전거 탈 것	**[연합놀이]** 또래집단 형성 및 다른 아동과 같이 놈 놀이재료를 빌리고 빌려주며 서로 흉내를 내며 비슷한 행동을 함
		5세: 논리적 사고 징조 관대하고 또래와 협동 및 공유 규칙 및 간단한 게임	간단한 카드게임 빙고 및 판게임 역할놀이 소품	
학령기 아동	7~12세	연습놀이는 학령기 아동에서도 지속 운동을 향상시키는 운동 규칙이 있는 게임(컴퓨터 게임, 스포츠 등) 학문적 기술 및 문제해결을 위한 놀이		**[협동 / 조직적 보충놀이]** 조직화된 집단에서 목적을 가지고 놈 형식적 게임놀이: 축구 등 멤버들이 서로 다른 역할을 하며 도움
청소년기	13~19세	규칙있는 게임에 계속해서 열중		

아동간호

신생아	대상: 0 ~ 4주(1개월)
신생아의 특성	모체 밖에서 나와 외부 환경에 적응하는 시기, 생리적 변화가 급격하고 가장 취약한 시기

활력징후 T>R	체온 T	36.5 ~ 37.5 ℃(항문 측정 기준) 체온 높은 순서: 직장 > 고막 > 구강 > 액와 체온조절 잘 못함(시상하부기능 미숙) 체온 1℃ 상승 맥박 15~20회 증가	맥박 P	120~160회(성인의 2배) 울면 1분에 190회까지 증가 / 수면 시 70~90회로 감소 맥박이 빠를 수 있으나 규칙적이어야 함 신생아가 조용한 상태로 측정(1분 측정)
	호흡 R	약 50회 깨어있을 때 70회 / 수면 시 40회 이하 불규칙할 수 있어서 1분간 흡기수 확인 신생아는 복식호흡, 성장하며 흉·복식 호흡	혈압 BP	수축기 80~90mmHg / 이완기 40mmHg(성인의 1/2) 혈관 탄력이 좋아서 수축기 혈압이 낮음 혈압대(3x5cm)는 적합한 것 사용 휴식할 때 측정

머리	평균 34~35cm(33~37cm까지 정상): 신장의 약 1/4을 차지 대천문: 생후 12~18개월 닫힘 / 소천문: 6~8주(2개월) 닫힘 천문 부풀어오름: 두개내압상승(뇌수종, 뇌염 의심) 천문 들어간 것: 탈수	흉부	평균: 32~33cm 두위보다 2~3cm 작으며 대칭적인 종모양 유방울혈 또는 마유(기유) 노란 액체 > 모체호르몬 때문 (2~3주 이내 현상 사라짐)
복부	제대결찰 부위: 출혈 감염 증상 확인 매일 75% 알코올로 소독 및 건조(베타딘 X) 제대는 1주(6~10일) 뒤 자동으로 떨어짐 복부는 약간 튀어나와 있음	체중	5~10% 생리적 체중감소 생후 2~3일 후 생리적 체중감소: 약 1주일 정도 섭취량 보다 배설량이 많아서 생기는 현상
근골격	골화된 뼈보다 연골을 더 많이 포함 생후 1년은 골화과정이 빠르게 진행	피부	혈관운동 신경이 불안정하여 피부색이 잘 변함 손발이 차가우면 청색증, 울때는 암적색 자색
순환계	혈액	출생 시 적혈구가 풍부(헤모글로빈, 헤마토크리트 많음) 생리적 빈혈: 6~12주(3개월) 뒤 새로 적혈구 생성하는 동안 기존 적혈구들 파괴	생리적 황달	적혈구 수명이 짧아 빌리루빈 생산이 성인의 2배 간기능 미숙: 생리적 황달 발생 *생후 24시간 이내 핵황달은 위급* 생후 2~3일 발생 > 7일 후 생리적 황달 소실 지속되거나 심한 경우: 광선요법, 교환수혈 등 치료
위장계	위	식도하부 괄약근(분문괄약근) 미성숙: 식도 역류 및 구토 조심 생후 4~6개월은 수유 후 트림시켜 공기가 나오게 할 것	간	간기능 미숙으로 생리적 황달 유발 대사능력이 떨어지므로 약물 양 줄이기, 투여시간 길게
	태변	생후 8~24시간 내 태변 배출(4일 정도 배설) 출생 후 처음 보는 변: 끈끈하고 냄새 없는 암록색, 검정색 3~5일 이후 이행변: 묽고 점액을 포함하는 녹황색 변 5일 이후 정상변: *4~4일 정도 이행변* · 모유: 난황색 풀과 같은 변 1일 2~4회 · 분유: 황색 딱딱한 변 1~2회	소변	소변 형상 및 배출은 임신 3개월부터 시작(양수 속에서) 출생후 12~24시간 소변 배출 못할 수 있음 신생아 소변량: 30~60cc / 유아: 250~500cc 배뇨횟수: 15~20회(무색 / 무취) 1년 후 10회로 감소(소변의 양 횟수는 수분 섭취량에 비례) *요산결정체로 간혹 분홍 소변나오나 정상*
신경계	빠는 반사	입술을 건드리거나 입에 갖다 되면 빠는 반응	눈깜짝 반사	빛에 예민하여 눈을 깜빡이거나 가늘게 뜨기(평생 유지)
	포유반사	입가의 볼을 건드리면 입이 그쪽으로 향하는 반사 3~4개월 후 소실 *해적반사, 먹이찾기 / 젖찾기 반사*	파악반사 (잡기반사)	손가락을 구부려서 잡는 반사 6주~3개월 후 소실(3개월 이후는 의지로 잡음)
	모로반사	강한 자극을 주면 다리를 굽히고 손가락은 펴서 붙들려고 하며 끌어 안는 모양으로 팔을 움직임 3개월 후 소실되며, 모로반사는 속싸개 해주면 좋음	긴장성 목반사 (강직 목반사)	앙와위에서 머리 한쪽을 돌리면 머리쪽 팔다리는 신전, 반대는 굴곡(펜싱자세) 4개월 후 소실
	바빈스키 반사 (바뱅스키 반사)	발뒤꿈치에서 발가락 방향으로 자극 시 *가장 늦게까지 소실되는 반사* 엄지는 등쪽으로 구부리고, 나머지 발가락은 쫙 피는 반사 10~16개월까지 지속(아기가 걸어다닐 때 쯤 소실)		※ 반사: 교재마다 시기가 조금 다르며, 네이버 백과사전 기준으로 작성 ※ 가장 늦게 소실되는 '바빈스키반사'를 많이 물어봄
감각계	촉각	가장 예민하게 발달 생후 10일 쯤 자극에 뚜렷하게 반응	수면	7~8번 낮잠 및 20~22시간 수면 *클 수록 수면 시간이 줄어듦* 6주 영아: 밤에 더 많이 자며 잠투정(1일 14~16시간)
	시각	가장 늦게 발달, 초점맞추기 4~6개월 후 가능(생리적 사시)		
	청각	출생 시 발달되어 있지만 양수로 인해 3일 정도 적응 시기 필요	면역	자연수동면역: 모체 태반을 통해 면역글로불린G(IgG) 항체를 받음 인공능동면역: 6개월 이후 모체 면역 소실 > 예방접종 필요
	미각	단맛은 적극적으로 빠는 반사, 쓴맛은 고개를 돌림		
	후각	어머니 몸 특유의 냄새로 구분		

아동간호

발달 시기		특징	추천 장난감	파튼의 놀이범주
영아 ★	출생~1세	사물로 연습하는 놀이 / 감각 운동기 발달		**[비몰입행동 - 비참여]** 놀이를 하는 것 같지 않음 일어나는 흥미로운 일에 집중 **[방관자 행동]** 다른 아동 놀이 관찰만함 질문, 제안하기도 하지만 놀이에 같이 참여 X **[단독놀이]** 혼자서 다른 아동과 다른 장난감 갖고 놀기 다른 아동에게 다가가지 않음
		0~3개월: 감각적 자극 놀이감(사물 못잡음)	딸랑이, 종, 모빌 등	
		3~6개월: 잡는 능력 생김 안전하고, 입에 물기 좋은 폭신한 놀이감	천으로 만든 공 부드러운 블록 깨물 수 있는 놀이감	
		6~12개월: 물체를 잘 잡고 혼자 설 수 있음	그림책, 스펀지 손가락 돌리는 전화기 밀고 끄는 장난감	
유아	2~3세	18~24개월: 유아기 여러 활동들이 가능하기 시작	인형, 양동이 크기가 다양한 블록	**[평행놀이]** 주위 아동과 비슷한 장난감을 가지고 놀더라도 다른 아동의 행동에 영향을 받지 않음 옆에 다른 아동과 같이 있어도 같이 노는 것 X
		2세: 언어의 효과적 사용 대근육 발달 및 독립심, 활동적, 적극성	대근육: 타는 장난감 당기고 미는 장난감 감각놀이: 찰흙, 물놀이 페인팅, 책, 헝겊인형 등	
		3세: 고집이 세고 또래에 잘 적응, 상상놀이	소품, 미술재료, 퍼즐 등	
학령전기 아동 ★	4~6세	학령전기 / 유치원 아동: 점차 연합놀이로 대체 창조하는 놀이 및 물체를 만지고 탐구 4세: 계획적이고, 정교한 소근육 조절이 가능	가위질, 풀칠, 바늘질 작은 블록, 상상놀이 구슬꿰기, 자전거 탈 것	**[연합놀이]** 또래집단 형성 및 다른 아동과 같이 놈 놀이재료를 빌리고 빌려주며 서로 흉내를 내며 비슷한 행동을 함
		5세: 논리적 사고 징조 관대하고 또래와 협동 및 공유 규칙 및 간단한 게임	간단한 카드게임 빙고 및 판게임 역할놀이 소품	
학령기 아동	7~12세	연습놀이는 학령기 아동에서도 지속 운동을 향상시키는 운동 규칙이 있는 게임(컴퓨터 게임, 스포츠 등) 학문적 기술 및 문제해결을 위한 놀이		**[협동 / 조직적 보충놀이]** 조직화된 집단에서 목적을 가지고 놈 형식적 게임놀이: 축구 등 멤버들이 서로 다른 역할을 하며 도움
청소년기	13~19세	규칙있는 게임에 계속해서 열중		

아동간호

신생아	대상: 0 ~ 4주(1개월)
신생아의 특성	모체 밖에서 나와 외부 환경에 적응하는 시기, 생리적 변화가 급격하고 가장 취약한 시기

활력징후 T>R	체온 T	36.5 ~ 37.5℃(항문 측정 기준) 체온 높은 순서: 직장 > 고막 > 구강 > 액와 체온조절 잘 못함(시상하부기능 미숙) 체온 1℃ 상승 맥박 15~20회 증가	맥박 P	120~160회(성인의 2배) 울면 1분에 190회까지 증가 / 수면 시 70~90회로 감소 맥박이 빠를 수 있으나 규칙적이어야 함 신생아가 조용한 상태로 측정(1분 측정)
	호흡 R	약 50회 깨어있을 때 70회 / 수면 시 40회 이하 불규칙할 수 있어서 1분간 흡기수 확인 신생아는 복식호흡, 성장하며 흉·복식 호흡	혈압 BP	수축기 80~90mmHg / 이완기 40mmHg(성인의 1/2) 혈관 탄력이 좋아서 수축기 혈압이 낮음 혈압대(3x5cm)는 적합한 것 사용 휴식할 때 측정

머리	평균 34~35cm(33~37cm까지 정상): 신장의 약 1/4을 차지 대천문: 생후 12~18개월 닫힘 / 소천문: 6~8주(2개월) 닫힘 천문 부풀어오름: 두개내압상승(뇌수종, 뇌염 의심) 천문 들어간 것: 탈수	흉부	평균: 32~33cm 두위보다 2~3cm 작으며 대칭적인 종모양 유방울혈 또는 마유(기유) 노란 액체 > 모체호르몬 때문 (2~3주 이내 현상 사라짐)
복부	제대결찰 부위: 출혈 감염 증상 확인 매일 75% 알코올로 소독 및 건조(베타딘 X) 제대는 1주(6~10일) 뒤 자동으로 떨어짐 복부는 약간 튀어나와 있음	체중	5~10% 생리적 체중감소 생후 2~3일 후 생리적 체중감소: 약 1주일 정도 섭취량 보다 배설량이 많아서 생기는 현상
근골격	골화된 뼈보다 연골을 더 많이 포함 생후 1년간은 골화과정이 빠르게 진행	피부	혈관운동 신경이 불안정하여 피부색이 잘 변함 손발이 차가우면 청색증, 울때는 암적색 자색

순환계	혈액	출생 시 적혈구가 풍부(헤모글로빈, 헤마토크리트 많음) 생리적 빈혈: 6~12주(3개월) 뒤 새로 적혈구 생성하는 동안 기존 적혈구들 파괴	생리적 황달	적혈구 수명이 짧아 빌리루빈 생산이 성인의 2배 간기능 미숙: 생리적 황달 발생 *생후 24시간 이내* 생후 2~3일 발생 > 7일 후 생리적 황달 소실 *핵황달은 위급* 지속되거나 심한 경우: 광선요법, 교환수혈 등 치료
위장계	위	식도하부 괄약근(분문괄약근) 미성숙: 식도 역류 및 구토 조심 생후 4~6개월은 수유 후 트림시켜 공기가 나오게 할 것	간	간기능 미숙으로 생리적 황달 유발 대사능력이 떨어지므로 약물 양 줄이기, 투여시간 길게
	태변	생후 8~24시간 내 태변 배출(4일 정도 배설) 출생 후 처음 보는 변: 끈끈하고 냄새 없는 암록색, 검정색 3~5일 이후 이행변: 묽고 점액을 포함하는 녹황색 변 5일 이후 정상변: 4~14일 정도 이행변 · 모유: 난황색 풀과 같은 변 1일 2~4회 · 분유: 황색 딱딱한 변 1~2회	소변	소변 형상 및 배출은 임신 3개월부터 시작(양수 속에서) 출생후 12~24시간 소변 배출 못할 수 있음 신생아 소변량: 30~60cc / 유아: 250~500cc 배뇨횟수: 15~20회(무색 / 무취) 1년 후 10회로 감소(소변의 양 횟수는 수분 섭취량에 비례) *요산결정체로 간혹 분홍 소변나오나 정상*

신경계	빠는 반사	입술을 건드리거나 입에 갖다 대면 빠는 반응	눈깜짝 반사	빛에 예민하여 눈을 깜빡이거나 가늘게 뜨기(평생 유지)
	포유반사	입가의 볼을 건드리면 입이 그쪽으로 향하는 반사 3~4개월 후 소실 *해적이반사, 먹이찾기 / 젖찾기 반사*	파악반사 (잡기반사)	손가락을 구부려서 잡는 반사 6주~3개월 후 소실(3개월 이후는 의지로 잡음)
	모로반사	강한 자극을 주면 다리를 굽히고 손가락은 펴서 붙들려고 하며 끌어 안는 모양으로 팔을 움직임 3개월 후 소실되며, 모로반사는 속싸개 해주면 좋음	긴장성 목반사 (강직 목반사)	앙와위에서 머리 한쪽을 돌리면 머리쪽 팔다리는 신전, 반대는 굴곡(펜싱자세) 4개월 후 소실
	바빈스키 반사 (바뱅스키 반사)	발뒤꿈치에서 발가락 방향으로 자극 시 *가장 늦게까지 소실되는 반사* 엄지는 등쪽으로 구부리고, 나머지 발가락은 쫙 피는 반사 10~16개월까지 지속(아기가 걸어다닐 때 쯤 소실)		※ 반사: 교재마다 시기가 조금 다르며, 네이버 백과사전 기준으로 작성 ※ 가장 늦게 소실되는 '바빈스키반사'를 많이 물어봄

감각계	촉각	가장 예민하게 발달 생후 10일 쯤 자극에 뚜렷하게 반응	수면	7~8번 낮잠 및 20~22시간 수면 *클 수록 수면 시간이 줄어듦* 6주 영아: 밤에 더 많이 자며 잠투정(1일 14~16시간)
	시각	가장 늦게 발달, 초점맞추기 4~6개월 후 가능(생리적 사시)		
	청각	출생 시 발달되어 있지만 양수로 인해 3일 정도 적응 시기 필요	면역	자연수동면역: 모체 태반을 통해 면역글로불린G(IgG) 항체를 받음
	미각	단맛은 적극적으로 빠는 반사, 쓴맛은 고개를 돌림		인공능동면역: 6개월 이후 모체 면역 소실 > 예방접종 필요
	후각	어머니 몸 특유의 냄새로 구분		

아동간호

신생아 건강증진 및 간호

신생아 즉각적 간호
- 신생아 코, 입에서 양수 점액 제거
- 분만 후 1분 / 5분 아프가 점수 평가 기록
- 제대결찰: 소독가위로 제대 절단
- 신생아에게 비정상적인 소견이 있는지 살피기
- 신분 확인을 위해 손목, 발목에 신분 밴드 확인 / 발바닥 도장과 어머니 엄지 지문 함께 받기
- 신생아, 산모에 신분표시용 팔찌 채우기
- 신생아의 성별, 재태연령, 체중, 신장 기록
- 예방적 눈관리(1% 질산은 = 임균성 안염 예방) / 비타민 K 주사(출혈 방지)
- 면모자를 씌우고 따뜻하게 보온

아프가점수
- 신생아 상태를 가장 빠르고 정확하게 평가하는 지표
- 분만 후 1분, 5분에 각각 측정

평가항목	0	1	2
★ 심박동	없다	느리다(100회 이하/분)	100회 / 분 이상
호흡능력	없다	느리고 불규칙	잘 울고 규칙 호흡(30회 이상)
근육긴장도	축 늘어져 있다	사지 약간 굴곡	잘 굴곡
반사	없다	약하게 울거나 약한 움직임	힘차게 움직임
피부색	푸르고 창백함	몸은 분홍색, 사지 청색	전신이 분홍색

0~3점 위험 / 7점 이상 양호

일반 사정
- 분만 후 24~48시간 이내 신체검진
- 제대, 피부, 손톱, 양수 태변에 의한 착색 등 관찰
- 흉부모양(둥글다), 유방크기 등 관찰
- 호흡음 및 제대혈관 수 파악
- 제대 동맥 2개: 산소 적고, 이산화탄소 많음
- 제대 정맥 1개: 산소 영양분 공급

기도확보와 유지
- 입과 코에서 점액 및 분비물 제거 > 폐로 유입되는 것 방지
- 출생 후 약 24시간 머리를 15° 낮춘 체위를 취함
- 트렌델렌버그 체위에 고개를 한쪽으로 돌리는 것이 좋음
- 질식 예방을 위해 **오른쪽 측위로 눕히기**

보온유지 저체온 예방
- 체온조절 기능 미숙으로 적절한 보온 필요
- 신생아실 **적정온도 24~26℃, 습도 50~60%**, 조도 60lx
- 아기를 모체의 복부에 직접올리기
- 출생 직후 몸을 말리고 따뜻한 담요로 감싸기
- 방사판에 눕히기 또는 보육기(33℃)에 아기 넣기

감염예방

제대간호
- 관리 1순위로 제대결찰이 될 때까지 자궁과 같은 높이로 유지
- 제대박동이 멈춘 뒤 결찰(태반 혈액을 더 공급 하기 위해서)
- 배꼽 가까이 복벽 2~5cm 부위 겸자로 묶고 소독 가위로 중간 절단
- 2개 동맥 1개 정맥 확인
- 1주일 뒤 제대가 떨어질 때까지 청결하고 건조하게 유지

눈간호
- 산도를 지나면서 임균 또는 클라미디아 노출 위험
- 1% 질산은 용액, 1% 테트라사이클린, 0.5% 에리스로마이신 안연고를 점적
- 눈꺼풀을 증류수에 적신 멸균솜으로 닦음
- 하부결막낭(하안검중앙)에 2방울 또는 연고 1~2cm 점적
- 약이 잘 퍼지게 안검을 문지름
- 눈꺼풀 또는 안구에 직접 접촉되지 않도록 주의
- 흘러나온 여분 약은 투약 1분 내로 닦아주기
- 생리식염수로 눈을 헹굴 필요는 없음(그냥 두기)

비타민K 주사
- 간기능 미숙으로 출혈 우려 있음
- 외측광근에 비타민 K 근육주사(생후 8일째 스스로 비타민 K 생성 가능)

목욕
- 출생 후 산도 유지: 약 pH 5의 약산성 살균효과
- 온수만을 이용: 알칼리성 비누, 오일, 파우더, 로션은 피부 산도 변화
- 태지는 보호막이므로 제거 X
- 목욕은 활력징후 안정 후 할 것
- 목욕시간 5~10분 같은 시간에 할 것
- 수유 전 목욕을 하는 것이 좋음
- 40℃ 전후가 적당(37.8~40.6℃) 손목 또는 팔꿈치로 측정
- 눈은 깨끗한 수건으로 안쪽에서 바깥쪽으로 닦기(비누 X)

물품 및 방문객 관리
- 신생아실 의류는 **가압증기(고압증기)멸균기에 소독**
- 아기침대 및 보육기: **멸균**용액으로 씻고 가스소독
- 신생아실 출입 시 손~팔꿈치까지 소독액으로 2분간 철저하게 닦기
- 위생가운과 마스크 착용(의료진은 정기적 전염병 검사받기)

포경수술
- 요즘은 많이 시행하지 않음
- 수술 2시간 전부터 금식, 수술동의서 작성, 적절한 신체보호대 등 준비
- 수술 후 신체보호대를 풀고 회복과정을 부모에게 설명
- 출혈 및 부종 등 비정상적 증상 관찰

부모교육
- 따뜻하고 조용하며 약간 어두운 환경
- **Enface 체위: 인페이스 체위**는 신생아와 부모가 서로 상대방의 눈을 보는 체위
- 신생아와 20cm 정도 떨어졌을 때 가장 초점을 잘 맞춤
- 분만 후 빨기 욕구가 있으므로 조기에 유두를 빨도록 하기
- 신생아 상태 및 행동관찰 이상 여부 확인, 수유, 옷입히기, 모유 등 익히도록 도와줌

아동간호

수유 보건간호학 - 모자보건에도 나와요!

모유수유 생후 5~6개월 권장		인공수유
초유 → 이행유 → 성숙유 ★		분유

모유수유

초유
- 분만 후 2~4일 소량분비
- 단백질, 항체, 비타민 많음
- 진한 노란색
- 소화가 잘되며 가벼운 설사작용(태변 촉진)

성숙유
- 산후 3~6일
- 단백질 적고 지방 많은 모유
- 유백색
- 첫 1개월 뒤 제대로 된 성분

[영아의 장점]
- 모든 필수 영양소 포함하고 소화가 잘됨
- 출생 후 5~6개월 동안 영아의 유일한 영양공급원
- 착색, 조미료, 방부제가 없는 자연식품
- 살균되어 있고, 적절한 온도로 제공되며 면역 증진에 도움
- 인공수유보다 빠는 것이 힘들어 치아 및 턱발달에 도움
- 치아 부식을 피하고, 알레르기도 적으며 과도하게 먹지 않음

[모성의 장점]
- 애착을 증진하는데 효과적
- 저장된 지방을 동원하며, 자궁수축 자극(옥시토신↑: 자궁수축 잘되어 산욕기 단축)
- 유방암 방지 및 피임효과(프로락틴 분비: 배란억제 / 자연피임)

[모성의 단점]
- 함몰유두 여성에게는 불편
- 약물과 환경적 오염물이 모유를 통해 전이
- 완전 채식 모성: 비타민 B12, D가 결핍된 모유 생성

[모유 금기 - 영아]
- 선천성 대사장애: 영양 소화 흡수를 잘 못함 > 특수조제분유 필요
- 구개파열, 토순, 구내염(아구창) 및 혀의 이상
- 조산아 또는 심한 허약아
- 모유 알레르기가 있는 아이

〈선천성 대사장애〉
- 페닐케톤뇨증
- 단풍당뇨증
- 효모시스틴뇨증
- 갈락토오스혈증
- 갑상샘기능저하
- 부신기능항진

[모유 금기 - 모성]
- 만성 질병이 있는 모성 또는 영아에게 해로운 약물을 사용해야만 할 때
- 모성이 심각한 정신질환 또는 암으로 인해 화학요법제 치료, 방사선 치료를 받을 때
- 모성에게 임신이 시작되었을 때(임신과 수유의 복합적인 요구)
- 모성 HIV감염(수직감염)
- 중독성 약물(코카인, PCP 등) 섭취 또는 알코올 다량 섭취 시

[모유 수유법]
- 유방과 유두를 깨끗하게 씻고 건조(**유두 비누 사용 금지**)
- 유아 기저귀 확인 및 편하게 안고 젖을 물림(**유두 검은 부분(유륜)까지 다 물리기**)
- 검지와 중지를 벌려 유두 주위를 눌러주며, 유방이 영아의 코를 누르지 않도록
- **수유 중 또는 수유 후 반드시 트림**
- 남은 젖은 반드시 짜내야 다음에 유즙이 잘 분비(남은 건 유축기로 빼기)
- 양쪽 교대로 먹이며, 브래지어에 안전핀을 꼽아 다음 수유쪽 표시
- **유두균열 시 : 수유금지 / 유축기 주기적 사용(젖마름 방지)**

인공수유 - 분유

- 단백질이 많음
- 모유보다 변보는 횟수가 적음
- 단단한 황색변(1~2회)

- 의사가 처방하지 않는 한, 더 많은 음식 주지 않기(과식방지)
- 젖꼭지를 깨물기, 얼굴을 찡그리기, 고개를 돌리면 수유 중지
- 젖꼭지 구멍 맞추기: 크면 질식위험 / 작으면 빨기 힘듦
- 가능한 일정온도로 따뜻하게 줄 것(38℃)
- 15~20분 정도 천천히 먹이며, 머리를 높게 안아줌
- 수유 방해 움직임 또는 젖병 흔들기 X
- 젖꼭지가 입안 가득차게 넣어 공기가 들어가지 않도록 하기
- 젖병을 기대거나 젖병과 함께 영아를 홀로 두지 않기
- 치아난 후에는 맹물을 주어 구강관리(우유 물고 잠들기 X)
- 반정도 먹이고 트림하고 나머지 먹이기 > 남은 것 버리기
- 날씨가 더우면 물을 원하거나 우유를 약간 뱉을 수 있음
- 오른쪽 측위(역류 및 팽만 방지)
- **우윳병, 젖꼭지 소독: 자비소독 100℃ 10분 끓이기**

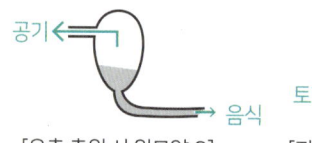

공기 ← / → 음식
[우측 측위 시 위모양 O]

토함 ←
[좌측 측위 시 위모양 X]

선천성 기형 풍진 / 매독의 차이 비교! 나머지는 읽어만 보세요

	임신 초기(2개월 전)	임신 후기 4~5개월	
풍진	태반으로 감염 선천성 기형: 소두증, 백내장, 청각상실	태반통과X	임신 초기: 풍진 예방접종 및 치료 / 항체확인 MMR(홍역, 유행성이하선염, 풍진)
매독	태반통과X	스느플즈(안창코), 허치슨 치아, 가성마비	임신 초기: 매독 치료가능(최소 20주 이전)
수두	분만 5일 이내 치명적 손상		
당뇨	거대아 및 조산 위험	[기형 유발 약물]	
페닐케톤뇨증	선청성 대사이상, 정신지체, 소두증 등	알코올, 흡연(니코틴), 코카인, 안드로겐 호르몬, 트라이메틸디온(항경련제) 항암제, 경구피임약, 아스피린, 톨부타마이드(당뇨치료제), 인슐린, 레세르핀(고혈압치료제) 등	
방사선	임신 초기에 특히 조심		

출생 시 손상

두부손상	산류	두정위 분만(정상 분만) 시 두피에 생긴 경계가 불명확한 부종 2~3일 내 자연 소실	
	두개 내 출혈	난산 또는 겸자분만에 의한 외상 불규칙한 호흡, 맥박수 감소, 두통, 오심 등 증상 출혈 방지 위해 비타민 K 주사	
	두혈종	두개골 밖 출혈로 두개골과 골막 사이에 혈액으로 채워진 종창 합병증이 없다면 2~3주 내로 흡수되며, 절개 흡인 X	
골절		쇄골골절: 몸무게가 무거운 영아를 두정위 또는 둔위 분만 시 팔을 움직이지 못하면 골절 의심 모로반사가 없거나 팔을 움직일 때 울 수 있음 골절된 골편이 부딪칠 때나는 마찰음이 들리거나 X선 촬영으로 골절 확인	
안면신경마비		분만 시 겸자 또는 산모의 천골에 의해 안면신경 압박 일시적이며 출생 후 몇시간 또는 며칠 내 해결(영구 마비는 드물다)	손상된 쪽 운동 소실 이마에 주름이 생기지 않음 얼굴이 평평하고 눈이 감기지 않음 입이 안쪽으로 쳐짐

파상풍	제대절단 시 기구 감염 위험 입을 벌리지 못해 젖을 빨지 못함(아관긴급), 복근 흉근 강직(후궁반장), 조소(얼굴이 비대칭으로 일그러짐), 안면근육 경련, 연하곤란 등	파상풍 항독소 투입, 상처 부위 관리 조용하고 어두운 곳 근육강직 감소 도움 호흡 곤란 시 산소 공급
중독성 홍반	신생아 발진으로 생후 2개월 이내 발생(신생아 30% 정도) 발진이 단단하고 옅은 노랑색이거나 흰색 구진(발진) 또는 농포(고름)	색소 침착 없이 7일정도 자연소실 치료 필요 X
칸디다증 기저귀 피부염	칸디다 알비칸스(곰팡이균) 분만 시 산도 감염, 오염된손, 젖병 등 물품 감염 2~3일 후 피부에 붉은 반점 발생 오염된 손으로 감염되므로 자주 손을 씻고 필요시 소독할 것	나스타틴(항진균제) 항칸디다 연고 도포 기저귀부위 깨끗하고 건조하게 유지 병소가 사라져도 2일간 치료 계속(재발방지)
구강칸디다 아구창	출생 시 모체에서 감염 또는 오염된 물품, 손으로 감염 혀, 구강점막에 흰반점> 떨어지면 출혈(떼지 말 것): 우유를 잘 빨지 못함 수유 후 물로 입안을 헹궈주기	1% GV[겐티아나(젠티안) 바이올렛] 하루 3번 도포 약을 삼키지 않도록 엎드려 눕힘 자비소독 철저히(20분 이상)
농가진	피부가 겹쳐진 부위, 주름진 피부 발생: 홍반성 구진, 수포 및 가피형성	가피: 알코올 스펀지로 제거, 피부 광선 노출 소독비누 및 네오마이신 연고, 항생제 투여
임균성 안염	크레데 점안법: 1% 질산은 용액, 1% 테트라사이클린, 0.5% 에리스로마이신 안연고를 점적	
탈수열	출생 후 2~4일 다른 증상 없이 고열: 다량 수분 공급 정상화	

아동간호

고위험 신생아
보통 신생아보다 이환율과 사망률이 더 높은 신생아

미숙아(조산아) 2.5kg 미만	만삭아 3.2~3.5kg	과숙아
임신 37주 미만 출생 신생아(폐성숙 덜 됨)	37~42주 미만 출생 정상 신생아	42주 이후에 출생한 신생아
잘 빨지 못하며 울음이 약하고 활발하지 않음 솜털이 많고, 피하지방 적으며, 손발톱이 부드러움 머리는 크지만 두위(33cm 이하), 얼굴 주름 많음 체온이 낮고, 청색증이 오기 쉬움 호흡 불규칙 및 수유곤란, 황달 만삭아에 비해 체중감소 심하고, 체중 복구도 더딤 음낭: 주름이 적고 고환이 서혜부 또는 복강 내 위치 여아: 대음순 발달이 잘 안 되어 음핵 돌출, 갈라짐	사지 굽힘(미숙아 늘어진 자세) 머리카락 강하고 굵음 깊고 선명한 주름(미숙아 많고 얇은 주름) 스카프 저항: 팔꿈치가 가슴 중앙 넘지 않음 발꿈치가 무릎 저항으로 귀까지 쉽게 안 닿음 쥐는 반사도 강함 음낭: 주름이 많고 잘 늘어져 있고, 고환은 음낭에 여아: 대음순 발달, 음핵 돌출 X	당뇨병 산모인 경우 과숙아 발생빈도 높음 솜털이 없음 태지가 감소 또는 짙은 노랑, 초록색 머리카락이 많고, 손톱이 깊 창백한 피부, 갈라짐, 벗겨짐 태반 영양공급 X → 키가 크고 야윈 모습

예방적 산전검사

보건간호학 - 모자보건 참조

임신 초기 4주 1회(월 1회) 0~7개월 / 0~28주	혈액검사	빈혈, 신생아 적아구증 및 태아 확인 풍진에 대한 면역 확인 매독 치료하지 않은 임부 확인 후천성면역결핍증 감염 확인
임신 중기 2주 1회(월 2회) 8~9개월 / 29~36주	소변검사	당뇨 확인 고혈압성 질환, 단백뇨, 부종 확인 무증후성 세균뇨 확인
임신 후기 1주 1회(매주) 37주~ 분만 전	X-선	태아에게 미치는 영향이 크므로 필요시에만 실시
	보건교육	태아 성장에 따른 건강관리 방법 설명

호흡유지	최우선적으로 호흡 확보(산소공급, 보조적 인공호흡기) 호흡부전 조기징후: 비익호흡, 호기성 후두음, 늑간, 흉골, 쇄골 주위 함몰 산소부족: 입주변, 전신이 푸르스름하고, 말단 청색증이 심해짐
체온유지	① 최소한의 목욕 ② 보육기 사용 ③ 통풍 최소화 ④ 미리 아기용품 따뜻하게 유지 실내온도: 24~26.7℃ (일반 신생아실보다 수치가 조금 높음) 아기체온: 36.4~37.2℃ 실내온도: 24~26℃ 습도 55~60% 습도: 50~60% 보육기 내 온도: 30~32℃(무균관리: 감염위험, 손상, 피로, 열손실 방지) ·2시간 마다 체위변경 ·보육기 하루 1번 청소, 2시간마다 점검(소독수 O / 크레졸 X) ·호흡이 빠르고 불규칙해서 기도 확보를 위한 흡인 ·황달, 기형, 경련, 구토, 설사 등 증상 확인하고 처치 **[한랭 스트레스]** 쉽게 열이 소모되어, 저산소증, 대사성산혈증, 저혈당증, 무호흡과 사망 초래
감염방지	철저한 손 씻기 및 가운은 환자 간호 시마다 바꿔 입기 질환이 있으면 신생아 중환자실 접촉 금지 모든 의료진 무균법 신경 쓸 것 테이프, 전극제거 시 피부손상 위험 주의 알칼리성 비누 및 유연제 사용한 목욕 X
영양공급	미숙아의 성장 지표는 체중 연하, 구토반사 미숙(기도흡인 폐렴 위험), 작은 위, 미약한 복부근육, 제한된 영양소 저장능력, 미숙한 소화 등이 문제 위관영양 또는 정맥주입 호흡도 힘들어하는 미숙아
수분	피부 미성숙 및 체중에 비해 큰 체표면적, 피하지방 부족 등으로 수분 상실 위험 광선요법, 방 온도증가, 혈액 상실 등 수분 손실 전해질을 고려하여 충분히 수분 보충: I/O 수분섭취 시 배설량 잘 체크
수유	튜브 삽입 및 제거, 체위, 속도 등 관찰 무균법을 적용하여 수액줄이 꼬이지 않도록 필요시 억제법 적용 위관영양 동안 노리개 젖꼭지를 빨게 하면 소화도 돕고, 빠는 욕구도 충족 젖병수유는 만삭아보다 느리고 질식위험이 있어 천천히 먹이면서 잦은 트림 유도
목욕	미숙아는 물 목욕 금지: 부드러운 수건에 물을 묻혀 몸 전체 닦아주기 2.5kg 이상은 물 목욕 가능: 짧은 시간(5~10분 내) 마치고 빨리 물기를 닦고 보온

고위험 신생아 생리적 합병증

고빌리루빈 빈혈증	혈액 중 빌리루빈이 지나치게 축적: 생리적 황달이 심하고 오래감 피부, 손톱, 공막에 잘 나타남 용혈성 질환, 간의 능력장애, 당뇨성 산모 아기 등 **용혈성 질환에서 위험 수준일 경우 교환수혈**	**광선요법: 영아 피부 강한 형광빛 노출** 빛은 빌리루빈을 배설하기 쉬운 형태로 변환 자주 체위를 바꾸어 모든 부위가 빛에 노출되도록 안대로 눈에 빛 노출 방지 생식기 보호: 기저귀 채우기 자주 체온 측정(옷을 벗고 있어서) 설사 및 잦은 배변: 피부를 깨끗하고 건조하게 유지
초자양막증 (특발성호흡장애 증후군)	폐포를 팽창시키는 계면활성제 부족 >폐성숙 미숙 > 호흡곤란 빈호흡(80~120회/분) 호흡곤란: 현저한 늑골하 함몰, 비익호흡, 청색증	**산소공급: 산소요법, 인공호흡기** 산-염기 균형 수액공급 적정 체온 유지, 저혈압 방지, 필요시 계면활성물질 투여
수정체 후부 섬유증식증	망막 유리체(초자체)에 혈관 과잉성장 > 실명 고농도 산소 장기 흡인 시 발생	**산소 농도 30~40% 유지** **100% 산소 X**
신생아 경련	비가역 뇌손상 위험으로 응급상황 저산소증, 두개 내 출혈, 감염, 저혈당증, 저칼슘혈증 등 눈 깜박이기, 안구회전, 눈꺼풀 떨림, 빨거나 씰룩거리는 행위 사지 강직자세, 무호흡, 청색증, 침흘림	**항경련제 투여 및 기도 유지**

아동간호

영아	대상: 1 ~ 12개월 어린이
	생후 1년 동안 성장이 가장 빠르고 급진적인 시기

신체기관의 성숙

호흡기계 ★	**복식호흡** **짧고, 곧고, 넓은 유스타키오관(중이관=이관)** > 인두에서 중이로 감염이 쉽게 발생	순환기계	심박동률이 신생아에 비해서 느려짐 좌심실 펌프 기능 증가로 수축기압 증가 / 이완기압도 서서히 증가 *혈압도 신생아보다 낮고 안정적*
조혈계	생후 5개월 : 태아형 헤모글로빈 생후 6개월: 성인형 헤모글로빈 생성 및 증가 생후 2~3개월: 생리적 빈혈(적혈구 교체로) > 헤모글로빈 생성을 위해 철분공급 필요	소화기계	생후 3개월까지 소화과정 미성숙 생후 1년말 영아: 하루 3번 식사, 잠자기 전 우유 한병 마시기 가능 설사, 구토를 많이 하면 쉽게 탈수에 빠질 위험 *소화기계가 신생아보다 발달*
체온조절	생후 6개월동안 지방조직 축적: 열 소실 차단 및 보존	체액조절	세포외액 비율이 성인보다 높아 **체액 손실이 높고 탈수가 잘 일어남**
시청각	6개월까지 사시처럼 보이다가 양안 고정이 가능 7~9개월: 깊이에 대한 지각 시각 *가장 발달이 늦은 감각 시각* > 높낮이 인식이 없어 추락사고 위험 조심 > 청각은 성인 수준으로 발달	미세운동	3개월 : 반사형태로 잡는 운동 > 수의적 운동으로 발달 5개월: 물체를 잡기 시작 *딸랑이 같은 장난감 추천* 6개월: 손으로 조작하는 기술이 늘게 됨 7~9개월: 콩 같은 작은 물체 집기 / 11개월: 정교하게 집게처럼 잡기
전체운동	목 가누기 : 생후 3개월 뒤집기: 생후 5~6개월	앉기: 6개월 기기: 7~8개월	서기: 8개월 도움받아 서기 / 10개월 홀로 서기 걷기: 12~14개월 혼자 걷기

영아기 정신발달	발달 시기		프로이트- 성심리적 발달	에릭슨 - 사회 정서적 단계별 발달 과제
	0~1세	영아기 / 구강기	구강활동 중점(물고, 빨고, 씹고) > 성격발달 영향	신뢰감 - 불신감 *아동간호 서론 참조*

언어발달	생후 2~3개월: 옹알이 시작 생후 4~6개월: 마, 무, 아, 디 음절 소리 생후 10개월: 빠이빠이, 까꿍 생후 12개월: 엄마, 아빠 *언어 및 지능 발달 시기*	놀이	생후 3개월: 딸랑이, 종, 모빌 등 간단히 잡을 수 있는 것 3~6개월: 입에 물기 좋은 천, 부드러운 블록 등

영아의 건강증진
가장 성장이 빠르기 때문에 충분한 영양공급이 되어야 기능발달과 성장에 지장이 없음

출생 ~ 6개월	**철분** 결핍이 일어나기 쉬운 시기	6개월 ~ 1년 *본격적 이유식*	체중과 신장이 급격하게 성장하는 시기 치아가 나고 물고 깨무는 것에 흥미 모유 및 우유로 부터 부족한 열량 필요

이유식	유동식 → 연식 → 고형식으로 추천, 빠는 반사가 자발적으로 씹기 시작 6개월에는 컵을 사용하여 마시기 시작 및 스스로 과자 먹기도 가능 다양한 음식 제공 및 구강근육을 사용해서 말할 수 있게 자극(**구강근육 자극 → 언어능력 자극**) **이유식을 먼저 주고, 젖이나 우유는 나중에 주기** 다양한 맛, 모양, 향의 음식 제공 및 조미료 금지 너무 단 음식보다 곡류 및 과일, 주스로 대체 철분결핍성 빈혈 예방을 위해 우유 및 탄수화물 과다섭취 조심 **한번에 한 가지씩 제공**: 새로운 음식 추가 시 5~7일 간격 두고 제공(**알러지 체크**) 딸꾹질 : 따뜻한 보리차 주기

일광욕 구루병 예방	비타민 D: 칼슘과 인의 대사에 중요한 영향 자외선 : 비타민 D 합성	> 따뜻한 날씨에 산책(눈은 보호) 오전 11시 이전 / 오후 3시 이후

예방접종

- **선천면역** 인종, 종족 개인특이성
- **후천면역**
  - **능동면역** 항원이 들어오면 **숙주 스스로 면역체 형성**
    - **자연능동면역** 감염병 걸림 > 항체 생성 능력 갖기
    - **인공능동면역** 백신 및 예방접종 후 생긴 면역
  - **수동면역** **다른 숙주 면역체 받아** 면역체 형성
    - **자연수동면역** 초유, 모체, 태반으로 받은 면역
    - **인공수동면역** 항독소, 감마글로불린, 혈청제제

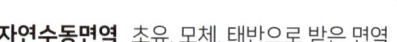
공중보건학 질병 관리 사업 복습

아동간호

유아
대상: 1~3세
독립성 및 자율성이 나타나는 시기 / **2세까지 두위: 뇌의 발달을 평가하는 중요한 지표**

신체기관의 성숙

호흡기계	후하방 당겨서 귀 체온 측정 / 복식호흡 지속 아직도 짧고, 곧고, 넓은 유스타키오관(중이관=이관) > 중이염 및 상기도 감염 흔히 발생	순환기계	호흡수 및 맥박수 감소, 혈압 증가
신장기능	체액 유지로 탈수 위험이 줄어듦	소화기계	대부분 음식 소화 가능 12~18개월: 대변 조절 및 괄약근 조절 16~24개월: 방광 괄약근 조절 및 2시간 이상 소변 보유 가능
운동발달	2세: 계단오르내리기 가능 근육이 뼈보다 빨리 성장하고 특수한 근육 움직임 가능	감각	통각: 고통 및 공포를 기억 시각: 깊이 인식하는 것이 늦어 발을 헛딛는 낙상주의

유아기 정신발달

	발달 시기		프로이트- 성심리적 발달	에릭슨 - 사회 정서적 단계별 발달 과제
	1~3세	유아기 / 항문기	쾌감근원이 항문: 배변 훈련 시기	자율성 - 수치감 *아동간호 서론 참조*

유아기 발달 과제
1. 대소변 가리기 훈련
2. 훈육과 규범
3. 형제 간의 경쟁

대소변 가리기 훈련
· 배변 시간을 잘 관찰하여, 배변 시간 바로 전에 변기 제공
· 간단하고 쉬운말을 사용하여 유아에게 무엇을 기대하고 있는지 알게 하기
· 말로 칭찬하고, 애정을 표시 / 실패 시 벌을 주지 않기 > 성격형성에 영향을 줌
· 벗고 입기 편안 옷으로 입히기
· 장난감 놀이X : 배뇨, 배변 방해
· 변기 10~15분 정도 앉게 하기

지적 발달	사람, 장소, 사건에 대한 상징적인 표현과 사고 가능 사물 분류 및 추론 하는 능력	언어	감정과 리듬을 넣어 소리를 내고 복합적으로 말 표현 가능 18개월 ~ 3세: 어휘력이 빠르게 늘며 문장 구조를 발달시키는 시기
놀이	감각운동 발달, 지적 발달, 사회화, 창조성, 자아인식, 치료적 가치, 도덕적 가치 등을 배움	영양	근육조직 빠른 성장으로 **단백질 요구량이 높음** 매 식사때마다 동일한 식기 사용을 좋아함 > 혼자 먹도록 도와주기
수면	수면 시간이 점점 감소(약 12시간) 좋아하는 인형, 이불(담요) 등으로 불안감 해소		

유아 건강관리(사고예방)

자동차 사고	안전벨트 미착용 및 부적절하게 착용 차 뒤에서 놀지 않도록 하기	익사	욕조, 변기, 수영장, 목욕탕, 호수 등 위험한 곳 못가게 하기 탐색과 조사 욕구가 강하지만 물에 빠지면 혼자 못나옴
화상	뜨거운 물, 전열기, 양초, 음식 등 많은 요인 아동에게 화상사고는 치명적	중독	독성물질 먹는 것 주의(부적절한 보관이 원인) 모르는 약을 먹은 경우 빨리 토하게 하거나 병원으로
낙상	난간 올리기, 계단 칸막이, 문닫기, 끈신발 대신 찍찍이 신발로 사전에 낙상 예방	흡인과 질식	과일속 씨, 생선가시, 껌 등을 잘 삼킴 못, 단추 등 위험한 물건 잘 치우고 사전에 아이 교육 질식 시 응급대처요령을 알고, 위험요인 미리 제거
신체손상	칼, 가위는 날카로운 쪽이 얼굴 반대로 향하도록 교육 유리 구조물 근처 공놀이 금지	예방접종	12~15개월 사이: MMR(홍역, 볼걸이, 풍진) 3세: 일본뇌염 및 독감 예방 주사 *모자보건 예방접종 표 참고*
치아관리	충치 및 치주질환 원인: 플라그(치석 제거) 칫솔과 치실을 이용한 양치 유치: 깨끗하게 관리(부모의 도움이 필요) 어린 아동은 치약을 삼키기도 하므로 칫솔질할 때 물만 사용 가능		취침시간 젖병 사용 금지 젖병에 우유, 주스 대신 물을 넣어주기 첫 번째 이가 나면 치과 검진받기(유치 모두 나는 30개월까지)

아동간호

입원 아동 건강관리

입원아동 분리불안 문제 ① 아동이 좋아하는 인형, 이불 같이 주기   ② 같은 간호사가 돌보기   ③ 병실을 가정같이 꾸며주기

억제 환아	안전하고 편안한 자세로 억제 시 부모의 동의와 결정 같이 참여	격리 환아	감염성 질환의 짧은 격리 가운과 마스크 착용, 손 씻기, 방문자 지침 등 설명
발열	구강체온 38℃ / 직장체온 38.8℃ 이상 해열제, 탈의, 방온도 낮추기, 해열제 등 미온수 스펀지 목욕(복부 제외: 복통, 설사 유발)	탈수	체중감소, 얼룩덜룩한 피부, 근육 긴장도 감소, 소변배설량 감소 점막건조, 저혈압, 심한 빈맥, 대천문 함몰 등의 증상 경구적 / 비경구적 충분히 수분 공급
경련	경련 동안 분비물 제거(흡인기) 목 주변 옷을 느슷하게, 측위로 타액 입으로 흐르도록 외상 방지 작은 담요를 머리쪽에 대주기		
변비	3일 이상 변을 보지 않았을 때 변비로 규정 식사습관 관련: 섬유질, 수분양 증가 관장액 주입 후 항문을 2~3분 막고 나서 변기를 줌	[관장액] ·영아 240 ~ 280mL ·아동 250 ~ 500mL ·성인 750~1,000mL	[관장튜브] ·영아 2~3 cm ·아동 5~7.5 cm ·성인 7~10 cm

아동기 감염성 질환

공중보건학 질병관리사업 참고

홍역	[전구기/카타르기] **코플릭반점**: 입속에 좁쌀 같은 희고 작은 수포 [발진기] 얼굴 홍반성 구진 및 가슴에 발진 시작	소양증치료: 전분목욕, 칼라민로션, 증조수목욕(중탄산나트륨) 손톱 짧게
유행성 이하선염	볼거리: 이하선이 붓기 시작(비말감염)	귀밑 침샘이 부음: 부드러운 음식 주기 종창증상 완화 시까지 격리: 바셀린, 올리브 오일 튼살 방지
풍진	전구기부터 발진(비말감염)	대증요법: 격리 및 항생제 투여로 합병증 방지
수두	구진 - 수포 - 가피 한번에 나타남 가려움이 심하고 반흔 형성할 수 있음	소양증치료:전분목욕, 칼라민로션, 중조수목욕(중탄산나트륨) 손톱 짧게**(알코올 사용 금지)**
디프테리아	코, 인두, 편도, 후두 등 호흡기에 **흰색 위막 형성**: 호흡곤란 합병증: 심장마비, 신경염, 근육마비, 심근염	항생제 치료, 디프테리아 항독소 호흡기 유지를 위한 기관절개세트 준비 (염증성 위막으로 호흡, 기도 폐쇄 위험)
백일해	독특한 기침을 100일간 함(경련성 기침 - 밤에 더 심함) 합병증: 폐렴, 기관지염 등	카타르기에 전염 가능성이 가장 높음 항생제 및 구토 방지를 위해 소량씩 음식 투여
파상풍	상처를 통해 직접, 간접 전염되며 근육경련이 사지로 퍼짐 [파상풍 3대 증상] · 아관긴급(턱이 안 움직임) · 후궁반장(척추가 휘고) · 조소(얼굴 비대칭)	파상풍 항독소, 파상풍 면역글로불린 주사 경련 시 조용하고 어두운 방에 두어 근육 강직 감소 후두 경련 = 호흡마비 주의 연하곤란 및 분비물로 인한 질식 주의

노인간호

노인의 정의	노인복지법 및 생활보호법: 65세 이상을 노인으로 정의 · 건강수준 및 의료수준 향상
	· 2008년부터 노인장기요양보험제도 실시 · 급성 전염병 감소, 만성질환 증가 > 평균수명 증가

노인보건 복지시설	노인**주거**복지시설	양로시설, 노인공동생활가정, 노인복지주택
★	노인**의료**복지시설	노인**요양**시설, 노인**요양**공동생활가정
	노인**여가**복지시설	노인복지관, 경로당, 노인교실
	재가**주거**복지시설	방문요양**서비스**, 주·야간보호**서비스**, 단기보호서비스, 방문목욕서비스

노인장기요양보험	장기요양보험 가입자 및 그 피부양자 또는 의료급여수급권자 중 65세 이상 노인 또는 65세 미만자로 노인성 질병을 가진 자(치매, 뇌혈관질환 등)	
	재가급여	방문요양, 방문목욕, 방문간호, 주·야간보호, 단기보호, 기타 재가급여 등 본인일부부담금 15%
	시설급여	요양에 필요한 시설, 설비 및 전문인력이 있는 **노인의료복지시설 등에 장기간 입소** 본인일부부담금 20% (노인요양시설, 노인요양공동생활가정 등) 주의: 요양병원 입원은 노인복지와 상관 없음
	특별현금급여	가족요양비: 요양시설이 없는 도서벽지 지역에 지원되는 현금급여 노인장기요양은 의료보장제도이나 특례요양비: 비지정시설 서비스에 대한 특례요양비 예외적으로 드물게 현금 급여 요양병원간병비: 노인요양병원 입원 대상자

노인건강문제	·개인별 건강 상태 차이가 큼	노인 발달과업	·신체건강과 힘의 쇠퇴 적응하기
고혈압, 관절염, 당뇨	·노화현상과 질병의 구분이 뚜렷하지 않음		·은퇴 및 수입감소 적응하기
	·여러가지 만성질환이 복합적으로 나타남		·배우자 사별 적응하기
	·건강 외 사회심리적 문제도 원인		·동료 노인과의 관계 형성 및 사회적 역할에 적응
	·약물대사가 늦어 혈중농도가 쉽게 상승(축적 작용)		·만족스러운 주거환경 정비

신경계	노화과정에서 신경세포 퇴화 단기기억 감퇴 / 장기기억 대체로 유지 낮수면시간이 길어지고, 깨어나는 빈도 증가	규칙적인 생활과 운동, 일정한 수면습관 유지(잠자기 전 운동, 수면제 복용 X) 과도한 카페인, 알코올, 담배 및 밤에 수분섭취 제한 노년기 우울증 예방: 고립노인 행동강화 방문간호서비스
순환기계	맥박수 변화 없거나 약간 감소, 수축기 / 확장기 혈압 증가 심장판막 및 판막 입구 석회화 관상동맥경화에 의한 협심증 및 심근경색 위험	무리하지 않은 운동 규칙적으로 30~60분 지속 기름진 음식, 담배 피하기 혈관의 경화성 변화는 뇌졸증의 원인
호흡기계	기침반소가 감소, 이물질 배출 기전 약화 폐포 기능 감소	코로 숨을 들이마시고 입을 오무려 천천히 내뱉음(호식을 흡식의 2배로) 호흡기계 감염 조심
소화기계	분비, 흡수, 연동운동의 감소: 변비 발생 간의 크기는 줄지만 기능은 영향을 받지 않음 소화액 및 효소분비 저하로 소화기능 감소	규칙적인 식사, 충분한 섬유질 및 수분 섭취 & 운동 단백질, 칼슘, 비타민 C 충분히 섭취
근골격계	척추 추간판이 얇고 간격이 좁아짐, 척추 압박 & 키가 줄어듦 골절, 낙상, 관절염 주의: 허리 굽고 체중의 중심이 앞으로 이동	골다공증 발생: 골밀도를 높이거나 조깅이 도움 퇴행성 관절염: 수영이 도움(관절 체중 부하 ↓)
비뇨기계	네프론 수 감소 및 방광 능력 감소(500cc→250~300cc) 요실금 및 야뇨증, 비대해진 전립선으로 폐뇨	요로감염 주의 밤에 수분 섭취 X : 야뇨증으로 수면장애 방해 방지
생식기계	여성: 에스트로겐 결핍으로 질의 염증 및 감염 증가	정액량은 감소해도 정자 활동은 지속되어 90세 노인도 생식능력이 있음
내분비계	기초대사율 감소 및 호르몬 변화 : 갱년기 장애 인슐린 분비 저하	정상체중 유지 식이 요법, 운동요법
피부	주름 증가: 피하지방층이 줄고 표피가 얇아짐(건조한 피부) 손톱, 발톱 두꺼워지고 잘 부서짐	노인성 갈색 반점 생김 > 장기간 태양 노출 금지 알코올 사용 및 매일 목욕 금지: 주 1회 권장 및 베이비오일 사용
감각기계	시각: 백내장(수정체 불투명), 녹내장(안압상승), 시력감소 청각: 고음감지장애 및 청력감퇴 미각: 짠맛, 단맛 감지 떨어짐, 신맛, 쓴맛 증가 촉각: 온도식별 저하, 통증 둔화(사고주의)	간접조명, 구분 쉬운 대비색 사용, (이거저거) 지시대명사 사용 X, 시계방향 설명 보청기 입력 크게, 출력 낮게 사용, 말을 또박또박 천천히 낮은 음으로 미각 후각 감소로 식욕감퇴 > 균형잡힌 식단 섬세한 운동 능력 감소, 좀 더 강한 자극으로 만지도록 교육

노인간호

노인과 의사소통

노인경시와 노인학대: 노인보호 전문기관에 신고(신고 의무자: 간호사, 사회복지사, 요양보호사, 사회복지전담공무원 등)

방임: 부양의무자로서 책임·의무를 의도·비의도적으로 거부 불이행 = 의식주 및 의료를 제공하지 않는 행위

자기방임: 노인 스스로 자기보호에 관련된 행위를 포기해 스스로 위험해지는 상태 *깨진 안경, 계절에 맞지 않는 옷*

유기: 보호할 사람이 보호받을 사람을 보호하지 않는 상태로 방치하는 일

최근 일은 잘 기억못하지만 과거는 비교적 쉽게 기억: 즐거운 과거 회상

한 가지 정보를 반복적으로 가르치고 학습속도 늦추기

[의사소통]
- 노인에게 자신을 소개하며, 입과 눈을 볼 수 있도록 눈높이에서 대화
- 분명하고 또박또박 천천히 말하기 / 크고 낮은 톤으로 대화(모든 노인이 청력장애자 X 고음을 듣기 힘들어 함)
- 비언어적 실마리 제공(질문), 듣고 이해할 시간을 줌
- 한번에 한 가지씩 질문하며, 자유롭게 말하는 도중 방해하지 말 것
- 노인의 손, 어깨를 부드럽게 어루만지며 지지해주면 좋음

노인에게 흔한 상해

낙상	넘어짐, 미끄러짐, 주저 앉음 등으로 낙상 노인 낙상은 골절 등 심한 상해로 이어지기 쉬움	· 카펫 가장자리 테이프로 고정, · 바닥 전선 정리 · 보조등, 야간등 설치 · 욕조 변기에 손잡이 설치 · 어질러진 물건 즉시 치우기	· 침대 난간 올리기 및 높이 조절 · 신체보호대(억제대) 사용 피하기 · 목발, 지팡이, 보행기 끝 마모여부 검사 · 취침 전 수분, 알코올, 커피 섭취 제한(야간배뇨예방)
화상	화상으로 인한 사망률이 젊은이보다 높고 정도가 심함 뜨거운 물, 불, 전기로 인한 화상 예방 전략 세우기(환경 교정, 화재경보기, 환경안전 점검 등)		
교통 사고	65세 이상 노인 운전자는 인지 및 조절능력(거리, 명도) 저하로 야간운전 피하기		

노인성 질병

노인간호 4대원칙
1. 인간에 대한 이해 필요
2. 개개인 노인에 맞는 개별적 접근
3. 예방적 관점 중요성: 건강회복이 느려 노화진행을 막는 예방이 중요
4. 팀워크 중요성: 다양한 분야의 팀이 접근하고 지원(의료, 복지, 보건 등)

치매 ★	기억장애, 언어장애, 인지장애, 정신장애(운동장애 X) 인구고령화에 따라 사회학적, 보건학적으로 큰 문제 치료책은 없고, 예방이 가장 최선의 치료책 **[치매대상자 배설 돕기]** 벗기 쉬운 고무줄 바지 / 이동식 변기 사용 야간 섭취를 제한 **[치매대상자 실금대처]** 가능한 옷을 빨리 갈아 입히고 민감하게 반응하지 말 것 **[치매대상자 음식]** 이식증: 배가 불러도 손에 만져지는 것을 무엇이든 먹으려 함 입벌리기 거부, 음식뱉기 등의 행동 시: 이름 부르기, 칭찬 등 도움	**알츠하이머** 대뇌 신경세포 변성과 손실: 주로 인지 및 지능부위로 나타남 부검이나 뇌 생검 시 채취한 뇌조직 검사로만 가능 (반점, 불규칙한 주름, 외상이 많음) 기억력 소실, 학습능력 저하, 주의력 변화, 인지 불능 등 초기 증상 망상: 사람을 도둑으로 오해하거나 배신감을 느낌 **혈관성 치매(다발성경색치매)** 뇌혈관 장애에 의한 치매로 뇌졸증을 1번 이상 경험 마비, 언어장애 등이 나타나며 알츠하이머와 구별이 어렵고 두 가지가 같이 오기도 함 **일몰증후군** 오후, 초저녁에서 밤까지 일어나는 무질서한 인지, 착란 등 행동 낮동안 수면 제한, 커튼으로 빛조절, 가벼운 운동, TV, 방에 불켜기
뇌졸증	갑작스러운 의식상실 및 마비가 나타나며, 남성에게 많이 나타남 출혈, 경색, 색전에 의해 뇌 혈류공급 차단 → 해당 부위 산소공급저하 → 뉴런기능정지 → 세포에 Na 성분 증가 → 수분유입 부종 → 부종이 혈행 합박 → 허혈성 병소 확대 → 조직괴사 운동신경장애, 실독증, 실인증, 실어증, 시야 흐림, 두통 등 반응	기도 확보 및 두개내압 조절 욕창 방지를 위해 자주 체위변경 및 마사지 연하곤란 시 반고형 음식 제공 일반적인 의사소통 적용(간단하게, 한번에 한 가지 요구, 짧은 문장) ROM 관절가동범위 운동은 적어도 하루 4번 실시 **재활간호는 급성기 때부터 시작 > 후유증 최소화** **경색의 원인이 되는 질병 치료가 더 중요**

노인간호

파킨슨병 ★

신경계 퇴행성 증상 - 파킨슨병 3대 증상
- 안정 시 진전(덜덜 떨기)
- 근육 경직(톱니바퀴형 강직, 근육 수축/이완이 교대로)
- 운동완서(느리게 움직임)

[증상] 근육경직, 표정없는 얼굴, 떨림, 느린 보행 등

[치료]
중뇌 깊이 위치하고 있는 흑색 **도파민**(신경전달물질) 작용성 세포 상실
→ **도파민 부족을 교정하는 방향으로 치료**

- **운동장애**: 치료사에게 운동 훈련받기 / 보조기구 사용하기
  스스로 운동할 수 있도록 돕기(무조건 다 해주는 간호 X)
- **투약**: 환시를 경험, 도파민보충제(레보도파, 카비도파) 복용 시
  고단백 식이, 알코올, 비타민 B₆는 약의 흡수를 방해하므로 삼가
- **수면**: 일찍 일어나므로 수면시간 부족, 수면장애로 인한 낙상 주의

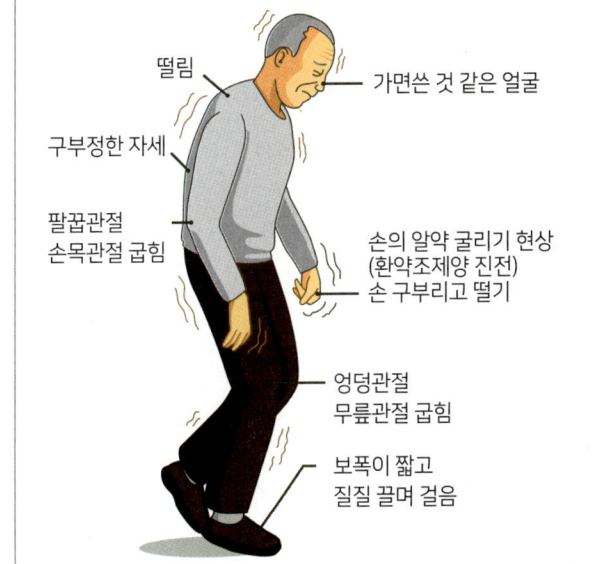

요실금

불수의적인 소변 배출현상: 대인관계 위축, 우울, 자존감 저하 등 문제

절박요실금	변기에 도달하기 전에 지리는 경우
복압요실금	기침, 감기, 큰 웃음으로 지리는 경우(화장실 제때 가는 법 어려움)
기능성 요실금	신체장애로 화장실 가기가 힘들어 지리는 경우
범람실금	소변을 못봐서 소변이 넘쳐, 자기도 모르게 지리는 경우

요실금 간호
- 방광재훈련: 배뇨간격 늘리기
- 케겔운동: 골반 저부 근육운동
- 커피, 콜라 섭취 제한
- 피부 간호 및 도뇨, 기저귀 또는 고무포 사용

노인 약물관리 ★

노인들은 진료시간은 짧고, 약물은 더 많이 처방하는 경향이 있음
약물로 인한 부작용 주의 및 안전한 투약이 필요
- 정확한 양, 시간 복용방법을 지키도록 지도
- 투약 사고 방지: 약 안헷갈리게 처방(뚜껑 모양 다르게 등)

- 체내 약물 축적 쉬움(성인의 1/2~1/3 투약)
- 여러 약제 처방 시 약물 상승작용 / 길항작용 일어나기 쉬움
- 배설지연으로 부작용
- 약물 혈중농도 증가 시간 지연(효과, 부작용 늦게 발현)
- 수술 전 투약 성인보다 일찍 준다(아트로핀 등)

- **흡수** 노인 장내 흡수율이 떨어짐
- **분포** 체지방 증가, 수분감소: 수용성 약물의 흡수 감소, 지방 친화성 약물 흡수 증가
- **대사** 노화로 간의 약물대사 저하
- **배설** 신장 혈류량 및 사구체 여과율 저하로 약물 배설이 지연됨

아트로핀: 부교감 억제제로 타액 분비를 억제

경구약	바르게 복용하도록 지원 투약 후 관찰 및 부작용 조기발견 대응	**[자기관리 어려움]** 손가락 마비 및 손가락 관절 문제로 손을 못쓰는 경우 시력장애로 약물 구별이 어려운 경우 이해력 부족으로 여러번 설명을 해도 이해가 안 되는 경우 약을 마음대로 조절하거나 없애는 경우(치매 등)
좌약	해열, 진통, 소염, 변통의 목적으로 사용 배변 상태 확인 및 도움을 줄 때 프라이버시 지키기	바른 삽입법 알려주기 삽입 후 1분 이상 참고 누워 있기
주사약	노인 모르핀 금지(호흡 중추 억제제로 1분 12회 이하 서호흡 투약 금지) 약물 부작용 등 관찰(디곡신: 맥박 체크 등)	
외용약	피부 건조, 소양감으로 연고나 크림을 바름 피부 오염 시 씻고 도포 주름 부위는 완전히 도포하여 남아 있지 않도록 주의 > 주름부분에 약이 있으면, 깨끗이 닦아낸 후에 반복 재도포 자신이 바를 수 있는 범위는 손 씻고 스스로 바르고, 손이 닿지 않는 부위만 도움받기	
점안	시력장애 및 손떨림으로 스스로 점안이 어려울 수도 있음 앙와위에서 하는 편이 안전 스포이트 끝이 눈에 닿지 않도록 주의 점안 후 좌/우 각각의 솜으로 닦기 안저검사를 위해 산동약을 점안한 경우: 시력 회복 때까지 안정 취하기	

응급간호

응급간호 생명구조 또는 이차 합병증 발생을 막는 **즉각적이고 임시적인 환자 처치**

응급환자 즉시 필요한 응급처치를 받지 않으면 생명 보존이 어렵거나, 심신상 중대한 위해가 초래될 것으로 판단되는 환자

응급처치 응급환자에게 행해지는 기도확보, 심박동 회복 및 기타 생명 위험 증상 악화 방지를 위해 긴급하게 필요한 처치

응급의료 생명 위험을 회복하기까지 과정에서 응급환자에게 행하는 상담, 구조, 이송 및 진료 등 모든 조치

응급의료종사자 응급의료 제공 업무에 종사하는 의료인과 응급구조사

1급: 대학 응급구조학과 졸업자 / 2급: 응급구조사 양성기관 교육 / 보건복지부장관 시험 자격인정받기

응급의료서비스체계 국가 또는 지방자치단체 응급의료체계: 응급의료통신망 설치, 운영 및 구급차 확보

1. 병원전 처치체계 →	2. 이송단계 →	3. 병원진료 단계	통신체계
응급환자 신고 · 구급차 즉시 출동, 구급처치, 병원선택 · 신고체계, 현장처치, 이송병원 선정 정보관리	현장에서 이송하는 단계 · 이송 중 응급처치 · 구급차↔병원↔현장 통신연결	병원에 이송되어 의료진에게 전문 진료를 받는 단계 · 진료인력, 시설, 장비 필요	유무선 통신망으로 구급차, 현장, 병원을 잇는 중요한 역할

응급구조와 응급처치

1. 현장조사
- **현장 안정성 여부**: 특별한 경우를 제외하고, 환자를 움직이지 말 것
- **현 상황 원인 파악**: 환자가 무의식일 때 주변 단서(깨진 약병 등) 찾기
- **다른 환자 유무**: 보이지 않는 곳에 무의식 환자나 다른 환자 있는지 찾기
- **주위사람 연계**: 현장에 있던 다른 사람들에게 정보 얻기: 사고원인, 환자 과거병력, 처치 도움여부, 신고여부

2. 환자 1차 기본조사
- 의식확인 - C(순환) - A(기도유지) - B(호흡) ┐ 필요시 **지체 없이 심폐소생술**
- 외상환자: D(장애), E(노출) 추가 확인 ┘

3. 응급의료서비스기관 도움 주변에 사람이 있으면 도움 요청 전화 / 구조자는 빠른 처치할 것
- · 응급상황 발생 지역 · 현장에서 받을 수 있는 전화번호 · 부상자 수 · 실시하고 있는 응급처치 내용
- · 전화거는 사람 신원 · 응급상황 내용 · 환자 상태(발견시간, 증세) · 필요한 응급처치 도구

4. 환자 2차 조사 생명 위협은 아니지만, 응급처치가 없을 시 문제가 될만한 증상 또는 부상 조사
- · 환자 활력징후 체크(10분마다) · 환자 머리부터 발끝까지 손상 유무 조사
- *머리→코→눈→가슴→복부→골반→팔다리→척추 등*

트라이아제 응급환자 분류 및 처치 우선순위

긴급환자 🟥 **1: 생명이 위독하여 빠른 처치 필요, 구명가능성이 있는 상태**
- · 상기도폐색, 심한 호흡곤란 및 호흡정지
- · 심장마비 순간의 인지된 심정지
- · 기도화상 동반한 중증 화상 or 안면화상 or 50% 이상 2~3도 신체화상
- · 경추손상의심
- · 대량출혈(수축기 혈압 80mmHg 이하 쇼크)
- · 혼수 상태 중증 두부손상
- · 개방성 복부열상 및 골반골절 동반 복부손상
- · 심장병, 지속적 천식, 경련, 인슐린쇼크, 저혈당 등

응급환자 🟧 **2: 당장 위독한 상태는 아니지만 조기 처치가 필요한 상태**
- · 중증화상 · 경추 이외 척추골절 · 중증출혈 · 감전화상 · 안구돌출성 외상 · 다발성 골절

비응급환자 🟩 **3: 구급으로 이송할 필요가 없는 경상의 상태**
- · 소량출혈, 탈골, 동상, 정신과장애, 경증열상, 단순골절, 경증화상, 타박상

지연환자 ⬛ **0: 사망 또는 구명 불가능**
- · 두부나 몸체 절단, 사망자, 심폐소생술 효과가 없다고 판단

응급처치 기본원칙 ⭐

- · 안전한 곳으로 이동
- · 우선처치 순서: **호흡정지 → 심한 출혈 → 중독 → 골절 및 외부 상처**
- · 머리손상: 의식 상태 점검
- · **목, 흉부 개방창상: 막아서 공기가 혈관, 폐에 들어가는 것 방지**
- · 척추손상의심환자: 앙와위 고정 이송
- · 골절환자: 상처보호 → 부목 → 이송
- · **내장이 튀어나온 경우: 무릎을 세우고 거즈에 생리식염수 적셔 덮기(억지로 내장 넣기 X)**
- · **절단부위**: 멸균거즈 방포에 싸서 **비닐주머니에 넣어 얼음 있는 곳**에 넣기(직접 닿게 X)
- · 의식없는 환자, 두부손상, 복부손상, 내출혈, 심한 출혈 환자: 물 음료 금지(질식위험)
- · 병원이송 시: 현장의 **모든 환자정보 기록 전달**(전화로 직접, 환자 옷·손목에 정보 달기)
- · 이송 시 운반기구 선택은 예후에 영향을 주므로 신중하게
- · 현장에서 상처를 보여주거나 설명하지 말 것, 사람들의 접근 막기

응급간호

응급처치 4단계

1. 기도 유지
- 의식없는 환자 기도 유지 실시
- 앙와위에서 머리를 뒤로 젖히고 턱을 들어올리는 방법
- 기도 내 이물질 유무 확인 및 제거

2. 지혈
심한 출혈 쇼크의 원인: **동맥성 출혈 즉시 지혈처치** > 병원이송(50% 이상 출혈 사망위험)

1. **직접압박법**: 심한 출혈 시, 손바닥으로 출혈부위 압박, 압박붕대를 단단히 감으면 더욱 효과적 > 거상(심장보다 높게 두기)
2. **국소거상법**: 출혈부위를 심장보다 높게 하여 출혈량 감소 *거상: 심장보다 높이 올리기*
3. **지압법(지혈점 압박법)**: 출혈부위 상위 부분 동맥을 눌러 지혈
4. **지혈대 사용**: 사지 대출혈 시 최후로 사용하는 방법으로 괴사 절단 위험 있어 조심
   - 지혈대 적용 후 표식 눈에 띄게 부착(지혈대 00:00 적용 - **20분 이상 되면 잠시 풀기**)
   - 5cm 폭의 면천을 접어 사용(**실, 새끼줄, 고무줄 철사 등 사용 X**)
   - 출혈이 멎지 않으면 수술 위험: **물, 음료 등 먹을 것 금지**

3. 쇼크예방 ★
쇼크는 질환이 아닌 여러 원인에 의해 나타나는 비정상적 순환 상태 *심인성: 심장에 문제 / 출혈성: 혈관 문제, 심한 혈관이완=저혈압*
- **증상**: 창백한 피부, 심계항진(심장 빨라지고 중심 정맥압 ↓), 차고 축축, 발한, 약하고 빠른 맥박, 저혈압
- 처치: 하체를 상승시킨 **변형된 트렌델렌버그(트렌델렌부르크) 체위** / 두부, 흉부 손상 시 상체를 약간 높이기
- 체온이 떨어지므로 **담요 등으로 체온 보온** *직접적으로 뜨겁게 X : 보상기전으로 혈관 수축 방해*
- 복부손상, 무의식 환자, 심한 출혈환자, 수술환자 등은 금식

4. 상처보호
- 상처가 깊지 않으면 깨끗한 물로 씻어주기
- 혈액 응고 부위라면 떨어지지 않도록 함부로 만지지 말고 자극 금지

응급환자 운반
응급처치를 마친 환자: 더 이상의 손상을 예방하기 위해 안전하고 신속하게 운반
- 침대에 단단히 고정
- 수시로 활력징후 측정 및 상태 관찰

심폐소생술 ★
인공호흡과 인공순환을 시도하여 **심장과 뇌에 산소 공급**하여 **조직손상 최소화**

1. 의식확인 & 신속한 신고
환자에게 접근하여 "눈 떠보세요", "여보세요" 하며
어깨를 살짝 두드려 의식 상태 확인
반응 X 의식없는 것으로 판단 > 119 도움 요청(제세동기요청)

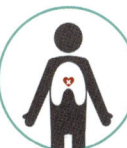

2. 자세교정
환자를 딱딱하고 평평한 바닥에 눕혀 앙와위를 취하게 함

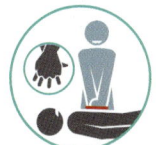
Chest Compression

3. 흉부압박
흉골 아래 1/2지점
손꿈치로 압박, 팔은 곧게 펴 체중을 실어 실시

소아 의료인 2인 구조 *소아는 검지,중지 /*
흉부압박:인공호흡 15:2 *중지,약지 흉부압박*

	흉부압박	분당횟수	흉부압박:인공호흡 비율	
성인	5cm	100~120회	1인 구조: 30:2	2인 구조: 30:2
소아	4~5cm		1인 구조: 30:2	의료인 2인 구조: 15:2

15:1로 헷갈리지 말 것

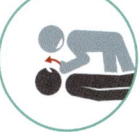
Airway

4. 기도개방
분비물, 이물질 유무 확인 후 제거
머리를 뒤로 젖히고 턱을 올리기
[경추손상 의심]
머리 젖히기 X > 아래턱을 들어올리고 입을 벌리기

Breathing

5. 인공호흡
기도유지 상태 확인 > 코를 엄지와 검지로 막기
구조자의 입으로 환자의 입 완전히 덮기
1초 동안 가슴이 **충분히 부풀어 오를 정도로 숨 불어넣기(2회)**

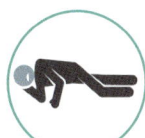

6. 회복자세 *익수자 A(기도) - B(호흡) - C(압박)*
흉부압박 인공호흡 반복 중 환자가 움직이면
호흡회복 확인: 옆으로 돌려 눕혀 기도 막힘 방지하기
정상 호흡X : C(가슴압박) - A(기도확보) - B(인공호흡) 반복

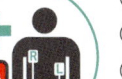
AED 제세동기

7. 제세동기 사용
① 제세동기 전원 켜기
② 패드 부착: 왼쪽 젖꼭지옆 겨드랑이 / 오른쪽 빗장뼈 바로 아래
③ 심장리듬 분석: "분석 중..."이라는 음성지시 나오면 손 떼기
  "제세동이 필요합니다" 메세지 나오면 충전되는 동안 가슴압박
  "환자의 상태를 확인 심폐소생술 계속" 메세지 나오면 심폐소생술 재시행
④ 제세동 시행: 기기 충전이 완료되면 제세동 버튼이 깜빡임
  다른 사람들이 환자에게 떨어진 것 확인 후 제세동 버튼 누르기
⑤ 1회 제세동 시행 후 흉부압박과 인공호흡 30:2로 심폐소생술 반복
  제세동기로 2분마다 심장리듬 반복 분석(구급차 도착 전까지)

```
반응 없는 환자 발견(의식X)
        ↓
119 신고 및 제세동기 준비
        ↓
맥박, 무호흡 또는 비정상 호흡 동시 확인    10초 이내
        ↓
심폐소생술 CAB 시작              가슴압박: 인공호흡
        ↓                       30:2 반복
제세동기사용
        ↓
제세동 필요 ← 심장리듬분석 → 제세동 불필요
   ↓                              ↓
제세동                       2분 심폐소생술
```

응급간호

상황별 응급처치

이물질 제거	이물질에 의한 기도폐쇄는 심폐정지와 의식상실 유발 > 신속하게 제거 **하임리히요법**	
	[의식있는 환자 완전 기도 폐쇄]	**[무의식환자 기도 폐쇄]**
	① 환자에게 말을 할 수 있는 지 물어봄(기도가 완전히 막혔는지 확인)	① 머리와 목을 받치면서 목을 돌려 눕힘
	② 환자가 **기침을 해서 스스로 이물질 제거**하도록 격려	② **복부 밀어올리기법**: 환자 둔부 가까이 무릎 꿇고 복부에 압력을
	③ **복부 끌어당기기법**: 환자 뒤에 서서 양팔로 허리 감싸고 복부 압력 등을 계속 치는 방법과 교대로 사용하기	가하면서 안쪽 및 뒤쪽으로 빨리 5회 복부 밀어올리기
		③ 손가락으로 이물질 유무 점검

출혈	**비출혈(코)**	① 혈액이 기도로 흡인되지 않도록 **머리를 앞으로 굽힌 상태**로 환자 앉힘
		② **압박지혈**: 입으로 숨을 쉬게 하고 코뼈 밑부분을 꽉 막음(코풀기 등 힘이 가해지면 지혈 지연됨)
		③ **찬물 찜질**로 혈관을 수축시켜 지혈 돕기 및 거즈로 막기(입으로 넘어온 피 오심 구토 유발, 삼키지 말고 뱉기)
	두피출혈	① 두개골 골절 가능성 관찰 ② 노인 및 음주자 뇌 손상여부 관찰 ③ 깨끗한 거즈로 압박한 상태로 병원 이송
	뇌손상	뇌손상은 6~18시간 겉으로 증상이 안나타날 수도 있음, 증상이 나타나면 뇌가 상당히 부풀어오른 상태
		증상: 의식의 변화, 오심, 구토, 검은 눈동자 크기가 다름, 귀나 코에서 혈액 또는 뇌척수액 누출, 난폭한 언행 및 행동 등
		① **모든 뇌손상은 즉시 의사 치료를 받는 것이 원칙**
		② 반응이 없는 환자는 확실한 결과가 나오기 전까지 척추손상에 준하여 처치
		③ 기도유지, 호흡, 순환 및 기능 장애 점검
		④ 두피 출혈 시 소독 드레싱으로 압박 / 두개골 골절 의심: 상처 주위를 압박하되 **상처 부위를 직접 압박하지 말 것**
		귀나 코에서 혈액 또는 뇌척수액이 나오면 막지 말 것 : 두개골 압력 상승 방지
		⑤ **머리는 올려주어 뇌압이 오른 것 방지**
		⑥ 구토를 할 경우 부상자를 옆으로 눕히고 목 고정(토물은 흘러나오도록 유지)
	복부 손상	교통사고 등에 의한 출혈 및 장기손상 / 둔상(멍)은 처음에 명확하지 않아 치료시기를 놓칠 수 있음
	배횡와위	**복부 타박상**: 편안하게 측위, **구토에 대비하여 금식**
		복부 관통상: 움직이지 말고, 주변을 충분한 드레싱으로 지혈(**물체는 움직이거나 빠지지 않도록 할 것**)
		내장이 나온 경우: 배횡와위, **멸균 생리식염수에 적신 거즈로 장을 덮기**(장을 다시 속으로 밀어 넣지 말 것, 수술 대비 금식)
	내출혈	위손상 및 위궤양, 폐혈액, 늑골골절 등 인체 내부 출혈 (**위: 어두운 색 출혈 / 폐: 기침과 함께 거품 섞인 선홍색 출혈**)
		① 반듯하게 눕히고 금식 ③ 호흡 곤란 시 상체를 약간 높혀주기
		② 토하거나 기침 시 머리를 옆으로 돌리기 ④ **의식 없는 환자는 옆으로 눕혀, 혈액이 폐로 들어가는 것 방지**
		⑤ 출혈 부위를 정확히 모르면, **더운물주머니 사용 X**

교상	**사람**	입 안에는 다양한 종류의 세균이 많음
		① 출혈이 심하지 않으면, 비누와 물로 5~10분간 압력을 강하게 세척
		② 직접압박으로 지혈 → 멸균드레싱으로 덮어 주기 → 병원이송
	개	광견병은 광견 침속에 독에 의해 전파 → 뇌로 침범(여우, 늑대, 스컹크, 박쥐 및 야생동물 교상도 동일)
		① 비눗물이나 70% 알코올 등으로 상처를 깨끗이 씻고, 식염수로 다시 세척
		② 필요시 광견병 예방접종(광견은 1주일 이내 반드 시 사망하지만 모르는 개에게 물리면 예방접종)
	뱀	뱀의 송곳니를 통해 주입(독사: 색이 아름답고 머리가 삼각형, 윗송곳니가 확실하게 나타남)
		· 국소증상: 송곳니 자국, 부종, 통증, 반상출혈, 사지기능손실, 괴사 등
		· 전신증상: 구토, 오심, 비출혈, 입에서 금속맛 또는 고무맛, 토혈, 동공축소, 객혈, 감각마비 등
		① 독의 투입 여부 확인 → 움직임 최소화 및 물린 부분 부목고정(**심장보다 낮게 하여 독 퍼짐 방지**)
		② **물린 곳 위에 매어 정맥 차단(너무 세게 묶지 말 것)** → 소독칼로 상처 부위 절개(의사에 의해서 시행할 것)
		③ 흡인기로 상처 혈액 흡인 / 입으로 독 빨기 X : 행위자 독에 노출 및 상처 감염 우려
		④ 금식(알코올 및 음식) → **병원으로 신속하게 이송**
	벌	**과민성 쇼크** 주의(48시간 이내 발생): 타는 듯한 열감 통증, 부종, 가려움, **기관지경련, 쇼크, 호흡곤란, 발작**, 무의식 등
		① **피부 침 제거**(손톱, 신용카드, 가위, 칼날 사용 / 핀셋 및 손가락 사용 시 독침 주머니 독이 더 들어감)
		② 얼음주머니를 대어 독소흡수 감소(암모니아, 베이킹파우더 반죽: 독소 중화 / 말벌 알칼리성 독: 식초 또는 레몬주스 사용)
		③ 적어도 30분간 부상자 관찰(**심한 알레르기 반응: 에피네프린 사용**)

응급간호

창상 피부, 점막 등 조직 손상 **출혈 쇼크예방** **감염예방 중요**	폐쇄성 창상	피부가 찢어지지 않았지만, **피부 아래 조직과 혈관 손상**: 부종, 두통, 멍 ① 가벼운 경우 20분정도 찬물 찜질 또는 얼음주머니로 지혈 ② 탄력붕대를 감아 심장보다 높게 다친 부위 두기 ③ 다른 부상 점검 및 감각, 운동, 맥박 상태 관찰: **심한 내출혈 의심 시 쇼크증상 관찰 및 쇼크예방 체위 및 처리**		
	개방성 창상	찰과상	긁힌 상처로 피부 표피층만 다침: 상처 부위를 깨끗한 물에 씻어 이물질 제거 > 항생연고 바르고 드레싱 유지	
		열상	상처가 톱니 모양으로 불규칙하게 생긴 상처, 피부조직이 심하게 찢겨진 경우**(출혈 / 감염 주의)** · 직접압박법으로 먼저 지혈(상처가 깊지 않으면 깨끗한 물로 세척) > 멸균 드레싱 후 손상이 심하면 의사에게 갈 것	
		절상	종이나 칼 등 예리한 물체에 베인 상처 얕은 상처: 깨끗한 물로 세척 후 멸균드레싱 / 깊은 상처: 지혈 후 멸균드레싱 > 의사에게 갈 것	
		자상	· 날카롭고 뾰족한 물체에 찔린 상처: 크기는 작아도 감염되기 쉽다(못 찔림) · 6시간 내 세척 및 무균 드레싱 > 파상풍 위험으로 면역제 투여 · 가시 같은 이물질은 제거 / **깊이 찔린 이물질은 제거하지 말고 드레싱한 채 병원** 이송	
		결출	살이 찢겨서 떨어진 상태, 늘어진 살점이 붙어있기도 하고 떨어지기도 한 상처(출혈 심함) · 떨어지지 않은 조직은 **강제로 떼지 말고 원위치로 보존하여 지혈 > 드레싱 > 붕대고정** · 지혈 시 압박붕대 사용(가능하면 지혈대 사용하지 말 것) · **내장 및 안구 돌출은 원위치시키지 말고 생리식염수에 적신 멸균방포로 덮고 이송**	
		절단상	주로 손가락, 발가락, 손, 발, 다리 등 신체부위가 잘려나간 경우 · 직접압박으로 지혈 부위를 높게 올릴 것(지혈대 사용 시 접합이 어려워짐) · 쇼크에 대비할 것 · 절단 부위를 찾아 부상자와 병원에 가기 · 잘려나간 부위는 청결한 거즈나 방포에 싼다 / 얼음을 채운 통에 넣는다(**드라이아이스 X / 얼음에 직접 접촉 X**) 절단 부위를 차게 하지 못하거나, 6시간 경과되면 접합 가능성 희박(근육은 피 안통하면 4~6시간 기능 상실)	
화상 열 화학약품 전기	1도화상 표피화상	피부 표피의 화상: 피부가 빨갛게 되고 약간 부어오르며, 1주 이내 나음 ① **화상 부위를 찬물에 담그거나 물에 적신 차가운 천**으로 통증 줄이기(냉기는 화상이 깊이 진행되는 것 방지) ② 아스피린 및 이부로펜으로 통증 및 염증 방지 ③ 알로에젤(진통 및 항균효과) 및 보습제로 피부수분 유지 및 피부 벗겨짐 방지(드레싱 X)			
	2도화상 표피화상	피부 진피층까지 손상: 수포 및 진물, 심한 통증 ① **화상 부위 찬물에 담그거나 물에 적신 차가운 천으로 통증 줄이기**(냉기는 화상이 깊이 진행되는 것 방지) ② 아스피린 및 이부로펜 같은 진통 소염제 사용(사지일 경우 거상(높이 들어)하여 부종 예방) ③ 멸균드레싱 및 깨끗한 천으로 상처 감싸기(신경 말단 공기접촉 방지, 상처 및 수분 보호) ④ **수포는 절대 터트리지 말고, 주변 파편도 제거 금지!** 수포가 터지면 화상연고 바르고 드레싱 유지 * 화상부위는 젖은 드레싱 금지: 쉽게 마르고, 범위가 넓으면 저체온증 유발 * 비닐 드레싱 금지: 공기가 통하지 않아 감염 우려 ⑤ 화상부위 **열기가 식기 전 연고, 항생연고, 분무기 등 사용금지**(감염 위험 및 열기 빠지는 것 방해)			
	3도화상 표피화상	피하지방 및 근육층까지 손상된 심각한 화상: 회백색 또는 검은 색을 띠기도 한다 모세혈관 손상으로 화상부위 체액 통하지 않아 건조 / 신경세포 손상으로 통증을 잘 못느낌 ① **건조하고 붙지 않는 멸균드레싱이나 깨끗한 천으로 상처 감싸기** ② 쇼크 방지를 위해 다리를 높이고, 담요나 깨끗한 천으로 보온 * 화상 부위에 붙은 옷을 억지로 떼지 말 것(통증 호소 시 1도, 2도 화상 동반한 것)			
	화상공통	화상부위는 얼굴이 가장 중요, 다음은 손, 발, 생식기 중요 **뜨거운 연기 및 화염 흡인 시 호흡기 화상 초래하여 위험** [호흡기 장애 초래 화상] · 얼굴 화상 · 폐쇄된 공간 화재로 뜨거운 공기 또는 연기 흡입 · 화상환자 호흡곤란 · 화상으로 무의식 상태 · 쉰목소리, 거친 호흡, 기침, 가래에서 그을음 섞인 경우	<화상 체표면적 평가 9의법칙> 얼굴 9% 등 18% 가슴 18% 왼손 9% 오른손 9% 성기 1% 왼다리 18% 오른다리 18%	얼굴 18% 등 18% / 가슴 18% 왼손 9% / 오른손 9% 성기 1% 왼다리 13.5% 오른다리 13.5%	

응급간호

화상	화학약품 화상	약품의 부식성분이 피부에 닿아 진행: 빨리 제거하지 않으면 깊이 진행됨(알칼리성 약품이 산성보다 심한 화상을 유발) ① 흐르는 물로 약품 즉시 제거 : 20분 이상 물로 씻고, 순한 비누로 씻고 헹구기 * 석회 가루는 털어내고 물로 세척: 약품이 물에 닿으면 더 심한 화상 초래) 페놀은 물에 녹지 않아 알코올로 씻고 물로 씻기 ② 약품이 옷에 묻은 경우는 벗겨내기 * 마른 드레싱 사용, 화상 부위가 넓으면 깨끗한 수건으로 감싸고, 병원 이송(약품용기를 가지고 갈 것) * 눈에 약품이 들어가면 20분간 낮은 수압의 물로 씻기(높은 수압일 경우 약이 더 깊이 들어감)	
	전기 화상	전류에 의한 신체 내부 손상(열에 의한 화상 / 섬광에 의한 화상 / 감전에 의한 화상) ① 사고지역이 안전한지 확인 후 플러그 코드 빼고 전원 차단(불가능 시 전기공사 또는 119 연락) ② 환자의 의식 상태, 호흡여부, 순환 상태, 기능 체크(환자가 넘어져 있다면 척추 손상여부 체크) ③ 쇼크에 대비하여 하지를 올려주고, 담요와 옷으로 보온 → 화상전문병원에서 치료 받기	
더위	일사병	고온의 직사광선(적외선)에 노출: 차고 축축한 피부로 땀이 많이남(심부체온 37~40℃) · 시원한 장소에서 수분 및 전해질 투여	[공통간호] ·시원한 곳으로 옮겨 휴식 ·다리를 올려주기 ·옷을 느슨하게 편하게
	열경련	땀을 많이 흘려 염분이 부족: 심한 발한, 근육 경련 · 소금물 또는 이온음료로 수분 보충(수액주사 또는 마시기)	
	열피로	순환성 쇼크 상태: 체온이 정상 또는 약간 높은 상태에서 땀을 심하게 흘림 · 커피 및 강심제(디지탈리스: 서맥체크할 것)를 주어 피의 순환을 돕기 · 다리를 곧게 펴고 올려주기 > 물, 포도당, 식염수 공급	
	열사병	열 조절중추 시상하부 기능 손상: 뜨겁고 건조한 피부, 땀 X, 의식상실, 생명이 위급 · 심부체온 40℃ 이상으로 찬 생리식염수 관장 > 의식이 좋아지면 체온 저하를 막기 위해 중단 · 시원한 곳으로 옮겨 속옷을 제외하고 모두 벗기기 · 머리와 어깨를 높여주며, 찬물을 전신에 묻히고, 선풍기 틀어주기 · 상태 진전과 상관 없이 의사 진료 필요	
추위	동상	1도 동상: 가벼운 청색증, 부종, 발적, 충혈, 가려움, 통증 3도 동상: 수포, 딱딱한 흑색가피, 조직괴사 2도 동상: 수포(동상 녹으면서), 부종, 발적, 흑색가피 4도 동상: 침범 부위 심한 괴사 · 부상자를 따뜻한 곳으로 옮기고, 혈액순환에 방해되는 반지, 의복 제거 · 동상 부위가 일부 녹았거나 병원에서 먼 곳에 있을 경우 조치 ① 동상 부위 따뜻한 물(39~40.5℃)에 담그기 20~40분 정도 조직이 부드러워질 때까지(빠른 회복을 위해 알로에젤 도움) ② 통증 있으면, 아스피린, 이부로펜 줄 수 있음 ③ 동상 부위가 녹으면 들 것으로 운반(부위가 녹아도 걷지 말 것), 동상 부위를 높게 해서 통증, 부종 줄이기 ④ 소독된 마른 거즈를 발가락과 손가락 사이에 끼워 습기 제거 및 서로 달라 붙지 않게 할 것 * 동상 부위 옷이나 침구가 닿지 않도록 할 것 * 술 금지: 혈관 확장으로 체온 저하 * 녹은 부위가 다시 얼지 않도록 주의 * 동상 부위 마사지 금지: 얼음결정이 세포를 찔러 세포파괴 위험 * 직접적으로 전기담요, 뜨거운 물주전자, 난로, 라디에이터로 동상 녹이기 X(감각이 없는 상태로 화상 위험)	

응급간호

중독	경구중독	· 중독물질 확인(용기, 환자 입 주변, 냄새 등)
부주의 자살/살인 수단 어린이 호기심 · 독물배출 · 독물불활성화 · 흡수지연 · 배설촉진 · 해독		· **독물통(상표), 토물 등 챙길 것**(손에 독이 묻을 수 있으므로 장갑낀 손으로)
		① 기도 개방 및 호흡, 순환 상태 확인

		② **구토유발**: 금기가 아니면 가장 우선적으로 실시(**구토유발제: 이페칵 시럽**)
		             독물 위장 통과 3~4시간 걸리므로 그 전에 구토유발 실시해야 효과적
		
		구토유발 금기 · 혼미, 혼수 등 의식 저하 환자 및 경련 환자
		             · 임산부
		             · 6개월 미만 소아
		             · 심장발작 가능성 있는 환자 또는 심질환 병력자
		             · 강산, 강알칼리 부식성 물질을 삼킨 경우(구토 시 식도 손상)
		             · 등유, 가솔린, 라이터 기름, 가구광택제 등 석유제품을 삼킨 경우
		             · 출혈 위험이 있는 경우

		③ **위세척**: 구토유발 금기거나 위세척 호전 가능성 있을 경우 흡수지연약물 복용 시 · 좌측위(또는 좌측 횡와위)로 눕히기(의식저하 및 구역반사 소실 환자: 기관 내 삽관 먼저) 4~6시간까지는 위세척 가능 · 관 끝이 정확하게 들어갔는지 위액 확인 및 생리식염수 주입 "물 직접 사용하면 저나트륨혈증, 대사성알칼리증 위험" · 세척액 넣고 1분 동안 관을 막고 있다가, 관 끝을 아래로 향하게 하여 세척액 배출 · 위세척 최소 2L 시행 → 맑은 물 나올 때까지 → 활성탄 투입 후 관제거
		④ **활성탄(흡착제) 투여**: 독물 흡수 50%까지 줄이며, 거의 모든 약물중독 환자에게 적용 · 위세척 30분 전 또는 세척 직후 투여 시 효과가 높음 구토제(이페칵 시럽) 사용 시, 내용물 배출 완료 후 · 구토 후 또는 위세척 후 등 단독으로 사용 가능 활성탄 사용(활성탄이 이페칵 시럽 흡수함) · **강산, 강알칼리, 에탄올, 사이안화물, 석유제품, 메탄올은 활성탄과 결합이 어려워 활성탄 효과 X**
		⑤ **하제(완화제, 변비약, 설사제)**: 독물과 접촉시간이 짧을 수록 독성이 감소 · 식염수성 하제: 흡수가 잘 안되고, 대장 내 수분함량 증가(마그네슘 하이드록사이드, 마그네슘 설페이트 등) · 자극성 하제: 수분흡수 억제, 장운동 촉진으로 설사작용 · 금기: 장음이 들리지 않을때, 전해질 이상 시, 최근 위장관 수술 환자, 강한 부식성 물질을 섭취한 경우

		⑥ **희석과 중화**: 알칼리 또는 약산을 삼켰을 때, 즉시 희석법을 사용(구강, 식도 위점막 손상 줄임)
		            희석용액: 무독성 차가운 용액으로 물이나 우유 사용 - 250cc 정도(많으면 구토유발)
		            강산은 충분히 위세척을 한 다음 희석: 강산에 물이 들어가면 열과 증기 발생
		            중화는 pH를 중성에 가깝게 교정하는 것으로 산을 삼키면 제산제를 투여할 수 있음

	바비튜레이트 중독	진정, 수면제를 자해목적으로 과량복용했을 경우: 호흡마비, 혈압하강, 혼수, 사망 · 기도 유지, 호흡, 순환 상태 확인 및 필요시 소생술 시행 · 보온을 잘 해주며, 구토(의식저하가 아닌 경우), 위세척, 활성탄 투여 독물 제거 · 금식 상태 유지 및 토물로 인한 질식 예방 · 중추신경 각성제나 억제제 사용 금지
	쥐약	주요장기 출혈 및 생명 위험: 코피, 구강출혈, 혈뇨, 혈변 등(심장, 신장, 위장, 복강 내 출혈) · 기도 유지, 호흡, 순환 상태 확인 및 필요시 소생술 시행 · 쥐약 무조건 구토 금지(식도가 상할 수 있어서 강산, 강알칼리, 쥐약, 독극물 등은 구토 금지) · 병원 이송 시 **쥐약통을 가지고 갈 것** · **병원에서 혈액응고검사 실시, 수혈 및 비타민 K 주사가 필요(출혈 때문에)**
	일산화탄소	무색, 무취, 무미의 기체로 산소보다 헤모글로빈과 결합력이 높음: 현기증, 심계항진, 호흡 곤란, 혼수, 혼미 등 증상 · 안전한 장소로 옮기거나 창문, 출입문 열어 신선한 공기를 마시게 할 것 · 기도 개방, 호흡, 순환 확인 및 필요시 소생술 시행(가능하면 마스크 착용 후 산소 100% 주기) · 보온 및 안정을 유지시켜 체내대사량 최소화 / 뇌부종으로 인한 두개강내압 상승 주의

응급간호

근골격계	골절	· 뼈의 연속성이 부분적 혹은 완전히 단절된 것
		· 단순골절/폐쇄성 골절: 단순히 뼈 자체만 부러짐 · 복합골절/개방성 골절: 골절 및 주변조직 손상, 개방창상 동반
		· 통증과 압통, 기능장애, 출혈로 인한 부종 및 뼈의 변형, 신경과 혈관 손상 및 그외 장기 손상 여부 확인

[응급처치 원칙]
- **안정, 고정, 냉찜질(부종 및 통증완화), 환부 상승**이 원칙
- 골절 부위 창상: 먼저 드레싱 후 부목 대기
- 관절 부위 똑바로 펴려고 시도하지 말 것
- 복합골절 시 돌출된 골절편을 넣으려 하지 말 것
- 골절 부위를 절대 움직이지 말 것
- 말초 부위 혈액순환장애 확인 : 통증, 무맥, 창백, 이상감각증, 마비 등 관찰
- 부동성 유지를 위해 부목 사용

[부목]
- 막대기, 판자, 삼각건, 붕대, 모포 등
- 골절 부위 근육, 신경, 혈관 손상 최소화
- 폐쇄골절에서 개방성 골절로 진행 방지
- 조직손상 감소 및 통증 최소화
- 혈액 압력 증가로 말단 혈액 흐름 차단 완화

	쇄골골절	같은편 팔을 구부려 가슴에 대고 고정(8자 붕대법 또는 팔걸이 삼각건 + 다른 삼각건으로 몸체 고정)
	늑골골절	폐를 다칠 수 있어 주의(폐 손상 시 혈액 섞인 객담 관찰)
	척추골절	대부분 폐쇄성(2차 척추손상 위험 주의)
		앙와위로 기도 유지 및 경추 고정 시행(필요시 기관삽입 기관절개)
		척추 신체선열을 바르게 유지 및 고정, 체위변경시 통나무 구르기법
		경추골절: 호흡약화나 호흡정지 주의 / 요추골절: 하지 못움직임
	두개골골절	**머리와 어깨를 상승시켜 뇌압 낮추기**(의식 저하 시 금식을 유지 및 상처 주변부를 붕대로 감아 이송)
	상지골절	어깨 및 팔꿈치 부분 운동 불가한 경우: 골절 부위 부목 → 팔걸이 만들어 지지
		팔을 펴려고 하지 말고, 손가락 끝을 관찰하여 신경과 혈액순환 점검
	주관절골절	손을 짚고 넘어질 때 잘 생기며, 신경이 다치지 않게 주의
	골반골절	추락 및 교통사고 같은 큰 충격으로 인한 골절: 압통 및 대출혈 있음
	대퇴골골절	인체 가장 긴 뼈인 대퇴골 골절: 대량 출혈로 인한 쇼크 주의
		토마스 하지 부목 또는 Traction Sprint 사용: 고정과 견인이 동시에 이루어져야 함
	발목골절	베개 또는 방석 위 골절된 발을 대고 고정하여 이송
	탈구	관절에서 뼈가 빠진 상태(어깨, 팔꿈치, 손가락, 엉덩이, 무릎, 발목관절 등)
		변형, 통증, 부종, 관절운동 상실 등 징후와 증상
		· 순환기능, 감각기능, 운동기능을 확인: 빠진 관절이 혈관 및 신경 누르면 감각소실 또는 마비(맥박체크)
		· 얼음주머니를 대고, 부위를 압박붕대로 감아 올릴 것
		· **탈구된 관절을 원래대로 돌려놓기 시도 X : 신경 혈관이 다칠 수 있으므로 병원으로 이송**
	염좌	인대 및 기타 조직이 심하게 늘어나거나 뒤틀려 생긴 관절의 부상
		휴식 및 얼음찜질, 압박붕대를 감아 올려줌
		얼음찜질: 부종 및 통증 감소 효과 2일 정도 동상 주의(20분 이내로 실시)
		온찜질: 회복기에 혈액순환 및 회복 촉진(감각이 둔하므로 화상 주의)
	근육강직	근육 일부 파열: 날카로운 통증, 심한 압통, 움푹 들어가거나 단단히 뭉침
		근육 안정 및 보온, 마사지: 근육 이완 및 순환 촉진으로 회복을 도와줌

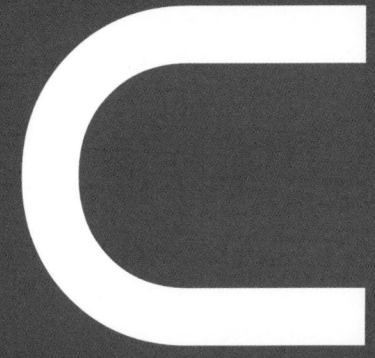

기본간호학 병원실기

기본간호
영양과 배설
감염과 상처
개인위생
활동관리
체온유지
수술간호
진단검사
호흡유지
병원과 환경
투약

기본간호 _ 기록과 보고

병원기록

의사소통	환자치료 간호계획	감사 평가자료	연구	법적 근거	교육	통계

출처중심기록 입원기록지, 의사처방지, 간호기록지, 투약기록지, 경과기록지, 진찰기록지, 퇴원 요약지 등

문제중심기록 대상자의 문제에 중점을 둔 문서기록방법(SOAP)   문제, 중재, 평가 기록(PIE)
                S: subjective data 주관적 데이터   A: assessment 사정   Problem 문제   Intervene 중재   Evaluation 평가
                O: objective data 객관적 데이터   P: plan 계획

기록지 종류

입원기록지(의사) 환자 성명, 주소, 생년월일, 주치의 성명, 성, 결혼여부, 가족관계, 직업, 병원비 지불정보, 종교
                   입원시간, 병실번호, 과거입원경력, 입원 시 진단, 현재 상태 등 기록

환자력기록지(의사) 의사가 기록하는 환자의 건강력
                     환자 질병 진행기록, 치료계획 등을 함께 기록

퇴원요약지(의사) 퇴원 시 의사가 기록하는 것으로 주소, 간단한 병력, 건강문제, 치료과정, 치료계획 등을 기록

간호기록지 간호 상황 및 환자 상태에 대한 기술   *환자가 투약 거절 시 사유도 기록*   **(5년 보관)**
          환자사정, 간호중재, 평가, 처치, 간호행위, 활력징후, 투약 관련 사항, 수분섭취 배설량 등

처방기록지 환자의 치료를 위해 의사가 처방한 내용을 기록

경과기록지 환자 입원~퇴원까지 담당의사가 시행한 검사, 치료과정 기록

임상관찰기록지 활력징후, 체중, 신장, 배설량, 음식섭취 등을 기록 / 특수진단검사 등 진료과정 요약기록

투약기록지 투약상황 표기, 간호사가 의사처방을 확인하고 처방에 의해 실시되었는지 기록
       흰색: 경구(PO) / 금식(NPO)   빨강: 정맥주사(IV)
       노랑: 근육주사(IM)   파랑: 관장 Enema

> 환자기록은 법적 문서로 법원 증거로 쓰일 수 있음

1. 모든 기록은 잘 변하지 않도록 **흑색, 청색펜 사용, 밤번 근무자는 붉은색 볼펜**으로 작성(연필 사용 불가)
2. 단정하고 또렷하게 작성
3. **작성한 모든 기록에는 기록한 사람 서명쓰기**: 같은 시간에 일어난 일을 서술 시 끝에 한번만 서명
4. **잘못된 기록: 붉은 글씨 사선긋고 "error" / "기록상 실수"라고 붉은 줄 위, 옆에 적고 서명**(지우개로 지우면 안 됨)
5. 빈칸을 남기지 말고 순서대로 기록 / 반칸 발생 시 사선을 긋고 여백이라고 기입
6. 약 이름 등 외국어 사용 시 철자 표기를 정확하게 기록 / 특히 약어는 공식적인 것만 사용
7. 각 기록에는 날짜와 시간을 적고, 자세하게 기록
8. 투약이나 치료에 대한 **기록은 미리 하지 않으며 반드시 수행 후에 기록**
9. 과거와 현재 시제만 사용하고 미래 시제는 사용하지 않음
10. 객관적인 사실만 기록: 자신의 판단 의견은 기록 X, 환자 개인적인 정보 기록 X
11. **검사, 수술 시 간호사가 환자에게 동의서를 받아 기록지에 끼워넣기**(의사 동의 없이 퇴원 시: 동의서 받기)
12. 환자라는 말은 생략하고, 환자 상태에 변화가 생기거나 이상증상 발견 시 즉시 보고 후 기록
13. **구두 처방, 전화 처방 투약 처치 후 바로 기록, 의사로부터 24시간 이내 서면으로 처방받기**
     마약, 항암, 수혈 등 일부는 전화 처방 X

전화보고
보고내용, 통화시간, 날짜, 보고받은 사람 이름, 반응 등을 병록지에 기록

전화처방: 의심되면 의사에게 다시 확인
의사 전화지시 >
간호사 보고 및 확인 >
처방기록지 기록(전화 처방 명시) >
해당 의사에게 연서 받기(24시간 내)

날짜	시간	간호기록	서명	
2019.04.15	01:00	error 맥박 ~~분당 180회~~ 분당 108회	NA 000	붉은 글씨 사선긋고 "error" / "기록상 실수"라고 붉은 줄 위, 옆에 적고 서명
2019.04.15	14:00	15분 뒤 침대로 돌아올 것임	NA 000	잘못됨: 미래 시제 사용하면 안 됨
2019.04.15	14:15	의자에 15분 동안 앉아 있었음	NA 000	현재, 과거 시제만 사용

기본간호 _ 활력징후

신체검진
신체검진은 신체의 각 조직이나 기관의 상태를 확인하는 과정으로 신체검진을 통하여 주요 건강문제들을 발견

대상자준비: 대상자에게 검진 목적과 절차 설명, 편안하고 적절한 복장 및 각 검진에 따른 적합한 자세를 도와줌

환경준비: 대상자 프라이버시를 유지하기 위한 커튼 또는 스크린

기구준비: 검사 시 필요한 물품을 사용하기 쉽게 준비하여, 검진이 지연되지 않도록 준비(질경, 청진기 따뜻하게 / 기타 비품 성능 확인 점검)

시진 시각을 이용한 관찰법: 모양, 대칭, 자세 등

촉진 촉각(손, 손가락 이용): 질감, 온도, 진동, 크기, 덩어리 등
- 손 끝(지두): 손의 가장 예민한 부위로 박동, 피부결, 밀도 등을 사정
- 손바닥: 진동에 민감한 부위
- 배횡와위: 통증 없는 곳 먼저 촉진 → 통증 있는 곳 촉진

타진 몸을 두드려 소리를 듣거나 진동을 느낌
- 5가지 타진음: 고장음, 공명음, 둔탁음, 과도공명음, 평평음

청진 몸의 내부에서 나는 소리를 듣는 과정
- 종형: 저음인 심음, 혈관음에 사용
- 판막형: 고음인 장음, 호흡음에 사용

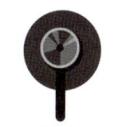 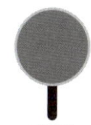
종형   판막형
열고 닫힘 확인

> **일반적**: 시진 → 촉진 → 타진 → 청진
> **복부 신체검진**: 시진 → 청진(장음 변화 생길까봐) → 타진 → 촉진

활력징후
혈압(BP), 맥박(P), 호흡(R), 체온(T) 생리적 상태를 반영한 지표
수술 전/후, 약물투여 전/후(혈압하강제, 이뇨제) 활력징후 변화 측정

맥박 — P
좌심실에서 혈액이 방출되는 파동으로 발생: 측정한 맥박 수는 붉은색으로 기록

서맥: 분당 60회 이하
빈맥: 분당 100회 이상
정상: 60~100회/분
소아는 성인보다 맥박 수가 많고 노인은 맥박 변화가 없거나 적음
강심제: 심박동수 감소 / 에피네프린: 심박동 증가

부정맥: 맥박 리듬이 불규칙하게 빨라지고 느려짐
맥박결손: 심첨 맥박보다 말초 맥박 수가 적은 경우(결손맥, 차질맥, 맥결선)

> **출혈: 혈액손실** 맥박 / 호흡 증가 ↑
> 체온 / 혈압 감소 ↓

주요 맥박 측정 부위

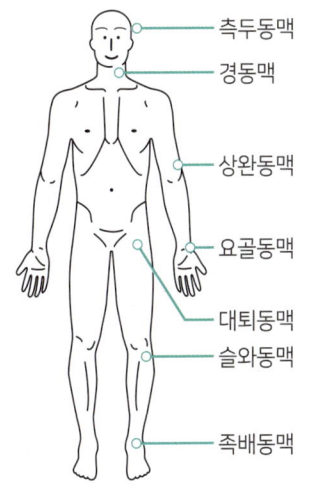
- 측두동맥
- 경동맥
- 상완동맥
- 요골동맥
- 대퇴동맥
- 슬와동맥
- 족배동맥

측두동맥
머리에 있는 유일한 동맥

경동맥(응급 시)
쇼크 상태에서 맥박이 잘 안잡히면 경동맥에서 맥박 측정

상완동맥
상완 이두근 내측 또는 주전
혈압 측정 시 청진기를 대는 곳

★ **요골동맥**
손목에서 엄지쪽 요골에 위치한 혈관
일상적으로 맥박 측정하는 곳

심첨부위(판막형 청진기)
좌측 중앙쇄골선 4, 5번째 늑간 심음을 청진하는 곳

대퇴동맥
서혜부 대퇴동맥, 심장마비, 어린이 맥박측정
하지순환 평가 시 사용

슬와동맥
무릎 뒤 하지혈압 측정, 하지순환 평가 시 사용

족배동맥
발목 중간 부위에서 둘째, 셋째 발가락 사이 발등을 지나는 혈관

	정상 맥박	응급 시 맥박	결손맥
성인	요골동맥	경동맥	· 심첨, 요골동맥 두 명 동시 측정 · 건강: 심첨 = 요골(숫자일치) · 맥박차이가 크다 = 심장 수축력 약화
영아	심첨맥박	상완동맥	

호흡 — R
흡기에 산소를 마시고, 호기에 이산화탄소 배출 / 무의식적으로 행해지지만 어느 정도 의식적인 조절이 가능   **정상: 12~20회/분**

서호흡: 1분 호흡수 12회 이하   모르핀, 데메롤, 코데인(진해제)는 중추신경계 기능 억제로 서호흡 투여 X
빈호흡: 1분 호흡수 20회 이상
과호흡: 호흡 횟수와 깊이가 증가된 경우   운동, 호흡기질환, 빈혈, 중독증 등
호흡곤란: 호흡 횟수 증가, 흡기&호기가 힘듦
- 청색증, 차고 축축한 피부, 과다하고 빠른 호흡
- 조산아, 신생아, 영아: 비익호흡(콧날개 벌름 움직임)
- 호흡을 위해 가슴, 어깨, 목 등 호흡 보조근 사용
- 늑간, 흉골, 기관 부위 함몰

> **체인-스토크스 호흡**
> 임종호흡 특징
> 불규칙한 호흡양상으로 무호흡, 과잉호흡(빠른 호흡)이 교대로 일어남

> **쿠스마울 호흡**
> 호흡 리듬은 규칙적이지만, 호흡이 비정상으로 깊고, 호흡률이 증가
> **케톤성 당뇨병 혼수 시 볼 수 있으며, 호흡할 때 과일 냄새가 남**

기본간호 _ 활력징후

체온

인체가 신진대사 활동을 할 때 발생하는 생산열과 상실열의 차이

간뇌 시상하부에서 체온 조절

수은체온계: 밀봉된 유리관에 수은으로 체온 측정
- **구강/액와 체온계**: 수은구가 길고 끝이 가늘다
- **직장 체온계**: 수은구가 짧고 뭉뚝하며 둥글다

70% 알코올 소독: 일반 환자
0.1% 승홍수 30분 담구기: 전염병환자

이마	34.4℃	3~5초	
고막	35.8~37.4℃	2~5초	심부체온 가장 정확
액와	36~37℃	10분	
구강	36.5~37.5℃	5분	쉬운 측정 부위
직장	37~38℃	3분	영유아, 소아측정: 정확한 체온 필요 시

T

이마체온   3~5초 측정: 34.4℃

체온이 가장 낮게 측정(이마에 땀이 나면 정확도 떨어짐)
탐침부분을 이마 중앙에 밀착하고, 측정 버튼을 누른 상태에서 관자놀이까지 문지르듯 3~5초간 측정

고막체온(T)   2~5초 측정: 35.8~37.4℃

고막체온 = 체온조절 중추인 뇌의 시상하부와 혈류를 공유(심부 체온 측정에 적합)
- 성인: 귓바퀴 후상방으로 당기고 측정/3세 이하: 귓바퀴 후하방으로 당기고 측정 ★
- 귀분비물 있을 경우 측정불가
- 사용 후 체온계 소독관리 잘하기(감염예방)

액와체온(A)   10분 측정: 36~37℃

- 액와 땀을 두드려서 닦기(문지르면 마찰열로 체온 상승함)
- 체온계 수은주가 환자의 액와 중간에 닿게 한 후 팔을 가슴에 고정
- 10분 뒤 체온계 눈금 읽기
- 간호기록지 체온 기록 A액와 표기
- 신생아, 비협조적 대상자(무의식환자)에게도 안전하게 사용 가능
- 시간이 많이 걸리고, 중심체온과 말초체온 차이가 큼

구강체온(O)   3~5분 측정: 36.5~37.5℃

- 체온계 수은주가 35℃인지 확인
- 체온계를 혀 밑에 넣고 입을 다물고 5분 측정
- 체온계는 비눗물과 물로 씻고 말려서 보관
- O(oral) 표기
- 음식섭취, 흡연, 껌 씹기: 10분 후 구강체온측정
- 뜨겁거나 찬 음식섭취: 30분 후 구강체온측정
- 측정금지환자: 무의식환자, 호흡곤란환자, 유아, 구강·코 수술환자, 정신질환자, 오심·구토환자

직장체온(R)   3분 측정: 37 - 38℃

- 수은구에 수용성 윤활제 바르기
- **성인은 3~4cm / 영아는 1.5~2.5cm 삽입**(영아/무의식환자 : 체온계 잡아주기)
- 3분 후 체온계를 꺼내고, 알코올 솜으로 닦은 뒤 눈금 읽기
- 찬 비눗물에 씻고 소독하여 보관
- 간호기록지 체온 기록 R 직장 표기

구강, 액와체온 측정 불가능할 경우 직장체온 측정

직장, 회음부 수술환자, 경련환자, 고혈압, 심근경색증 환자,
설사, 장에 변이 차 있는 환자 측정 X

심리적 불편감, 직장 파열 위험으로 선호하지 않음

고체온 간호

체온이 37.4℃ 이상은 열이라고 하며 질병 상태를 의미
40.6℃ 이상은 극도로 높은 체온으로 고열로 인한 합병증, 뇌손상, 사망 위험

1. 해열제 투여: 아스피린, 에세트아미노펜(타이레놀) 등
2. 국부적 냉찜질 / 알코올과 물수건으로 닦아주기
3. 실내온도 내려주기
4. 금기가 아니면 충분한 수분섭취 및 휴식

저체온 간호

체온 35℃ 이하(심부체온 측정)
수은체온계는 저체온 범위 측정 불가(35℃ 이하 눈금 없음)
구강, 직장, 액와 혈액은 정확한 체온 반영 어려움
창백하고 찬 피부, 느린 맥박과 호흡, 불규칙한 심박동수

1. 따뜻한 곳으로 옮기기(의식이 있으면 따끈한 음료 제공)
2. 젖은 옷은 마른 옷으로 교환, 담요 등 제공
3. 따뜻한 물찜질, 전신마사지
4. 열을 높일 수 있는 고열량 유동식 제공
5. **30분 뒤 체온 재확인** 및 체온 상승 여부 확인

체온 높이는 요소

운동, 떨기(전율), 음식물 섭취, 흥분, 스트레스, 분노, 배란 직후, 환경적 요소 등

체온 낮추는 요소

배고픔, 활동저하, 수면, 월경 시, 노화 등

혈압

동맥을 순환하는 혈액의 압력
수축기압: 심실이 수축되었을 때 동맥벽에 부딪치는 혈액의 압력으로 가장 높음 정상: 120/80mmHg
이완기압: 심실이 이완되었을 때 압력으로 항상 존재하는 압력
맥압: 수축기압 - 이완기압 차이로 30~50mmHg가 정상

고혈압 140/90mmHg 이상
저혈압 90/60mmHg 이하

코르트코프음

혈압측정 시 청진기로 듣는 소리로 5단계로 나눔
1단계: 혈압측정 시 처음으로 들리는 "뚜-뚜" 소리(점점 강해짐)
2단계: 1단계에서 "쉿쉿"소리가 계속 들리는 단계로 수축기 혈압
3단계: 소리가 점점 강하고 크게 들림
4단계: 소리가 줄면서 부드럽게 들리는 단계(아동기 이완기 혈압)
5단계: 소리가 들리지 않음(성인 이완기 혈압)

- 연령이 증가할수록 높아짐
- 스트레스, 불안, 통증은 혈압 상승
- 혈압은 잠잘 때 가장 낮음. 새벽에 일어날 때 가장 높아 아침 고혈압 주의
- 서 있으면 혈압 상승, 누워 있으면 혈압 하강
- 출혈 시 혈압 하강

수은주 / 아네로이드 혈압계

· 환자를 편안한 자세로 눕히거나 앉히기: 팔을 괸 후 손바닥이 위로 오게
· 혈압계를 심장과 같은 위치에 놓은 상태에서 수은주와 눈의 높이가 같도록 하기
· 커프 아래부분이 팔꿈치 안쪽 2cm 위로 오게 커프를 상박에 감기 _커프 공기 완전히 빼기_
· 상완동맥 촉지 후 청진기를 대기 _손가락 하나 들어갈 여유 두고 감기_
· 공기 펌프 조절기 잠그고, 커프 압박 _혈압보다 20~30mmHg 높은 지점까지_
· 천천히 조절기를 열어 공기를 빼면서 청진기로 소리 듣기 _1초에 2~4mmHg정도 천천히 공기 빼기_
· **처음으로 소리가 들리는 지점: 수축기압**
· **갑자기 약해지거나 소리가 사라지는 지점: 이완기압**
· 커프 바람을 모두 빼고, 청진기 혈압계 정리 및 혈압 기록

유의사항

· 환자의 팔을 심장과 같은 높이로 놓는 것이 가장 중요
· 적합한 커프 크기(커프가 작으면 혈압이 높게 측정)
· 같은 부위 측정 시 30~60초 쉬기(정맥 울혈 회복)
· 수은혈압계 위에서 아래로 내려다보면 낮게 측정되고 아래서 위로 보면 높게 측정되어, 눈높이에서 보기

혈압측정 오류 원인 / 결과

혈압계 커프가 너무 좁음	높게	너무 빠르게 측정을 반복	높은 수축기압 / 낮은 이완기압
혈압계 커프가 너무 넓음	낮게	일관되게 같은 팔 여러번 측정	높은 수축기압 / 낮은 이완기압 : 측정값 불일치
팔이 잘 지지되지 않음	높게	커프 공기 너무 빠르게 빼기	낮은 수축기압 / 높은 이완기압
커프 느슨하게 감기 / 고르지 않게 감기	높게	커프 공기 너무 느리게 빼기	이완기압 증가
식사 직후, 흡연하는 동안, 통증 시	높게	심장위치보다 팔이 높을 때	낮게
혈압측정 전 운동 / 불충분한 휴식	높게	심장위치보다 팔이 낮을 때	높게

성인 VS 신생아 정상 활력징후

	성인	신생아	
체온 T	36~37℃	36.5~37.5℃	체온이 1℃ 상승 맥박 15~20회 상승
맥박 P	60~100	120~160	성인의 두 배: 조용한 상태로 1분 측정
호흡 R	12~20	50	다소 불규칙, 잘 때 40 / 깨면 70
혈압 BP	120/80	80/40	성인의 절반

영양과 배설 _ 식사와 수분섭취

1. 경구 식이 ⭐ 수술 전후는 금식(NPO) > 장운동 회복(가스, 장음)되면 유동식이 > 연식이 > 경식이 > 일반식이

[일반식이]

유동식이	미음, 보리차	연식이	갈아 만든 죽	경식이	다져서 요리	일반식이	
수술 환자 1~2일만(영양소 결핍) 전유동식이: 미음, 주스, 아이스크림 맑은 유동식이: 차, 맑은 국(수분)		수술 회복기 대상자 과일 껍질, 씨 제거 으깨거나 체에 받쳐서		연식이와 일반식이 중간 튀김, 강한 양념, 생과일, 채소 X 바나나 O		탄수화물 65%, 단백질 15%, 지방 20% 자극적이지 않은 일반 식사	

[특별식이]

저자극성 식이	저잔여물 식이	제한 식이
자극제거 : 자극적 양념 X, 뜨거움 X, 차가움 X	섬유질 제거 / 우유 및 유제품 X 치즈, 튀김, 양념 X 맑은 음료, 육류, 지방, 계란 O	치료 목적으로 특정 성분 제한 저염식, 무염식, 고열량 / 저열량 식이, 고단백 / 저단백 식이 검사식이[검사를 위한 식이 ex) 갑상샘검사 → 아이오딘 제한]

2. 경관식이 구강 섭취 X   소화기관 기능 O
비위관(레빈튜브, 코위관)을 통해 식이 위장관 주입

3. 비경구 식이 소화기관 기능 X
탄수화물, 단백질, 지방, 비타민, 무기질 고장성 용액 > 정맥으로 주입
(쇄골하정맥, 내경정맥 = 굵은 정맥)

식욕을 돋을 수 있도록 도와준다	식사 자세 편하게	뚜껑 있는 식기
· 구강간호 · 식사 전 식욕을 감퇴시키는 치료나 처치 삼가	머리를 높여주고, 침상 탁자는 배꼽높이로 식사자세 편하도록 돕기	뚜껑 있는 식기 사용으로 음식의 적절한 온도 유지 음식의 수분이 마르지 않도록 주의

환자 식사 돕기	제한식이 / 금식 환자	섭취량 관찰
가능하면 대상자 스스로 먹을 수 있게 돕기 시각장애 대상자: 시계 방향으로 음식 위치 설명	제한식이 / 금식 필요성 및 중요성 설명 환자가 참고 견디도록 격려	식사량 및 수분 섭취량 기록 병원에서 사용하는 그릇 용량 알고 있기

수분섭취량 / 배설량 I/O
필요한 만큼 수분 섭취 / 제한하는지 확인   수술후 환자, 심한 화상환자, 정맥주입, 이뇨제복용환자, 금식환자,
배뇨량 및 체액균형 사정   유치도뇨관 삽입, 수분제한 / 수분정체 환자, 배액장치 또는 위장관 흡인 환자 등

섭취량 측정
· 섭취량 배설량 측정 지시 확인 → 대상자에게 I/O 측정이유 설명
· 측량표와 I/O 기록용지는 탁상위 편리한 곳에 두기
· 섭취한 수분이 함유된 음식 종류 / 시간도 적기
· 측정한 양을 I/O 기록지에 기록
· **매 8시간마다 섭취량 합계 기록 > 밤번 근무자 24시간 총합 기록**
· 경구섭취 / 정맥수액 비경구 섭취도 같이 기록

유의점
· 모든 음식, 음료는 실온에서 액체인 상태: 물, 음료, 미음, 커피, 아이스크림 등
· 일반 음식 용기는 용량 측정이 쉬운 것 사용: ex) 우유팩 1개 200mL
· 식간에 마신 물, 음료도 기록
· 침대 옆에 1회용 눈금컵을 두고 측정
· 약 복용시 마시는 물과 액체약도 기록 모든 경구 /비경구 용액
· 체내 주입된 용액(관장, 배액관용액, 피하지방 용액 등) 모두 기록

배설량 측정   (평균 50mL x 24시간 = 1,200mL)
· 소변량 측정은 소변기를 이용하여 정확히 측정
· 신장, 심장질환 질병, 약물작용으로 소변량 변화
· 시간당 25mL 이하, 하루 600mL 이하 > 간호사 보고
· 유치도뇨 환자: 매 근무시간 끝에 소변주머니 비워서 소변량 기록
· 구토, 설사, 상처배액량도 정확히 측정
· 실금 / 극한 발한 상태: 실금 4회 / 환의 홑이불 3회 교환 등으로 기록
· 소변색, 냄새 이상 소견 즉시 보고
· **8시간마다 배설 합계 기록 > 밤번 근무자 24시간 총합기록**

유의점 ⭐
· 배설량: 소변, 설사, 젖은 드레싱, 심한 발한(땀), 상처배액, 출혈, 구토
· 배설량 제외: 정상대변, 호흡 시 수분, 발한 > 측정 불가
· 영유아 소변량: 기저귀 무게로 측정
· 기동이 가능하면 환자 스스로 측정 기록 격려

섭취량 > 배설량
섭취량이 배설량보다 많으면 신체 내에 수분이 과량으로 축적되거나 부종
신장기능 부전으로 소변량 감소 > 이뇨제 투여
신체 내 염분이 많음 > 저염식이

섭취량 < 배설량
손상된 체액만큼 수분을 보충하지 않으면 탈수현상
출혈, 설사, 구토, 상처배액, 과다한 소변 등으로 체내 수분 상실
구강섭취 증가, 비경구적 수분투여, 위관영양으로 수분 보충

영양과 배설 _ 위관영양

위관영양	연하곤란, 무의식환자, 미숙아: 구강으로 음식을 섭취할 수 없을 때 위관삽입
비위관(코위관)삽입 의사 또는 전문간호사가 함	· 무의식환자나 구강 섭취가 불가능한 환자에게 영양액을 주입할 때 · 위장 감압 또는 검사 전 위장 내에 있는 물질 흡인할 때(위장 출혈 여부 확인 및 출혈량을 모니터링) · 독성 물질을 섭취한 경우, 위세척
레빈튜브 **(L-튜브)** 성인 보통 50Cm	1. 튜브를 냉장고에 넣어 약간 강직하게 준비 2. 튜브 끝에 윤활제를 발라 비강 점막 손상 최소화 3. 삽입길이: 코에서 귀 / 귀에서 검상돌기 만큼 길이 주의: 코에서 귀 / 코에서 검상돌기 길이 X 4. 가능하면 앉은 자세(반좌위 - 파울러씨 체위)에서 삽입 5. 턱을 내리고 자주 삼키라고 환자에게 알려주기
비위관(코위관) **삽입방법**	· 의사 처방에 따른 식이를 그릇에 적당하게 담아 덥히기(체온보다 약간 높게) · 손을 깨끗이 씻고, 환자 반좌위(파울러씨 체위) 또는 침상 머리 30도 정도 높여주기(흡인방지) · 튜브 끝에 수용성 윤활제를 바르고 삽입 · **주입 전 위 내용물 흡인: 100mL 이상 나오면 다시 밀어넣은 후 보고** 버리면 안 됨 X · 영양백 사용 > 수액병에 걸어 30분 이상 천천히 들어가도록(너무 빠른 주입 > 설사) 분당 50cc 이하 · **튜브 식이 중단 시 끝을 캡으로 막기**(공기 주입 방지) · 깔때기가 비워지기 전에 음식 넣기(공기 주입 방지) · **주입이 중단될 때마다 따뜻한 물로 영양백 / 튜브 씻어내기**(깔때기를 튜브 끝에 연결 > 물 20~30cc 넣기) · **음식이 다 주입되면, 상온의 물 50cc를 주입하고 조절기 막기**(음식물로 튜브 막힘 방지) · 20~30분 정도 좌위 / 반좌위로 역류 방지 > 구강간호 실시
	1:4 = 과산화수소수 : 생리식염수 입으로 호흡 > 구강 및 비강 내 점막 건조
비위관(코위관) **위치 확인**	· 위장관액을 10~20mL 흡인해보기 · 튜브 속 공기를 10~20cc 넣어보면서 상복부에서 꾸룩거리는 공기흐름을 청진기로 듣기 · 튜브 끝을 물그릇에 넣어 공기방울이 생기는지 확인 > 공기방울 = 기관쪽에 삽입된 것 > 빼서 다시 넣기 · x-ray로 튜브 위치 확인
위세척	
냉각용액 위세척	위 출혈을 멈추기 위한 방법 · 대상자에게 위세척 절차 및 이유 설명 > 위관 삽입 · 침상 보호용 패드 깔고, 위관 끝 부분에 곡반 대주기 · 50mL가량 냉각 세척액 담은 주사기 > 위관에 끼우고 부드럽게 주입(30초 기다리기 - 냉각액이 혈관수축 자극) · 세척액 흡인 > 빈용기에 모아두기(섭취량 / 배설량 측정) · **되돌아온 용액이 맑거나 분홍색을 띌 때까지 주입 / 흡인 반복** · 냉각된 세척액 주입: 활력징후 측정(혈압이 떨어지면 침상 머리 낮추기 / 체온이 떨어지면 보온) · 세척 후 대상자 반응, 세척용액, 배출용액 등에 관한 기록
	위관세척 · 무균적으로 시행 · 개봉한 용액 24시간 내 사용 · 세척 도중 출혈: 흡인 중단 보고 · 사용물품 깨끗이 정리 · 환자에게 유입된 용액 종류와 양, 배출량, 상태 등 기록
세척액 위세척	독성 물질을 신속하게 위에서 제거하기 위한 방법 · 상태에 따라 환자를 앉히거나 눕힌 후, 절차 및 유의사항 등 설명 · 환자 시술자 고무 앞치마 착용(독극물 등 위 내용물이 옷에 묻는 것 방지) · **위 세척관 삽입 후 튜브 끝에 깔때기 부착(위에서 높이가 30cm 넘지 않도록)** · 깔때기에 세척액 500cc를 넣고 천천히 유입 · **세척액이 완전히 다 들어가기 전에 깔때기를 위보다 낮게 하여 중력에 의해 배출** · 충분히 세척될 때까지 반복 > 환자 반응, 배출용액 등 기록

수술 시 위관에서 위액 빼기	**위관제거**
· 환자에게 위관삽입(반창고로 삽입 길이 표시해두기) · 주사기로 내용물 흡인하여 위치 확인 후 튜브 반창고로 고정 · 수액세트 주입구를 잘라 L튜브 주입구에 연결 · 튜브 끝을 바닥 빈병(배액체집병) 속에 넣기 · 조절기를 풀어 위액 배액(중력에 의해 빠져나옴)	· 환자에게 절차 설명 후 **의사가 위관 제거** · 좌위 / 반좌위를 취하고 위관조절기 끄기, 반창고 제거 · 고무포를 환자 가슴, 무릎에 깔아주기 · **빼기 전 공기투여 20~30mL : 남은 물, 영양액 제거로 흡인 방지** · **환자 천천히 심호흡 > 단번에 중간 속도로 튜브 뽑기(천천히 X, 빨리 X)** 심호흡 · 빼낸 위관 휴지에 싸서 고무관 깨끗이 씻기 > EO가스 소독 · 위내용물 흡인 방지 · 반창고 자국 지우기 및 피부간호, 구강, 비강 간호 · 인두 이완 · 위관 제거시간, 환자 반응, 배출액 양, 양상 등 기록

영양과 배설 _ 배뇨

자연배뇨 돕기
- 물 흐르는 소리를 들려주거나 방광 부위를 가볍게 누르기
- 자연배뇨 자세를 유지하고 화장실을 편히 이용하도록 하기
- 따뜻한 물을 회음부에 부어주기
- 침상에서 배설하는 경우 변기를 따뜻하게 제공
- 복부에 더운 물주머니 및 시계방향 마사지
- 금기가 아니면 수분섭취 격려

인공배뇨 철저한 무균술 유지

단순도뇨 넬라톤
일시적인 것

1. 환자가 소변을 못봐서 요가 정체될 때 방광팽만을 경감
2. 내진 또는 하복부 검사 전 준비로 방광을 비우기
3. 수술 전에 방광을 비워 인접 장기에 손상 방지, 수술 시야를 넓히기
4. 검사 목적으로 무균적 소변 검체를 받고, 잔뇨량을 측정

- 단순도뇨 준비 물품 가지고 가서 환자에게 도뇨에 관한 설명해주기
- 여성: 배횡와위 / 남성: 앙와위 > 불필요한 노출 피하기 위해 환자 잘 덮어 주기
- 둔부 밑에 소독 방포 깔아두기
- 도뇨관 끝 3~4cm 윤활제 바르기 ◀ 음순 벌린 엄지, 검지 오염으로 간주: 도뇨삽입 때까지 움직이지 말 것
- 여성: 장갑을 끼고 두 손가락으로 소음순 벌리기 / 남성: 음경을 세우고 포피 젖히기 ◀ 한방향으로만 소독, 닦을 때마다 새 소독솜 사용
- 섭자로 소독솜을 집어 요도구 주위 닦기(위에서 아래 / 치골에서 항문 / 대음순에서 소음순 / 남자는 안에서 밖으로)
- **여자는 5~6cm / 남성 15~20cm 삽입**
- 환자를 편하게 해주고 정돈 > 사용한 도구 즉시 세척 및 소독
  도뇨 세트: 찬물 > 더운물 > 가압증기(고압증기)멸균

▶ 여성: 분만 후 6시간 내 자연배뇨 못할 경우 인공도뇨가 필요함

▶ 검사물 : 30mL 정도 수집 후, 소변이 다 배출되면 서서히 관을 제거

유치도뇨 정체도뇨 폴리
일정기간(2주) 도뇨관 삽입
요도 X
방광까지 더 넣기

1. 치료 목적으로 방광을 세척하거나 약물을 주입
2. 회음부 수술 후 상처 부위가 소변으로 오염되는 것 방지
3. 장기간 자연배뇨를 못하거나 요정체 및 실금이 조절되지 않을 때
4. 수술 시 방광의 팽창을 막고 배뇨를 돕기(시간당 소변양 측정)

- 단순도뇨와 환자 준비는 같음
- 멸균법으로 소독장갑을 끼고, 소공포를 회음 부위에만 놓아 노출
- **도뇨관 풍선이 새는지 확인 후, 윤활제를 발라 삽입**
- **방광 부위까지 삽입 후 풍선 부풀리기 → 살짝 도뇨관 당겨보기**
- 도뇨관 대퇴부 고정 > 폴리 도뇨관 소변주머니와 연결

▶ 금기가 아니면 1,300mL 이상 수분섭취 : 수분 희석 및 균배설에 도움
배뇨를 못하는 상태에서 물을 마시면 방광 터짐

▶ 주사기에 증류수나 공기를 넣어 부풀려 본 후 다시 물과 공기를 빼기

▶ 소변백은 침상보다 낮게(바닥 X) 이유: 역류 및 감염 방지

인공도뇨 요로 감염 예방법
- 도뇨 전 반드시 손 씻기
- 카테터 정기 교환(2~4주) ◀ 도뇨관 EO가스 소독 또는 일회용품 쓰기
- 소변 배액주머니 폐쇄체계 유지(방광보다 낮게 유지) ◀ 소변 배액주머니는 교환주기가 아니더라도 찢어지면 무조건 교환
- 카테터 삽입 시 무균술 지키기
- 도뇨관이 새는지, 꺾이거나 꼬이지 않도록 자주 관찰

도뇨관 제거
방광감압이 더 이상 필요 없을 때, 도뇨관이 막혔을 때, 환자가 자연배뇨 가능할 때

- 환자에게 도뇨관 제거 설명과 불편감 등을 설명
- 대퇴에 붙인 반창고 제거
- 풍선 용액이 흐르지 않도록 곡반을 받치고, 주사기로 남은 용액 및 풍선 공기 또는 증류수 빼기
- 장갑을 끼고, 도뇨관을 엄지와 검지로 꼭 눌러잡고, 천천히 빼서 곡반에 두기(천천히 숨쉬라고 말하기)
- 소변주머니 소변양, 색, 냄새 등 확인 중간속도
- 회음부 소독솜으로 간호
- 도뇨관 제거 시간, 소변양, 색, 자연배뇨 유무 확인

▶ 남은 소변 모두 소변주머니로 빼기

유치도뇨 배뇨 훈련(방광훈련)
3시간 잠그고 배액하고 반복
도뇨관 제거 후 배뇨 습관 들이기

- 괄약근 기능 확인: 움직일 때 소변이 흐르는지
- 배뇨근 기능 확인: 유치도뇨 제거 후 배뇨 시원하게 하는지
- 방광염 확인: 빈뇨가 있는지, 배뇨 시 작열감 확인

영양과 배설 _ 배변

배변돕기	1. 거동을 할 수 없거나 안정을 요하는 환자의 배설 돕기
	2. 검사 목적으로 대/소변 검체 얻기(뚜껑을 닫아 냉장보관 > 건조되면 검사 양상이 달라짐)
	3. 환자 대/소변 정확하게 측정 및 사정

> 변기는 찬물로 씻고 비눗물이나 소독수로 소독하여 건조

- 변기는 따뜻한 물을 부어 데운 후 물을 버리고, 잘 닦아서 의자 또는 침대 발치에 두기
- 스스로 둔부를 들 수 있는 경우: 대변기 넣기 또는 제거 → 회음부 간호
- 둔부 드는 것을 도와주어야 하는 경우: 양쪽 무릎을 구부려 발꿈치에 체중을 실으면서 둔부 들기 → 변기의 납작한 부분을 허리쪽으로 밀어 넣기
- 둔부를 못드는 경우: 측위 → 변기 대주기 → 앙와위로 눕히기

변비	단단하고 건조한 변이 배출, 분변통과가 어렵고 지연	변실금	가스 배출, 대변 조절 항문 괄약근 수의적 능력 소실
설사	수분이 많은 변, 배변 횟수가 잦음	치질	직장 내면 정맥 이완, 울혈
분변매복	변비가 해결되지 않아 단단한 변이 직장에 끼어 배출 X	고창	장내 가스가 과도하게 차서 장이 늘어나고 팽팽하게 되는 것

직장관 삽입	장내 가스 배출 목적 > 관 끝을 물에 담가 공기방울을 보고 가스 배출 평가
	직장 점막 방지를 위해 30분 이내로, 하루 2~3회 삽입

> 왼쪽으로 누워야 직장, 결장을 따라 잘 들어감
> 오른쪽으로 누우면 약이 거꾸로 쏟아지는 느낌으로 힘듦

- **좌측심스체위**를 취해주고, 항문이 노출되도록 한다
- 직장관 끝에 윤활제를 바르고 항문으로 부드럽게 삽입 〉 성인: 10~15cm, 아동: 5~10cm
- 직장관을 둔부에 테이프로 고정 > 열려진 끝을 방수포 위 또는 물에 담긴 용기에 넣기(기포 발생으로 가스 배출 평가)
- 좌측위로 15~30분 정도 편안하게 있도록 하며, 1회 30분을 넘지 않도록 주의 가스 배출이 안 되었으면 쉬었다가 다시 삽입
- 가스 팽만 줄이는 방법 교육: 적절한 호흡법, 이완법, 과호흡으로 공기 삼키기 X
- 직장관 삽입과 제거 병록지에 기록, 물품 정리

손가락 관장	분변매복: 배의는 있으나 배변을 못해 직장에 통증, 오심, 구토, 복부 팽만감
	관장 실패 시 > 집게손가락으로 관장

- **장점막 손상 위험: 서약서를 받기(직장 자극 금기 환자 금지)** 미주신경 자극 > 부정맥 조심!
- **우측 심스체위 취하기**
- 방수포를 둔부 아래 깔고, 둔부만 노출시키고 나머지 부위는 홑이불로 덮어 주기
- 대변기와 화장지는 침대 가까이에 두기
- 일회용 장갑끼고 검지에 윤활제를 바르기 > 항문에 검지를 부드럽게 넣고 배꼽방향으로 움직이기
- 대변 주위 부드럽게 마사지(직장 점막 손상방지) > 딱딱한 덩어리 깨지도록 손가락 움직이기
- 대변 조각: 대변기에 담고 환자 반응 관찰 > 환자가 원하면 대변기 또는 이동식 변기 이용
- 매복된 변 제거 기록 및 환자 반응 등 기록

좌약	실온보관 / 냉장보관 X
	질좌약은 끝이 둥글고, 항문용 좌약은 뾰족
	상부 위장계에 자극을 주지 않고, 경구, 근육 투약보다 서서히 흡수되어 안전
	맛, 냄새가 좋지 않은 약물 > 항문으로 삽입
	간으로 전달되지 않아 약물 혈중 농도를 높게 유지

> 30℃ 실온 보관: 좌약 / 일반약
> 10℃ : 기름종류 약
> 냉장(2~4℃) 보관: 혈청, 인슐린, 헤파린, 예방주사

관장	대장 안으로 분변제거 목적으로 용액 주입 또는 진단목적으로 장 비우기

- 직장관 끝 수용성 윤활제 묻혀 사용
- 성인 보통 1,000mL 10분 주입(정체관장 1시간 이상)
- **좌측 심스체위**

	영아	유아	청년기	성인	체온보다 조금 높게
관장용액 온도	←———	37℃	———→	40℃	너무 차면 경련, 너무 높으면 대장 점막 손상
관장용액 양	250mL	250~500mL	500~700mL	750~1,000mL	소아: 성인의 1/2 기준
튜브 삽입 길이	2.5~3.5cm	5~7.5cm	———→	7.5~10cm	
항문에서 관장통 높이	←———	30~40cm	———→	40~60cm	

영양과 배설_배변

배출관장 = 청결관장 연동운동으로 배변 유도	· 생리식염수 관장: 생리식염수 사용 · 비눗물 관장: 비눗물(물 1,000cc+비누 5g) · 글리세린 관장: 글리세린 150~200mL(물과 1:1)	· 미온수 관장: 37.7~43℃ 따뜻한 물 · 플리트 관장: 가벼운 변비 또는 바륨 배출 등 용도 · 손가락 관장(Finger enema)
정체관장 장시간 용액을 장내 머무르게	· 기름정체관장(윤활관장): 대변, 장 점막 매끄럽게 배변 쉽게 · 구풍관장: 직장 가스 배출 돕고, 가스 팽창 경감 · 투약관장: 약물 치료제(락툴로스: 간성혼수, 케이엑살레이트: 고칼륨혈증)	· 수렴관장: 조직 수축시켜 지혈하는 관장 · 구충관장: 장내 기생충 죽이기 · 영양관장: 액체와 영양분 주입 · 바륨관장: 조영제
결장세척	단순 장내를 씻어내기 위한 관장	

관장 시행
· 환자에게 관장 목적, 방법 설명
· 스크린을 치고 침구를 접어 내리고 목욕담요 덮기 / 둔부 밑에 방수포 깔기
· 중력에 의해 용액이 잘 흘러들어가도록 **좌측 심스체위 취하기**
· 직장 튜브 끝 10cm 정도까지 수용성 윤활제 바르고 잠그기   *직장관에 있는 공기를 제거하기 위해 조절기를 열어 용액이 약간 흘러나오게 하고 다시 잠그기*
· 환자에게 입으로 숨을 내쉬게 한 후 배꼽을 향한 각도로 7~10cm 삽입
· 관장용액통은 항문에서 40~60cm 높이로 올려서 서서히 주입(5~10분)   *변의가 있어도 10분 정도 참도록 격려*
· 관장용액통 약간 남아 있을 때 조절기로 잠궈서 공기가 들어가는 것 방지한 후 튜브 빼기
· 환자가 화장실로 가도록 돕기 → 배변양상 기록 → 모든 기구 정돈 및 소독

관장 주의사항
· 관장액 주입 동안 배에 힘주지 말 것 "아"하고 입을 벌리고 숨쉬어 복부 긴장 예방 및 신체 이완
· 관장액 주입 동안 복통 호소: 30초 정도 용액 주입을 멈추고, 서서히 다시 주입   *관장통 높이 낮추기, 조절기로 용액 천천히*
· 관장통 및 곡반은 비눗물로 깨끗이 닦고, 직장관은 깨끗이 씻은 후 소독약 흘려보내기
· 수돗물 관장은 수분 중독증을 유발하므로 반복 관장 X(영아는 생리식염수 사용)
· 비눗물 관장은 장 점막에 자극을 주어 처방 필요

인공항문 간호
변을 배출시키기 위한 결장을 복벽 밖으로 노출시켜 놓은 인공항문을 세척 및 관리
· 배설물이 피부 주변으로 새거나 완전히 세척되어 있지 않으면 교환
· 스토마 주위 피부 잘 씻고 말리고, 피부간호 및 관찰

인공항문 수술 후 배액 주머니 착용법
· 물품 준비 및 환자에게 모든 과정 설명
· 침상을 편평하게 하고, 침상 보호용 패드를 복부 밑에 대어 배설물로부터 보호
· 장갑을 착용 → 피부보호장벽 내측 모서리를 들어 물기 짠 거즈를 밑에 대주기 → 나머지 피부 장벽 빠르게 제거   *빠르게 제거해야 통증 감소*
· 인공항문 주위 사정 → 따뜻한 물에 적신 거즈를 짜서 피부 주위 조심스럽게 세척
· **인공항문 측정용 자로 인공항문 크기 측정**(수술 후 첫 2~3개월은 수축됨)
· 피부 장벽 뒤에 정확히 원을 그리고 자르고, 피부 보호 연고를 바른 뒤, 부착 종이 제거
· 인공항문 위에 대고 그 표면을 눌러 접착
· 인공항문 지름보다 0.3~0.6cm 크게 배액주머니 뒷면에 원을 그리고 잘라냄   *미리 배액주머니에 손을 넣어 앞/뒤 분리 (주머니 자름 방지)*
· 배액주머니 부착 종이를 벗기고 인공항문에 부드럽게 눌러 배액주머니 막기
· 집게 고무밴드로 주름 고정

> · 점액질, 피 섞인 대변 장루 색이 적갈색, 보라색, 검은색: 장루 괴사 의심 → 간호사에게 즉시 보고
> · 양배추, 무, 양파, 토마토, 치즈: 가스형성 및 배설물 냄새 증진시키므로 피하기
> · 인공항문 주변 피부 간호: 헐거나 감염되지 않도록 주의
> · 장루 환자: 대사성 산증으로 두통, 복통, 혼돈, 졸림 등 증상 주의

인공항문 세척
· 인공항문 폐색 예방 및 배변 습관 길러주기   **한번에 250cc주입 / 500mL 넘지 않게**
· 환자 밑에 고무포를 깔고 더러워진 드레싱 떼어서 버리기   **관장용액: 40℃**
· **세척통을 침상에서 40cm 정도 높이**로 IV 걸대에 걸어두기(튜브에 공기가 있다면 용액을 한번 통과시켜 제거 > 복통의 원인)   **Y자 튜브: 세척액 / 배액**
· 세척 시 물이 새지 않도록 원추 모양 덮개를 카테터에 꽂아 사용(손가락에 수용성 윤활제를 발라 인공항문에 삽입해두기)
· 조절기를 열어 결장에 용액 주입 > 배액관을 통해 배설물이 변기로 나가는데 20분 소요   **용액이 잘 안나오면 복부 시계방향 마사지**
· 인공항문 주위를 물과 비눗물로 깨끗이 닦기
· 인공항문 주위 바셀린 거즈 대어주고 고정   **인공항문 쉽게 출혈: 핏자국이 있어도 놀라지 않도록 설명**
· 고무포 빼고, 정리정돈 → 세척액 양, 시간, 효과, 결과 등 기록

감염과 상처 _ 병원감염과 무균술

병원감염 ★ 감염회로 차단(멸균술 / 격리술): **손 씻기**, 소독, 일회용품 사용 등 손 씻기는 가장 단순하고 중요한 무균술! 특히 손톱 밑 깨끗하게

병원체 질병의 원인	병원소 균이 사는 장소	병원체 탈출	전파	침입	숙주의 감수성(면역)
바이러스, 세균, 리케차, 진균, 원충생물, 기생충, 프리온 등	인간(환자, 보균자) 동물, 흙, 물	호흡기, 소화기, 비뇨생식기 피부(상처), 태반, 기계적탈출	직접전파 간접전파	호흡기, 소화기, 비뇨생식기 피부(상처), 태반	선천/후천면역 영양, 건강상태

- ·손 씻기 ·멸균 ·항생제 / 살균제
- ·손 씻기 ·격리 ·멸균 / 일회용품 사용
- ·손 씻기 ·건조드레싱 ·재채기 시 마스크 ·체액 접촉 시 장갑착용
- ·손 씻기 ·살충제 ·냉동
- ·손 씻기 ·장갑, 마스크, 가운 착용 ·일회용품 사용

공중보건학_질병관리 사업 파트 참조

병원성미생물	질병을 일으키는 미생물	ex) 세균, 바이러스 등
2차 감염	본인의 저항력이 약해졌을 때 몸의 다른 부위로 전이하여 다시 감염	수술, 정맥주사, 약물투여 등으로 신체 면역 저하 → 폐렴 등 합병증 발생
교차감염	(병원감염) 병원에서 의료진, 의료기구로 인한 감염	장염으로 내원 → 독감환자 의료기구 사용 → 독감 추가 감염
기회감염	때에 따라서 해가 될 가능성이 있음	장내 대장균 질병 유도 X / 요도에 대장균은 요로감염 일으킴
중복감염	감염이 되었지만 또 다른 감염병에 걸린 경우	목감기 + 코감기 + ….

소독과 멸균 ★

세척	소독과 멸균의 기초단계로 물과 세제를 사용 혈액이 묻은 경우 **찬물로 먼저 씻고, 더운물 씻기** (혈액 단백질 응고 방지)
소독	**세균 아포(세균씨앗)를 제외**한 미생물 제거 (살균제, 액체화학제 등)
멸균	**세균 아포(세균씨앗)까지 모든 미생물 완벽 제거** (가압증기(고압증기)멸균, 가스멸균 건열멸균, 과산화수소 가스플라즈마 멸균법 액상화학제 등)
무균	질병을 유발하는 미생물이 없는 상태
방부	미생물 증식 억제

3대 무균술: 요추천자, 도뇨, 드레싱

	고위험 기구	준위험기구	비위험기구
사용부위	혈관계 또는 무균조직 사용	점막 또는 손상된 피부 접촉 기구	손상없는 피부 접촉 / 점막 X
기구의 예	수술기구, 주삿바늘, 외과용칼, 이식물 등	내시경, 기관지경, 기관지삽관튜브, 호흡치료기구 등	청진기, 혈압측정기, 탁자 등
처리방법	멸균 + 아포 살균 화학제	높은 수준의 소독	낮은 수준의 소독
주의	멸균된 채로 구매 또는 멸균하여 사용 사용전 멸균 상태 확인	열에 안전한 의료기구인 경우 고온멸균 할 것 화학소독제 사용 시 잔류 소독제 없도록 멸균증류수로 헹구기 수돗물을 사용해야 한다면 알코올로 헹구고 건조	손 씻기 및 소독제 사용

수술 기구	가압증기(고압증기)멸균법		봉합재료 금속선	자비소독
기구	70% 알코올 소독		견사	가압증기(고압증기)멸균
고무장갑	E.O가스 멸균		장선	수술용 봉합사 조직내로 녹는 실(멸균 제품화)
의류/침구	비닐봉지에 넣어 세탁실 운반 가스 소독 및 가압증기(고압증기)멸균법			
체온계	체온계 소독용 에탄올, 폼알데하이드 등에 담가 소독(10분이상)		감염병환자 객담 및 배설물	약물소독, 석탄수, 크레솔 소독(2시간) 자비소독(30분), 소각 소독법 등
혈압계	튜브 등은 소독약품으로 닦고, 헝겊은 소독약에 담가서 세척			
가죽/고무/종이	가스소독		감염병환자 병실소독	실내 폼알데하이드가스 / E.O 가스 소독 메트리스, 시트, 커튼 등 증기 / E.O가스 소독
식기	소독전 식기표면 오물 제거 → 약품소독 : 염소소독수, 락스 등 → 자비소독 및 증기소독			교차감염 방지를 위해 환자 침구를 다른 환자 침대에 두지 말 것!

감염과 상처 _ 병원감염과 무균술

멸균법	**멸균 전 세척을 먼저 꼭 하기!** 잔여물이 있으면 미생물 번식위험(찬물 먼저 세척 > 더운물 나중 세척)		**멸균 확인방법**
	멸균 물품 건조시키기		① 기계의 멸균시간, 온도, 압력 체크 소독기 이상 유무 판단
	저장 시 미생물, 먼지, 습기에 저항력 있고 유독성 없는 것으로 물품 포장	멸균 + 멸균 = 멸균	② 멸균 확인용 테이프 > 색변화로 확인
	멸균 물품은 챔버 내 꽉 채우지 않기(통기 원활)	멸균 + 깨끗 = 오염	③ 소독 후 배양결과로 판단
	가능하면 같은 재료를 함께 멸균	멸균 + 더러움 = 오염	

가압증기멸균 (고압증기멸균) ★	120℃의 고온 20분 / 유효기간 2주 병원에서 가장 많이 쓰는 멸균법: 짧은 시간에 미생물 아포까지 사멸	O: 열과 습기에 강한 물품에 적합(금속성 기구) X: 바셀린, 기름종류, 물에 녹는 것, 부식되는 재질
	소독 물품을 철저하게 세척, 물기 제거 후 방포에 싸기 뚜껑은 열고, 나사는 풀고, 섭자는 벌려두기 구멍이 뚫리지 않은 방포에 골고루 김이 스며들도록 두 겹 이상 물품 감싸기 무거운 것은 아래, 가벼운 것은 위에 넣고, 꾸러미는 너무 크지 않도록 최근 것을 뒤에 정리 / 사용 시 멸균테이프 유효기간 색상 확인	외과용 수술기구, 방포, 가운, 면직류(섬유), 거즈, 도뇨 세트 및 세척용구, 스테인리스 곡반, 드레싱 세트, 리넨류, 직물 등
E.O가스 멸균 ★	에틸렌옥사이드가스를 이용한 화학적 멸균방법(온도가 낮아 냉멸균) 포장이 완전한 상태라면 장기간 보존 가능(6개월 ~ 최대 2년) 멸균 후 잔류 E.O가스 독성: 16시간 이상 정화 > 시간이 많이 소요 독성이 있어 작업장 내 환경 주의	O: 고열, 습도에 민감한 섬세한 물품 예리한 기구, 내시경, 플라스틱, 고무 제품, 특수 카테터 등
건열멸균 ★	건열을 이용하여 미생물 산화 또는 탄화 140℃의 고온에서 3시간 / 160℃ 고온에서 1~2시간 소독 물품을 철저하게 세척(젖은 손으로 멸균기 만지면 X) 고온 증기가 침투되지 않는 물품 멸균에 사용 포장재를 가연성 물질인 종이나 천을 사용하면 X	O: 파우더, 오일, 바셀린거즈멸균, 유리제품, 솜, 거즈 등 액체는 끓어 넘칠 수 있으므로 용기의 2/3 이상 채우지 말기
화학멸균	2% 글루타르알데하이드 실온에서 10시간 침전 멸균 > 헹구기: 멸균된 증류수 > 건조 시 재오염 주의	열에 약하여 다른 멸균이 어려운 경우 내시경류 기구: 글루타르알데하이드

외과적 무균술의 원칙 ★

· 멸균 물품은 품목과 규격별로 분류하여 보관
· 멸균 영역 내에서 사용하는 모든 물품은 무균상태여야 함

· 멸균 물품이 멸균되지 않은 물품과 접촉하면 오염된 것으로 간주
· 멸균 물품이 시야에서 벗어난 것은 오염된 것으로 간주
· 멸균 영역 가장자리 오염된 것으로 간주
· 피부는 멸균이 안 되며 균이 있다고 간주
· 습기는 물품을 오염시킴(멸균 거즈에 습기 > 오염으로 간주)

· 가운 앞면 중 허리 아래 부분, 가운 뒷면, 소독포 외면은 오염된 것
· 개봉 흔적이 있거나 멸균 유효기간 지난 것은 오염된 것
· 멸균 표지지 색 변화가 불분명한 것은 오염된 것
· 소독포 가장자리 늘어진 부분은 오염된 부분

자비소독	감염병 환자 식기 소독　**30분 끓인 후 씻는다**
	아포가 있는 균과 일부 병원균은 100℃ 끓는 물에도 죽지 않음 물품이 완전히 잠기도록 하고 물이 완전히 끓는 시점에서 넣어 10~20분간 끓이기 유리제품은 처음부터 찬물에 넣어 끓이기 시작 후 10분간 소독 고압 증기 멸균기가 없는 가정에 적합 기름류는 비누로 씻고 닦은 후 소독 기포가 생기지 않도록 뚜껑 닫고 끓이기 끝이 날카로운 기구는 자비소독 / 응급 시: 70% 알코올에 소독

피부소독제	의료진 및 보호자 손 씻기용 또는 수술 전 피부 상처 소독용 알코올, 클로르헥시딘, 포비딘제제, 트라이클로산 등 **욕창 및 개방상처 금지**	* **포비딘제제(베타딘):** 독성과 자극이 적어 손 씻기에 사용 가능 수술 전 수술 부위, 분비물이 배출되는 피부상처 등 살균 소독에 이용 피부: 7.5~10%, 구강세척/질점막: 0.5~1%

감염과 상처 _ 병원감염과 무균술

내과적 무균술 병원성균 감소 또는 전파 방지 깨끗하지만 무균 X ★	**외과적 무균술** 모든 병원성/비병원성균 제거 철저한 무균: 수술방, 산실 등
내과적 손 씻기 비침습적 / 손 아래로 / 소독 상태	**외과적 손 씻기** 침습적 / 손 끝 팔꿈치 위로 / 멸균 상태
모든 간호 업무 시작과 끝에 사용 (환자 접촉 전/후, 식사 전/후, 기구 사용, 기록, 투약 등) 미지근한 흐르는 물로 손의 오염물 제거 비누/소독제를 묻히고 충분히 마찰(15초 이상) 흐르는 물로 헹구고 종이타올로 건조	손의 모든 장신구 제거(손톱 짧게 깎기) 비누, 베타딘, 클로르헥시딘 등 소독제 사용 손과 팔의 전박 모두 씻기(14분 이상) 손 끝에서 팔꿈치 방향으로 손 씻기 손 대신 무릎 또는 팔꿈치로 물 온도 및 속도 조절 보조자가 주는 멸균 수건으로 손 닦기

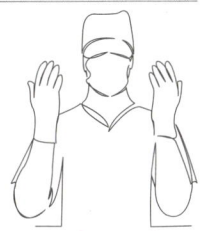
개방상처가 있으면 다른 사람과 교체 또는 장갑착용

마스크 착용 20분마다 교환하는 것이 좋으며 최대 2~3시간 사용금지(시간과 관계없이 마스크가 젖거나 오염되면 무조건 교환)

코와 입을 완전히 덮고, 윗부분은 끈을 매거나 귓바퀴에 고정 안경을 쓴 경우 마스크 위 테두리가 안경 밑에 위치 마스크의 오염 부위를 손으로 만지면 X(끈만 손을 댈 수 있음)	마스크 밑 테두리는 턱 밑에 고정 후 아래끈을 목 뒤에 매기 대화, 재채기 기침 피하기(개방상처가 있다면 더 조심) 간호를 마친 후 마스크 교환 / 목에 걸어두면 X

내과적 가운 착용 최대한 등이 겹치도록 입기	**외과적 가운 착용** 소독 가운을 입은 사람끼리 서로 등을 맞대고 지나가기
가운의 겉이 겉으로 나와 있음 목끈을 이용하여 겉에 손이 닿지 않도록 입기 입을 때: 목둘레끈 → 허리둘레끈 벗을 때: 허리끈 → 손 씻고 → 목둘레끈	가운의 안쪽이 겉으로 나와 있음(가슴 ~ 허리 위 앞면은 멸균된 것으로 간주) 목 부위가 허리선 아래로 내려가면 오염된 것으로 간주 겉에 손이 닿지 않도록 하여 입기 뒤끈은 다른 직원이 매주기

· 가운을 입을 때 바깥부분이 닿지 않도록 조심
· 목부분 또는 가운 안쪽 잡고 입기

내과적 장갑 착용(개방식)

① 허리보다 높은 위치에서 깨끗하고 마른 표면 위에 두기
② 바깥포장지 윗부분을 벗기고 내부 포장지 끝부분만 만져서 꺼내기
③ 손 끝으로 멸균장갑 접힌 부분 맨 윗부분 집기(비멸균 부분에 닿지 않도록)
④ 손을 조심스럽게 장갑 안에 넣기(잘 사용하는 손)
⑤ (장갑낀 손) 엄지를 바깥으로 하여, 손가락 4개를 다른 장갑 커프 밑으로 넣기
⑥ 다른 손도 조심히 넣고, 손목에 접힌 커프를 펴주기

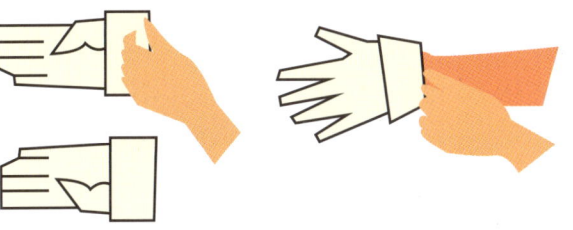 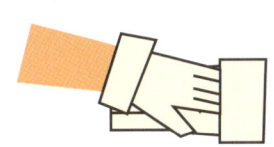 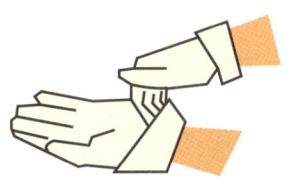

외과적 장갑 착용(개방식 / 폐쇄식) 개방식: 소매 밖으로 손이 나오기 / 폐쇄식: 손이 가운 소매에 있어야 함

① 가운 소매로 손을 덮은 채 장갑 포장 개봉
② 오른손은 가운 소매로 손을 덮은 채 장갑을 집어, 왼손 소매에 올려두기
③ 왼손가락으로 장갑 손목을 잡고 소매 끼기
④ 장갑을 손가락에 낄 때, 커프도 당겨 손목 위로 커프가 올라가게 하기
⑤ 소매를 덮은 채로 오른손도 같은 방법으로 장갑 착용

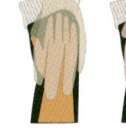 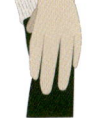 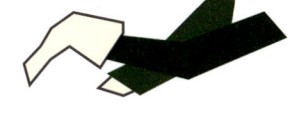 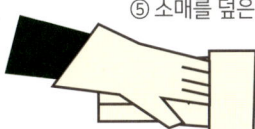

소매 속에서 왼손 손바닥을 위로 하고 있기

장갑 벗기

① 장갑 안쪽에서 바깥쪽으로 뒤집어서 말거나, 완전히 잡아당겨 벗기
② 장갑 벗은 손가락 두 개를 장갑 낀 손 안쪽으로 집어 넣기
③ 장갑 안쪽이 바깥쪽으로 나오게 하여 벗고,
   먼저 벗은 장갑이 나중에 벗은 장갑 속으로 들어가게 하기

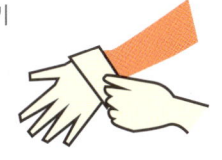 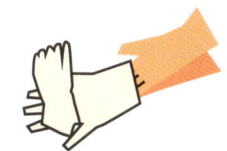 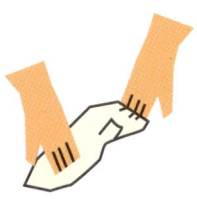

수술실 보호장구 착용 : 모자 - 마스크 - 가운 입기 - 목끈하기 - 허리끈하기 - 장갑
벗기 : 장갑 - 허리끈 풀기 - 손 씻기 - 목끈 풀기 - 가운 벗기 - 마스크 - 모자

감염과 상처 _ 병원감염과 무균술

격리병동

격리 - 음압 병실
감염병 전파 우려로 격리(HEPA 필터)
병실 것이 나오면 X
의료진 HEPA 필터 마스크, N95 마스크 착용
ex) 결핵, 메르스, 사스

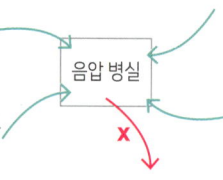

병실 내 가운 겉면이 겉으로 병실 자체가 오염되어 내부가 오염되지 않도록 겉면이 겉
병실 밖 가운 안쪽이 겉으로 겉면에 균이 묻어 퍼지면 안되므로 옷 뒤집어 두기

오염된 가운은 다른 사람 및 물건 오염 위험이 있어
방 밖에서 착용하지 말 것!

역격리 - 양압 병실
환자보호를 위한 것
무균 유지: 바깥 것이 들어가면 X
ex) 백혈병, 암, 심한 화상환자

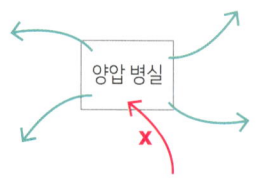

감염병동 이중포장 한 명은 병실 내에서 가운을 착용해서 일하고 > 다른 한 명은 주머니 외면이 오염되지 않도록 청결한 주머니에 넣기

오염된 물품을 방 밖으로 내보내기 전, 주머니에 넣어 라벨 붙이기
주머니는 견고하고 물과 공기가 통과하지 않도록
가능하면 기구는 주머니에 넣어 표시하여 미생물 오염 최소화
유리용기는 따로 플라스틱 또는 종이용기에 넣기

격리 환자 식기 멸균 또는 폐기처분

코호트 격리 같은 미생물에 감염된 환자들끼리 같은 병실 사용
접촉주의 MRSA(메치실린), VRE(반코마이신), CRE(카바페넴)
손상성 폐기물, 사용한 주삿바늘, 침은 뚜껑을 다시 씌우지 말 것!(찔리는 위험 방지)
폐기 후 라벨 붙이기

멸균 물품 관리

멸균 물품을 미리 풀어야 할 경우 멸균포로 덮어 두기
평평한 곳에서 소독된 물품 놓고, 멸균 날짜 확인 후 멸균 표식 떼기
준비하는 사람 먼쪽을 잡고 포를 펴기 포 안쪽면 경계선 2~3Cm 내부는 멸균영역
오른쪽 - 왼쪽 - 앞쪽 잡고 포를 펴기 다른 멸균 용품을 올릴 수 있음

가압증기(고압증기)멸균 유효기간: 2주
멸균 표식 불확실 또는 개봉흔적 > 오염된 것

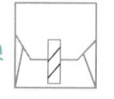 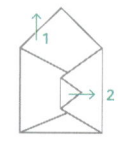 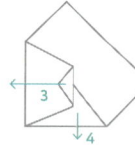

소독용액

필요할 때만 열고 가능한 빨리 닫기(개봉일 날짜 표시)
뚜껑은 멸균된 내면이 아래로 향하도록 잡기 / 둘 때는 내면이 위로 향하게
라벨 붙은 쪽을 위로 가게 잡고, 멸균용액 확인
병 가장자리는 오염으로 간주: 용액 조금 따라 버리기
따라둔 용액을 다시 용기에 채우지 않기
뚜껑이 열린 소독 용기 위로 물건 건네주지 않기

뚜껑 열때 내면이 아래로   뚜껑 바닥에 둘 때 내면이 위로

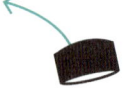

이동겸자 = 섭자 = 감자 = 포셉 핀셋은 치과에서만 쓰는 것

오염방지를 위해 **한 용기에 겸자 하나씩 꽂기**
24시간마다 이동겸자 멸균
소독용액을 용기에 부어 이동겸자의 2/3 이상 잠기도록
소독솜을 주고받을 때, 겸자끼리 닿지 않도록 주의
겸자를 꺼낼 때 용기 가장자리에 닿지 않게 하기(끝을 오무려서 꺼내기)
섭자 끝은 손잡이 아래, 손목보다 아래로(끝이 손잡이 위로 가면 오염) / 하지만 허리 높이 이상 시야에 보이게
멸균된 물건을 소독 부위에 놓을 때 겸자를 그 면에 대지 말고 살짝 떨어뜨리기
멸균된 물품은 반드시 멸균 겸자로 꺼내기
오염된 겸자는 뒤집어두거나 용기에 걸쳐두어 오염됨을 표시

감염과 상처 _ 상처관리

상처간호

감염예방	피부, 점막 보호(외과적 무균법)	배액촉진	배액관을 흡인기구에 연결(Hemovac): 혈액 및 삼출물 배액
피부손상 방지	추가 손상 방지(드레싱)	출혈방지	폐쇄성 압박드레싱, 수술 후 거즈 삽입(패킹 / 심지)
치유도모	상처 가장자리 분비물 제거	피부박리 방지	드레싱 교환, 보호용 연고를 발라 예방
이물질로부터 상처 보호	상처가 너무 지저분하면 데브리망(변연절제술): 괴사조직 제거로 상처 치유 돕기		

드레싱의 형태

건조 대 건조 Dry to Dry	상처 위에 건조한 면거즈 거즈 위에 다시 건조 거즈 또는 외과용 패드를 덧대줌	배액과 조직 상실이 거의 없는 상처 생리식염수로 적신 후 천천히 떼어 상처 예방
습기 대 건조 Wet to Dry	상처 위에 생리식염수나 소독 용액에 적신 넓은 거즈를 덮고, 그 위에 건조한 거즈 덮기	정맥류 궤양, 욕창, 3도 화상 드레싱
습기 대 반건조 Wet to Damp	습기 대 건조 드레싱 변형, 파인 상처에 젖은 거즈로 느슨하게 패킹 드레싱이 완전히 마르기 전 제거	패킹 거즈가 제거될 때 상처부스러기도 함께 제거
습기 대 습기 Wet to Wet	상처 위에 생리식염수나 소독 용액에 적신 넓은 면거즈를 덮고 그 위에 같은 용액에 적신 드레싱을 덮기	상처 표면을 계속 씻어주며, 점성 삼출물 희석

드레싱의 종류

친수성 콜로이드 드레싱	친수성 분자가 **산출물을 흡수하고, 젤을 형성하여 상처 표면을 촉촉하게 유지** 소수성 폴리머 성분이 병원균의 침투를 예방하여 감염위험을 감소	메디폼 2~4단계 욕창
투명 드레싱	구멍이 작아 세균 침입 방지, 투명해서 상처 관찰에 용이하나 괴사조직 분해 능력 X 흡수력이 없어 삼출물이 있을 경우 상처 주위 피부에 손상위험: 감염된 상처 사용 X 수술 부위가 작거나 표재성 상처, 정맥주사 부위, 괴사조직 제거가 필요하지 않은 경우에 사용	그냥 투명 테이프 1단계 욕창
친수성 젤 드레싱	괴사조직을 수화하여 상피세포에 손상 없이 **괴사조직의 자연분해를 촉진** 삼출물을 흡수하는 능력에 한계가 있어, 과도한 상처배액이 있는 경우에는 사용 X	욕창 찢어진 상처
거즈 드레싱	면이나 합성 재질로 만들어진 직조 또는 비직조폼에 치유를 향상시키는 약 도포 **상처에 자극이 적고, 배출액을 흡수하는 데 가장 좋음** 생리식염수, 링거 용액 등에 적셔 사용해도 안전	출혈, 외과적 절개 부위 깊은 상처 패킹 1차 드레싱 덮기
칼슘 알지네이트 드레싱	해초에서 추출한 물질로 지혈효과, 세포 재생 촉진, 습윤 상처 치유 환경을 형성 삼출물을 흡수하여 상처 표면에 젤을 형성 ex) 암 환자 상처의 지혈	
폼 드레싱	고정하기 위한 2차 드레싱이 필요 ex) 3단계 욕창 스펀지처럼 흡수하는 성질이 있어 산출물 없는 상처에는 적합하지 않음	
상처소독의 원칙	필요한 경우에만 상처 소독과 세척 **가장 오염이 안 된 부위에서 심한 쪽으로 닦기** **상처 안쪽에서 바깥쪽으로 원을 그리며 닦기**(1개 소독솜 / 1개 원) 절개 부위에서 배액관 쪽으로 닦기 배액관만 있으면 밖을 향해 원을 그리며 닦기(1개 소독솜 / 1개 원) 물에 젖은 거즈는 오염된 것 / 바셀린 거즈는 건열멸균법 이용 등장성 용액(생리식염수) 사용: 상처조직 삼투현상으로 인한 이차손상 방지	수술 첫날 위에만 드레싱 밑거즈 그대로 두기: 지혈, 감염방지 효과 점막, 상처: 알코올(소독용 에탄올) 금지 〈상처소독액〉 · H_2O_2 과산화수소: 살균효과 · 붕산수(보릭) · 포비돈: 수술 전후, 소독효과 같다 · 생리식염수

감염과 상처 _ 상처관리

상처 드레싱 돕기	드레싱은 의사가 하는 경우가 많음 / 간호조무사는 보조만
드레싱의 목적	상처보호 및 감염예방, **상처 치유증진** 상처 치유증진을 도와주는 것, 직접 상처 치료 역할 X
	상처 혈액, 분비물, 배농액 흡수
	부종, 출혈 방지

드레싱 방법

① 손을 씻고 필요한 물품을 준비 후, 소독된 드레싱을 편다.
② 일회용 장갑을 착용하고 드레싱을 떼어 버리기 드레싱 뗄 때, 멸균 장갑 X
  외부 드레싱 제거: 피부를 누르고 상처쪽으로 제거 / 털 자란 방향으로 당기기
③ 내부 드레싱 제거: 배액관이 있다면 빠지지 않도록 주의
④ 환부에 멸균 건조 드레싱 덮기 > 적당한 길이로 반창고 붙이기
⑤ 장갑을 뒤집어 벗어 비닐봉지에 버리기
⑥ 손을 씻고 모든 물품 정리

- 더러워진 드레싱을 버릴 수 있도록 가까운 곳에 곡반 또는 봉지를 두기
- 상처에 붙어 있으면 멸균 식염수를 적셔 살살 떼기(증류수 X)
- 섭자 끝은 항상 아래로 향하고, 드레싱 제거 후 섭자를 멸균지역에 두지 않기
- 배액관이 있다면 Y거즈 사용
- 움직이는 부위: 반창고 관절 방향과 직각으로

드레싱 주의사항 ★

무균법 시행으로 시술 전 손을 깨끗이 씻고, 마스크, 멸균장갑 착용: 시술자는 호흡기 계통 감염이 없어야 함
시술 중 상처 위로 물건을 집거나 건네기 X
환자 통증이 심한 경우 드레싱 간호 30~40분 전 처방된 진통제 투여[ex) 화상환자]
맞바람을 피하고, 상처를 만져야 한다면 일회용 장갑을 착용
시술 지연 시 소독 부위를 소독 수건으로 덮고, 소독기구와 물품도 새로 교체
상처 바로 위 드레싱은 시술 직전까지 떼면 안 됨(마지막 드레싱 제거 = 시술 시작)
상처 가장자리 발적과 부종, 통증이 심한 경우: 상처 감염 의심
상처에 냄새가 심한 배액이 있는 경우: 배양검사 보내기

드레싱 보조

사용할 물품을 빠짐없이 챙기고, 드레싱 카 또는 트레이에 사용하기 편리하게 정리
상처에 직접 닿는 마지막 드레싱만 빼고, 외부 드레싱 모두 제거
소독된 섭자를 이용하여 소독포 위에 소독 기구 떨어뜨려주거나 의사가 직접 집도록 용기 열어주기
의사가 드레싱하는 동안 반창고를 적당한 길이로 잘라두기
드레싱이 끝나면 반창고, 붕대, 복대 등으로 고정(끝까지 무균법 지키기)
소독된 안전핀은 의사가 잡을 수 있도록 내어주고, 붕대 끝은 조금 펼친 후, 펼친 부분은 말린 부분 끝에 잡고 대어주기

상처 지지와 고정

붕대법 드레싱 고정 및 부종 감소/방지
압박을 가하여 지혈
상처보호 및 지지

- 정상적인 신체 선열에 맞춰 붕대 감기: 관절 부분은 약간 굴곡된 해부학적 위치에서 감기
- 피부가 맞닿은 부분, 뼈 돌출 부위는 거즈 또는 면패드를 대주어 피부 마찰 방지
- 환자와 마주 서서 한쪽으로 붕대를 잡고, 다른 손은 붕대 끝을 잡기
- 핀, 매듭, 묶음은 상처 위 또는 민감한 피부에서 멀리 떨어진 곳에 적용 *상처 위에 매듭 X > 상처 압박됨*
- 젖은 드레싱, 배액있는 상처 위에 붕대: 마르면서 수축되므로 약간 느슨하게 감아주기
- 충분히 두껍게 감되, 너무 부피가 커서 활동에 장애를 주면 안 됨
- 말단에서 체간을 향해서 감기(끝에서 → 중심쪽)
- 말단 부위(손가락, 발가락)는 색, 감각, 온도, 부종 관찰을 위해 노출
- 붕대를 너무 조이면 영구적 손상: 2시간마다 순환 상태 점검

환행대 (돌림붕대)	어떤 붕대법이든 처음 시작과 마지막은 환행대(2번 정도) 동일한 부위를 수차례 돌려 감아 먼저 감은 위쪽을 덮어서 감기	목, 이마, 손목, 발목 등 드레싱 고정 목적
나선대 (나선붕대)	굵기가 비슷한 곳에 나사못 처럼 돌려서 감기 시작과 끝은 환행대 > 먼저 감은 곳보다 1/2 ~ 1/3 올려 감기	손가락, 상완, 대퇴, 몸통 등 드레싱 고정 목적
나선절전대 (나선역행붕대)	굵기가 다른 부분에 사용 나선으로 감으면서 엄지를 대고 붕대를 뒤집어서 감기	종아리, 전박 부분
8자 붕대	관절 또는 돌출 부분 고정 및 보조 목적 붕대를 어긋하게 번갈아 돌려감으면서 8자형으로 만들며 내려 감는 방법	사지 연결점, 손과 손가락, 팔꿈치, 발꿈치
수상붕대법	각을 만들면서 상하행으로 서로 겹쳐 건너게 하는 방법	엄지손가락, 가슴, 어깨, 서혜부, 엉덩이 등
회기붕대 (되돌이 붕대)	절단면, 말단부위, 머리 등에 적합 환행대를 먼저 하고 중앙에서 건너고 돌려오면서 일렬로 만들어 감기	

바인더 신체, 드레싱, 패드 등 고정 및 지지
부종 예방 및 압력주기

- 견고하고 균일한 압력을 주되, 신경맥 또는 폐기능 손상에 주의
- 바인더는 피부 부착이 안 되어 자주 흘러내리므로 다시 착용
- 바인더에 주름이 생기면 불편함 및 조직손상
- 상처 부위 바인더가 더럽거나 습기가 있으면 감염위험(피부 표면 자주 관찰)
- 바인더 말단 부위 신경 및 상태 자주 관찰
- 바인더가 불편하면 제거 또는 고쳐서 착용

삼각건
- 팔꿈치, 팔, 상박을 지지하고 팔의 부종을 감소시킴
- 가장 넓은 부분이 지지하려는 팔의 팔꿈치에 가도록 하여 삼각대를 펴기
- 한쪽 끝은 목 뒤로, 한쪽 끝은 목 앞으로 가져와서 어깨 앞쪽으로 묶어 고정

유방대
- 소매 없는 조끼 형태로 모양과 크기에 맞게 다양함
- 유방 수술 후 유방 지지 또는 출산 후 젖분비 감소로 압박 및 지지하기 위해 사용

T 바인더 직장, 회음부 드레싱 및 수술 부위 지지

직선복대
슐테튜스 복대
- 복부 드레싱 고정 및 압박
- 복대 상부는 허리 / 하부는 둔부에 위치 > 환자는 앙와위 *마른 환자는 장골등에 패드 대어주기*
- 직선 복대: 복부 중앙에 복대 끝이 겹치도록 한 후 안전핀 고정 *허리는 안전핀 수평 꽂기*
- 슐테튜스 복대: 중앙에서 겹치도록 좌/우 교대로 올려두기(앞에 것과 1/2 겹치기)
  · 복부 수술 환자: 꼬리를 밑에서 위쪽으로 올리기
  · 분만 후 산모: 꼬리를 위에서 아래쪽으로 놓기

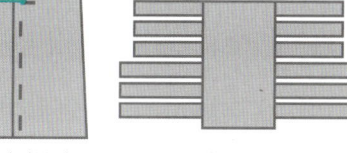

직선복대　　슐테튜스 복대

개인위생

개인위생 ⭐

청결 증진으로 감염방지
따뜻한 목욕은 말초혈관 이완, 혈액순환 증진 및 긴장된 근육 이완

피부간호

침상목욕	움직일 수 없는 환자를 침대에 눕혀 피부를 청결하게	**침상목욕 순서** 눈 안쪽→눈 바깥쪽→얼굴→목→손, 팔→가슴→복부→발, 다리→등→음부→손톱, 발톱

무의식환자라도 침상목욕 설명 및 환자 요구 파악(화장실 가고 싶은지 등)
창문과 병실 문을 닫아 바람이 들어오지 않도록 하며, 커튼 또는 스크린을 쳐서 프라이버시 유지
① 위 홑이불을 덮고 목욕담요를 덮어 주기
② 환의를 벗기고, 목욕수건을 등에 대어 주기
③ 목욕물수건으로 목욕장갑을 만들어 조무사랑 먼쪽 먼저, 가까운 쪽은 나중에 씻기
④ 눈 주위는 안쪽에서 바깥쪽으로 닦고 비누 사용 X
⑤ 말초에서 중심 부위로 문지르며 닦기(정맥귀환 돕기) / 복부는 시계방향으로 닦기
⑥ 손은 대야에 담가 씻어주기
⑦ 등은 복위 또는 측위로 눕히고 닦아주기
⑧ 앙와위로 눕혀 회음부 닦아주기
⑨ 목욕수건 치우고 환의 갈아입도록 도와주고, 침상 홑이불 교환
⑩ 필요시 구강, 손톱, 머리간호 후 물품 정리   손톱은 둥글게, 발톱은 일자 너무 바짝 자르지 말기

| 신생아목욕, 좌욕, 관장용액: 40℃ |
| 침상목욕 물의 온도: 43~46℃ |
| (식는 것 생각해서 좀더 높게) |
| 온요법(온찜질): 46~50℃ |

대기 적정온도	18~20℃
입원실	20~22℃
목욕시	22~24℃
신생아실	24~26℃
보육기	29~32.2℃
적정습도	40~60%
호흡기질환자 습도	70%

부분목욕 불편감이나 냄새가 나는 신체 일부만 씻는 방법

통목욕 40℃의 물을 목욕통에 채우기(실내온도 24℃)
20분 이상 물속에 있으면 X
욕조에 안전난간 설치, 필요시 욕조용 안전의자 사용
나올 때 어깨에 목욕수건 걸쳐주고, 몸을 말린 후 환의 갈아입히기
편마비 환자: 건강한 쪽부터 들어가고 나오기

목욕 중 환자 실신: 배수구를 열어 물빼기 > 머리를 수평으로 눕히고 보고
자주 살펴보고, 문을 안쪽에서 잠그지 않도록 주의

치료적 목욕

냉목욕	따뜻한 물로 시작하여 서서히 체온 떨어뜨리기		**찬수건 목욕**	열 내리고, 혈관 수축, 부종 경감
온목욕	뜨거운물(45~46℃)에 전신을 담가 근육 통증 경감 및 이완		**오일목욕**	조산아 또는 피부 건조, 습진 있는 아기
냉·온목욕	냉 > 온 > 냉 > 온 > 냉 > 온 > 냉 7번 반복: 따뜻한물 2분, 찬물 1분 반복			
중조목욕	중조를 푼 물에 몸을 담가 피부 진정	중조 목욕, 미온수목욕, 전분목욕: 가려움 소양증 간호		
전분목욕	피부자극 진정			
미온목욕	미온수 스펀지 목욕: 고열환자 / 소양증환자: 체온이 내려갈 때까지 3번 시행			
좌욕	회음부, 직장 주변 습열 제공> 염증감소 혈관 울혈 완화(40℃)			

3회 이상, 환자 오한 호소
환자가 오한 호소 시 즉시 중단
서혜부, 겨드랑이, 경정맥 등 큰 혈관이 지나가는 곳 집중
말초혈관은 따뜻하게 해야 열이 떨어짐

알코올 목욕 열이 많은 환자의 목욕 > 의사의 지시로 시행(목욕 전 활력징후 체크)
얼굴을 제외하고 전신을 닦기
32℃ 정도 물과 알코올을 섞어 닦기(30~50%)

머리는 얼음주머니, 발치는 더운물주머니
목욕 후 30분 뒤 체온 재측정
노인, 피부병환자 등은 알코올 목욕 피하기

회음부 간호 비뇨기계통 감염, 실금, 과도한 질분비물, 수술, 정체 도뇨 환자 등
회음부 청결> 감염위험 낮추고, 냄새 제거, 환자에게 편안함 제공
자연배뇨를 돕고 회음 부위 불편감 완화 > 상처 치유 촉진 및 염증 완화

① 발치 부분의 홑이불을 가슴에 올려두고 하의를 내리고 회음부 노출(배횡와위)
② 엉덩이에 목욕타월 깔아주고, 환자 다리를 싸고 가운데 끝으로 회음부 덮기
③ 음순을 벌려 깨끗이 닦기(치골 → 항문 한방향으로만 닦기) 유치도뇨관 환자는 소독솜 사용
④ 측위로 엉덩이 주변, 항문 주위 깨끗이 닦고 말리기
⑤ 필요시 파우더 또는 보호 연고 바르고 정리

침상목욕 물의 온도: 43~46℃
동일하게 준비

개인위생

등마사지

① 복위가 가장 좋지만 어려운 경우 측위
② 어깨 ~ 천골 부위까지 노출
③ 시작과 끝은 경찰법으로 8회 정도,
   유날법 2회, 지압법 2회, 경타법 2회 반복
④ 환자 상태(빨갛게 된 피부, 멍, 찰과상) 등을 기록

근육이완 긴장 경감 / 조직 근육 혈액순환 자극
피부가 과하게 건조할 경우 : 로션 사용 (알코올 사용 X)
손과 마사지 액체를 미리 데워 환자가 차가움을 느끼지 않도록 주의
손톱을 짧게 깎아 환자 피부 다치지 않도록 주의
악성종양환자, 혈전성 정맥염환자, 전염성 피부염환자, 심한 허약자, 골절 등은 마사지 금지
따뜻한 물과 비누를 사용하여 등을 닦고 마사지하면 더 효과적

경찰법	피부 표면을 손바닥 전체로 밀어주는 것 가볍게 문지르거나 압력을 주며 문지르기	**지압법**	엄지나 손가락 끝으로 둥글게 원을 그리며 문지르는 방법
유날법	손바닥과 손가락으로 피부를 주무르는 방법	**경타법**	두드리는 방법으로 천천히 두드리면 진정효과 빠르고 힘있게 두드리면 자극하는 효과

모발간호
모발, 두피 청결로 2차 감염 방지 및 모발 성장 돕기

빗질
① 환자를 의자에 앉히거나 침대 머리 부분을 올려 앉도록 도와주기(힘들면 측위)
② 깨끗한 수건을 어깨 위에 올려두고, 머리핀 또는 리본 제거
③ 긴 머리는 심하게 엉키면 세 부분으로 나누어, 머리카락 끝, 중간, 두피 부분 순으로 빗어주기

세발 - 머리감기
① 머리맡에 세발기를 놓고 목이 닿는 부분은 수건으로 감아 대어주기
② 눈은 작은 수건으로 덮고 귀는 솜으로 막아주기
③ 샴푸를 바른 후 손 끝(지두)으로 마사지하여 샴푸 거품 내기(손톱 끝으로 두피를 긁지 말 것)
④ 샴푸를 헹구고 수건으로 머리 닦아주기 > 헤어드라이어로 머리 말리고 정돈

과산화수소
생리식염수 : 과산화수소 = 4:1
백태 제거 및 혀의 죽은 조직 제거
응혈된 혈괴(피떡) 제거에 효과적

구강간호
구강 청결 악취제거 및 충치 예방, 2차 감염 예방
· 부드러운 칫솔모 45°를 유지하여 칫솔질
· 잇몸에서 치관으로 칫솔 앞뒤로 움직이기
· 치주낭 방지 위해 양치(치은, 에나멜질 틈새)
· 치간칫솔, 치실을 사용하면 더욱 효과적

특별 구강간호
무의식환자, 과도한 구강 건조, 연하장애가 있는 환자 등
· 혀 안쪽 목젖 자극 > 구토, 질식 위험이 있어 깊이 닦지 말기
· 측위, 턱을 아래로 하고 곡반 대어주기
· 칫솔 대신 긴 면봉 또는 설압자 과산화수소 묻혀
  치아 안쪽, 뺨 안쪽 등 구강 점막 닦고 헹구기
· 면봉에 글리세린을 묻혀 잇몸과 입술에 발라주기

의치 취급법
스스로 의치를 뺄 수 없다면 거즈를 이용하여 *좌우로 흔들면 X*
① 엄지와 검지로 의치 앞부분을 위·아래로 약간 움직여 빼기
② 의치 세면대 안에 수건을 깔아 두기(떨어지면 파손 위험)
③ 세정제를 묻혀 조심스럽게 닦고 미온수에 행구기(치약 X)
④ 뚜껑 있는 불투명한 물통에 물 또는 붕산수를 넣고, 의치를 안전한 장소에 보관
⑤ 환자 구강 확인 및 구강세정제로 입 헹구어주기

주의
· 의치를 위아래로 흔드는 것은 음압을 제거하기 위함이며 윗 의치 먼저 제거 후 아랫 의치 제거
· 뜨거운 물을 사용하면 의치 모양 변형 위험
· 마른 상태로 의치를 보관하면 모양이 틀어짐
· 구강이 너무 건조하면 의치가 잘 삽입 안 됨(입 헹구기)

발간호
당뇨 또는 말초혈관질환 환자 발간호 중요
· 매일 발을 씻고 발가락 사이 잘 건조
· 화상 방지를 위해 물의 온도는 40℃가 적당
· 과잉 발한으로 인한 불쾌한 냄새 예방: 자주 씻기, 양말 매일 갈아 신기
· 특히 당뇨 시 발톱을 자르기보다는 다듬기(― 자 모양으로 자르기)
· 맨발로 다니지 않기

발가락 사이 물기 꼭 제거: 필요시 오일, 바셀린마사지
발등, 뒤꿈치 : 보습을 위한 로션

개인위생

욕창간호 ★

조직의 압박으로 조직에 장시간의 혈액순환 장애를 초래하여 산소와 영양공급이 부족할 때 발생하는 피부 괴사

1단계	압력 받은 주변 창백 > 압력이 제거되면 그 주변이 충혈되어 붉고 따뜻 · 마사지, 알코올 금지 · 영양소를 풍부하게 해서 치유 돕기 · ROM 관절 가동 운동 · 체위변경 더 자주해주기
2단계	궤양이 표피, 진피 침범, 찰과상과 포진 등을 볼 수 있음
3단계	피하조직층 침범한 괴사로 두껍게 피부 상실
4단계	근육, 뼈, 지지조직 등의 광범위한 소상, 조직괴사, 완전 피부 상실

욕창 발현 과정
발적 > 열감 > 국소빈혈 > 궤양 > 괴사 > 조직탈락

욕창 호발 부위

주로 압력을 많이 받는 부위: 귓바퀴, 견갑 부위, 팔꿈치, 미골 부위, 장골, 후두부, 천골부, 둔부, 무릎, 발목과 발뒤꿈치 등
당뇨환자, 노인, 몹시 마른 환자, 무의식환자 등에서 잘 생김

욕창 예방간호

2시간마다 체위 변경 — 치료 목적은 1시간마다 체위 변경 — 환자를 끌지 말고 들기 마찰로 다치기 쉬움
욕창 조기 증상 잘 관찰
환자의 피부, 침구 등을 깨끗하고 건조하게 유지
땀이 심한 환자, 순환장애가 있는 환자는 파우더를 사용하여 마사지 — 욕창이 발생하면 마사지 금지
피부가 건조할 경우, 지방 함유가 많은 비누 또는 오일 사용
욕창 호발 부위에 반창고 붙이지 말 것
압박이 심한 부위: 천골, 발뒤꿈치는 **특수 패드** 또는 **양털 가죽** 등으로 덧대주기 — 솜 사용은 X
특수 매트리스 사용 또는 조직 손상이 없을 경우 가볍게 마사지 또는 운동 > 혈액순환 촉진

복위는 욕창 예방을 위한 좋은 자세
사지 마비 환자, 척수 손상 환자,
말초 부종(심부전이나 신부전으로 인한) 환자
둔부 근육 견축 환자는 이 자세를 취하게 할 수 없음

고단백, 고탄수화물 고비타민 식이는 욕창예방에 좋음

욕창 치료 간호

1시간마다 체위 변경, 가능한 상처에 압력이 가지 않도록 주의
외과적 무균술로 욕창 부위 드레싱
초자외선 또는 적외선으로 혈액순환을 돕고 건조
페니실린 또는 설파제 같은 항균제 사용으로 2차 감염 방지
관절운동으로 관절 가동성과 혈액순환 촉진
영양 상태 개선으로 조직 재생 돕기(고탄수화물, 고단백, 고비타민(특히 비타민 C)) 비타민 C는 상처 치유를 도와줌
심한 욕창은 피부 이식을 하기도 함

욕창드레싱
알코올 사용 금지(수축 작용 때문에 금지)
과산화수소수, 생리식염수, 포비돈(베타딘) 등을 사용

활동관리 _ 체위

체위		설명	적응증
앙와위 / 배위 Dorsal Supine Position		똑바로 눕는 자세로 휴식 또는 수면 시에 적합 필요시 대전자 두루마리 대퇴 아래(다리 외회전 방지) 발지지대: 족저굴곡 방지 / 발꿈치 보호 요추 만곡 공간이 남으면 작은 베개로 지지	남자 인공 도뇨 시 수술 후 마취 회복 시 자세(척추액 누수 방지) 척추 천자 후 요통 및 두통 방지 척추 수술 후 척추 선열 유지
반좌위 / 좌위 파울러 체위 Fowler's Position		상체를 45° 세운 자세 높은 파울러 체위: 상체를 90° 세운 자세 반 파울러 체위: 상체를 30° 세운 자세 팔을 못쓰면 양팔에 베개를 넣어 지지	호흡곤란 완화 체위 위관영양, 흡인 간호 시 체위(기도 흡인 방지) 상체를 올려 두개내압을 낮추고 폐확장
복위 / 복와위 엎드린 자세 Prone Position		엎드려 누운 체위로 장시간 유지 시 척추와 목에 긴장 유발 환자의 머리를 옆으로 돌리고 작은 베개 놓아주기 횡격막과 장골릉 사이 작은 베개: 요부 과신전 방지	등마사지, 등근육 쉬기, 등 외상 척추 검사 시 구강 배액 촉진 및 분비물 흡인 방지
측위 옆으로 눕기 Lateral Position		옆으로 누워 무릎과 둔부를 굴곡시킨 자세 아래쪽 팔을 앞으로 두고, 베개쪽으로 팔꿈치를 구부리기 베개로 등을 괴어주어 자세 지지 및 골반 틀어짐 방지	마비환자 / 부동환자 식사 돕기 천골 부위 욕창 압력 방지 무의식환자 구강 내 분비물 배출 돕기
심스 체위 측와위 반복위 Sim's Position		측위와 복위의 중간 형태 아래쪽 팔은 등 뒤로 두어 눌리지 않게 위쪽 팔은 팔꿈치를 굴곡시켜 베개로 받혀두기 장시간 체위 유지 시: 발지지대 또는 모래주머니 등으로 지지	좌측) 관장, 항문검사 시 적용, 산모 휴식 시 구강 내 분비물 배액 촉진 마비 환자 천골, 대전자 부위 압박 감소
무릎가슴자세 슬흉위 Knee-Chest Position		무릎을 꿇은 자세에서 양쪽 무릎 벌리고, 허벅다리는 수직으로 머리와 가슴의 윗부분을 바닥에 대는 자세	월경통 완화(골반 부위 압력 감소) 자궁 후굴 예방(출혈 방지) 직장, 대장, 둔부 등 치료 및 검사
배횡와위 Dorsal Recumbent Position		앙와위에서 다리를 약간 벌리고 무릎을 세운 자세 복부 근육 이완	여성 인공도뇨, 질검사, 회음부 간호 복부검사
골반내진자세 절석위 / 쇄석위 Lithotomy Position		엉덩이를 진찰대 하단에 오도록 하고 양쪽 발걸이에 발 올리기 주로 산부인과에서 사용 / 필요한 부위만 노출	회음부, 질, 자궁경부, 방광 검사
잭 나이프 체위 Jack-knife Position	복부 잭 나이프 체위	엎드리게 하고 엉덩이를 올려 머리와 다리를 엉덩이보다 낮게 항문이 노출되는 체위	항문수술, 척추 마취 시
	등 잭 나이프 체위	어깨를 약간 높이고 대퇴가 복부에 직각, 다리가 대퇴에 직각	방광경 검사, 요도 소식자 삽입
트렌델렌버그 (트렌델렌부르크) 체위 Trendelenburg Position		쇼크 체위: 머리를 낮게 다리는 높게 올리기 심장과 뇌로 혈류를 증가시키기 위한 체위	쇼크 치료 쇼크 시 체온, 혈압 ↓ 호흡, 맥박 ↑ 상복부 검사
	변형 트렌델렌버그 (트렌델렌부르크) 체위	변형된 트렌델렌버그(트렌델렌부르크) 체위는 머리와 가슴을 일직선 다리만 45° 정도 높여주는 체위	위 내용물 역류 방지 상완신경총 마비 방지

활동관리 _ 체위

체위 편안한 자세, 바른 자세 유지 근육 수축 방지 배액 촉진 호흡 도와주기 욕창 방지	필요 부위에 베개 또는 지지대로 신체 선열 유지 **예방차원: 2시간마다 체위 변경 / 치료차원: 1시간마다 체위 변경** 뼈 돌출 부위는 로션으로 마사지 금기가 아니면 관절 범위 운동 ROM
대전자 두루말이 만들기 ★	**다리 외회전 방지**(대퇴 해부학적 자세 유지) 둔부와 대퇴를 지지하기 편할 때까지 수건 또는 목욕담요를 측면으로 돌돌 감기 감은 부분이 풀리지 않도록 말은 부분이 아래로 가게 지지 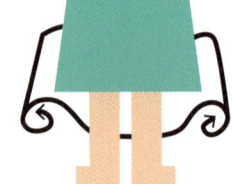
두루말이	붕대, 스펀지 등을 손에 넣어 손모양 및 손가락 굴곡 상태 유지
발지지대 ★	**족저굴곡 예방** 등마사지를 위해 엎드려 눕힌 후(복위) 무릎 아래와 발등 사이에 쿠션을 넣어 주는 경우
골절용 판자	척추 손상 부위, 골절 부위 지지 또는 허리 지지용
삼각대	침대 위에서 스스로 운동할 수 있도록 도와주는 기구
크래들 ★	화상환자: 윗 침구 무게가 몸에 가해지지 않도록 사용
모래주머니	출혈 방지, 다리 외회전 방지를 위해 사용
침상 난간	환자 이동 시 추락 방지를 위해 사용

활동관리 _운동과 동작

운동과 동작	근육 긴장도, 강도를 유지, 회복, 증진
	관절 유연성, 뼈성장, 신체조직 기능 유지 및 향상
등장성 운동	근육이 길어지고 짧아지면서 운동: 대부분 신체 활동 ex) 팔굽혀 펴기, 헬스 근력운동
등척성 운동	근육 길이 변화, 관절 움직임 X: 근육에 힘만 주고 빼고 운동 ex) 석고붕대 환자 힘주고 빼기, 벽밀기, 매달리기

★

굴곡	각이 감소하고 가까워지는 운동: 팔 구부리기
신전	각이 증가하고 멀어지는 운동: 팔, 무릎 펴기
과신전(과다폄)	곧게 편 위치를 지난 과도한 신전: 손등 꺾기
순환	사지 중심 고정, 사지 원위부가 원을 그리며 움직임: 팔을 쭉 펴고 어깨 돌리기, 다리를 쭉 뻗고 둥글게 돌리기

외전	사지가 인체 정중선에서 멀어지는 것: 양팔 벌리기		외번	발바닥이 신체 바깥을 향함
내전	사지가 인체 정중선에 가까워지는 것: 차렷자세		내번	발바닥이 신체 안쪽을 향함
회외(뒤침)	요골쪽을(엄지) 바깥쪽으로 나오게 손바닥이 위로 앞으로 가기: 앙와위 상태 손바닥이 위로		회선	복합적으로 일어나는 운동
회내(엎침)	요골쪽을(엄지) 내측으로 하여 손바닥이 아래로 뒤로 가기: 복위 상태 손바닥이 아래로			

족배굴곡	발가락이 발등쪽으로 들어올려짐: 쥐났을 때
족저굴곡	발가락이 발바닥쪽으로 굴곡: 족저굴곡 방지로 발 받침대 설치
회전	관절 중심축으로 신체 부위 돌리기: 고개 돌리기
외회전	신체 정중선에서 멀어지게 신체 돌리기: 다리를 둔부에서 밖으로 멀어지게 돌리기
내회전	신체 정중선에 가까워지게 신체 돌리기: 다리를 둔부에서 안쪽으로 돌리기

머리와 목

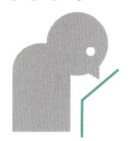  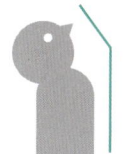  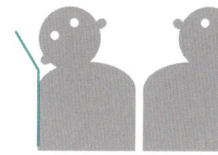

굴곡   신전   과신전(과다폄)   회전   측면 굴곡

어깨

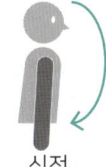 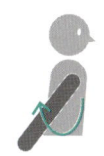 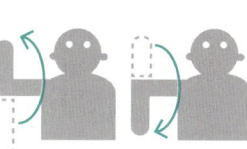  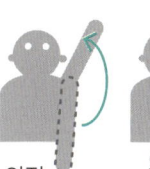 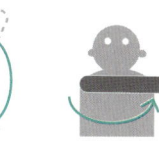 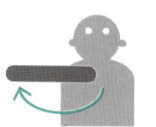

굴곡   신전   과신전   외회전   내회전   외전   내전   굴곡 / 내전(모음)   신전 / 외전(벌림)

팔꿈치 / 손목 / 손가락

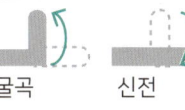 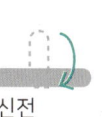 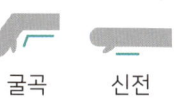 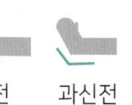 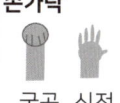 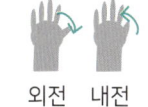

팔꿈치: 굴곡 / 신전   손목: 굴곡 / 신전 / 과신전   손가락: 굴곡 / 신전 / 외전 / 내전   순환   순환

몸통

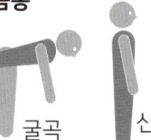 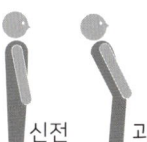 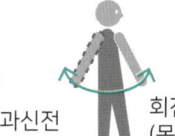 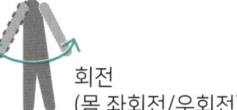

굴곡   신전   과신전   회전 (몸 좌회전/우회전)

발목

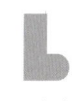  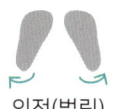 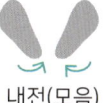

족저굴곡   신전   족배굴곡(등쪽굴곡)   외전(벌림)   내전(모음)

고관절

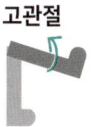 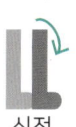 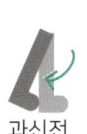 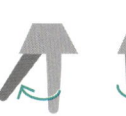 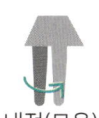 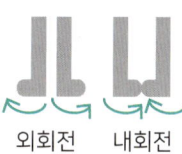 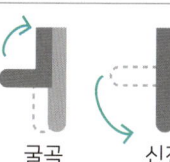

굴곡   신전   과신전   외전(벌림)   내전(모음)   외회전   내회전   굴곡   신전

활동관리 _ 환자 이동과 보행

민트색 글자만 봐도 됨

환자 이동 지침

기저면을 넓게(어깨너비) / 무게중심점 낮추기로 신체 안정성 증가

허리 높이에서 일을 하기

이동할 방향을 마주보며 이동 / 방향을 바꿀 때는 몸과 사지 모두 돌리기

무거운 것을 들어올릴 때는 힘의 방향으로 마주하기 : 환자를 침대에서 들 때, 침대 머리를 향하여 보면서 척추 뒤틀림 방지

물건을 들어올려 움직일 때는 엉덩이와 배의 근육을 이용

무거운 물체를 들어올릴 때 몸 전체를 구부리지 말고 쭈그리는 체위: 한쪽 발을 뒤쪽에 두면 균형잡기 좋음

물건들 드는 것보다 밀고, 끌고, 미끄러지게 하는 것이 좋음 : 물체를 잡아당기거나 밀 때 체중을 이용

물체를 밀 때는 물체를 향하여 몸을 기울이고 잡아끌 때는 끄는 방향으로 몸을 당김

이동하려는 물체를 신체 및 기저면에 가까이: 물체를 신체 가까이 함으로써 팔 근육의 긴장을 감소

물체를 잡아 올릴 때는 손바닥을 이용: 손가락보다 손바닥의 힘이 세다

환자를 움직이기 전에 침대 또는 휠체어의 바퀴를 고정하여 이동 시 균형을 유지

앙와위에서 측위로

간호조무사 반대편
① 수행절차를 설명하고 반대편 침대 난간 올리기
② 환자 가까이에 서서 무릎을 약간 구부리고, 발도 앞뒤로 벌리기
③ 간호조무사쪽 환자의 무릎을 구부리게 하고 두 팔을 가슴 위에 얹기
④ 환자 등 밑으로 손을 넣되, 한 손은 환자 어깨 뒤, 다른 손은 둔부 잡기
⑤ 환자를 간호조무사쪽으로 끌어오면서 반대편으로 밀어 돌려 눕히기

간호조무사 쪽
① 수행절차를 설명
② 환자 가까이에 서서 무릎을 약간 구부리고, 발도 앞뒤로 벌리기
③ 간호조무사에게서 먼쪽 환자의 무릎을 구부리게 하고 두팔을 가슴 위에 얹기
④ 간호조무사에게서 먼쪽 어깨 또는 팔꿈치를 잡고, 다른 손은 엉덩이 또는 무릎 밑 잡기
⑤ 환자를 간호조무사쪽으로 돌려 눕히기

앙와위에서 복위로
① 침상 안쪽에서서 다리를 앞뒤로 벌리기
② 환자의 무릎을 세우고 팔은 가슴에 얹기
③ 어깨와 둔부 밑에 간호조무사 팔을 넣어 측위를 취하기
④ 환자의 다리를 펴서 발목을 포개고 두 팔은 위로 쭉 뻗기(어깨, 둔부 계속 지지)
⑤ 팔을 빼면서 복위로 눕히고 편안한 위치로 놓으면서 신체 선열 맞추기

팔꿈치를 침요에 붙인채로 해야 어깨 탈구 방지됨

파울러씨 체위 / 좌위 / 반좌위
① 침대가 꺾이는 지점과 고관절 일치하도록 옮기기
② 적당한 각도로 올리고, 신체 부위를 적절하게 지지

환자 왼쪽 / 오른쪽 이동
① 환자를 이동하고자 하는 방향에 선다
② 환자의 두 손을 가슴 위에 포갠다
③ 상반신, 하반신으로 나누어서 이동
④ 상반신: 목, 겨드랑이를 받치고 / 다른 손은 허리 아래 넣어 상반신 이동
⑤ 하반신: 허리와 엉덩이 밑에 손을 깊숙히 넣고 이동

환자 침상 머리쪽으로 옮기기
파울러씨 체위를 하고 있거나 오래 누워 있는 환자의 경우 침대 발치쪽으로 미끄러져 내려가기 쉬움

① 침대를 수평으로 맞추고 환자의 무릎을 세워 발바닥이 침요에 닿도록 하기
· 환자 협조 가능한 경우:무릎을 발바닥에 힘을 주어 엉덩이를 들면서 침대 머리맡으로 이동
  또는 환자가 머리맡 난간을 잡고 등, 허리 아래로 손을 넣어 이동
· 환자 협조 불가능1: 반으로 접은 홑이불을 넣어 환자 머리부터 대퇴까지 오도록
  두 사람이 늘어진 홑이불을 잡아 어깨와 둔부를 팽팽하게 잡고 힘을 주며 이동
· 환자 협조 불가능2: 침대 양편에 마주보고 서서, 어깨와 등 밑 / 둔부와 대퇴를 지지 후 동시에 끌어올리기

활동관리 _ 환자 이동과 보행

환자 침대에 앉도록 하기

① 침상 머리쪽에서 발을 비껴 벌리고 서기(기저면 확보)

② 오른쪽 팔은 환자 왼쪽 어깨 밑에 넣어 양쪽 견갑골 지지

③ 왼쪽 팔은 허리 윗부분에 넣으면서, 환자 양손을 간호조무사 왼쪽어깨를 겹쳐 잡기

④ 구령을 붙이면서 같이 힘주고 일어나고 잠시 그대로 있기(갑자기 일어나면 체위성 저혈압 조심)

침대에서 운반차로 옮기기

① 침대 난간 내리고 운반차와 높이 맞추기 > 움직이지 못하게 고정

② 수액 배액병을 침대에서 운반차로 옮기고, 도뇨관, 위관이 있다면 잠그기

③ 환자에게 무릎을 구부리게 하고(배횡와위) 둔부 이동 > 어깨 이동

④ 환자 협조가 힘들면 홑이불을 사용하여 이동
   머리, 어깨, 가슴 / 가슴과 둔부 / 둔부, 퇴퇴, 종아리 지지 > 세 사람이 같이 천천히 환자 옮기기

⑤ 수액이 제대로 흐르는지 확인, 소변관 배액병을 제 위치에 놓고 배액 확인

환자돕기(휠체어 / 들 것)

휠체어

엘리베이터 탈 때	머리먼저(뒷걸음치기)
엘리베이터 내릴 때	다리먼저(앞으로 밀기)
턱이 있거나 울퉁불퉁 길	휠체어 앞을 약간 들어올린다

들 것

비탈길 올라감 — 환자 머리가 위쪽 먼저

비탈길 내려감 — 환자 다리가 먼저

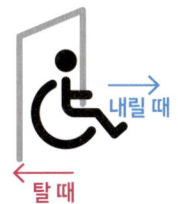
휠체어(엘리베이터)

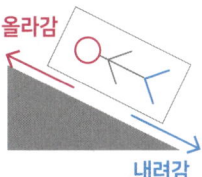
휠체어(비탈길) / 들 것(비탈길)

[침대→휠체어]

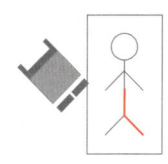

- 왼쪽: 마비 / 오른쪽: 건강
- 건강한 쪽 휠체어 붙이기 30~45°
- 휠체어 잠금, 발받침대 젖혀두기

[휠체어→침대]

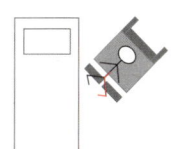

- 건강한 쪽 휠체어 붙이기 평행 또는 30~45°
- 휠체어 잠금, 발받침대 올리고 발은 바닥에 두어 지지

[벽에 붙은 침대→휠체어]

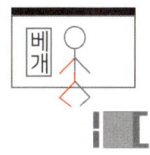

- 건강한 쪽으로 휠체어 잡기
- 조무사 무릎·환자 무릎 지지
- 앞쪽에서 겨드랑이에 손을 넣어 보조하기

[앉음→휠체어]

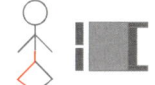

왼쪽: 건강 / 오른쪽: 마비

- 환자: 바닥에 무릎을 대고 한손으로 휠체어 잡기
- 환자: 무릎꿇고 엉덩이들고 허리펴기
- 간호조무사: 뒤에서 허리, 어깨 지지
- 환자: 건강한 쪽 무릎세워 천천히 일어나 앉기

환자 보행 돕기

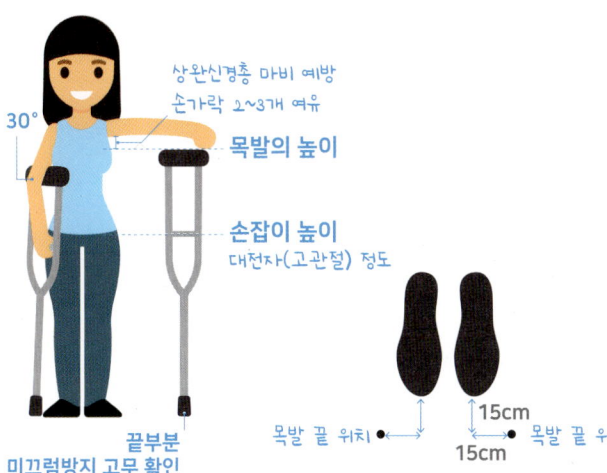

- 30°
- 상완신경총 마비 예방, 손가락 2~3개 여유
- 목발의 높이
- 손잡이 높이: 대전자(고관절) 정도
- 끝부분 미끄럼방지 고무 확인
- 목발 끝 위치: 15cm / 15cm

편마비환자 VS 일반 손상환자

건강 편마비	건강 손상
지팡이 유무 관련 없음 / 항상 편마비쪽 부축	손상 부위 악화 위험 / 항상 건강한 쪽 보조

2022 하반기 개정

목발, 지팡이, 보행기 공통 주의사항

- 겨드랑이와 목발 패드 사이에는 손가락 2~3개 여분 두기
- 목발이 너무 짧으면 허리통증, 너무 길면 액와신경과 혈관 손상 유발
- 액와(겨드랑이)가 아니라 손목, 손바닥 힘으로 체중 지탱
- 어깨 상박 근육 강화 운동 필요
- 팔꿈치 30° 정도 굽힌 상태로 손잡이 높이 조절
- 발 끝에서 앞으로 15cm, 옆으로 15cm에 끝부분에 위치시키기
- 끝 부분 미끄럼 방지 고무 상태 확인

건강은 올리고! 통증(마비)은 내리고!

	평지	내려감	올라감
지팡이		지팡이 → 마비다리 → 건강다리	지팡이 → 건강다리 → 마비다리
		지팡이는 무조건 먼저	
목발		목발+마비다리 ↓ 건강다리	건강다리 ↓ 목발+마비다리
		목발과 아픈 다리는 같이 감	

활동관리 _ 신체보호대(억제대) 사용

낙상 및 사고 위험군

아동, 노인, 과거 낙상 경험자(6개월~1년), 시력 및 균형감각 손상

이뇨제, 신경안정제, 최면제 등 약물 복용자, 혼돈 및 지남력 상실자

낙상예방법

· 침대 옆 탁자 또는 침대 위 탁자는 대상자 가까이 두기

· 오랫동안 누워 있다 일어나면 체위성 저혈압(기립성 저혈압) 주의: 서서히 일어나기

· 침대 옆, 화장실 등에 물건 잘 정리, 전선 코드 잘 정리

· 변기, 욕실 등에 벽 손잡이 설치

· 바닥에 카펫(카펫 모서리에 테이핑: 모서리 말리면 넘어짐), 욕실에 매트, 바퀴의자는 잠그고 사용

· 침대 난간 올리기

환자 동의서에 관하여

· 환자 동의 원칙
· 보호자 동의 시 사유 기재
· 보호자가 멀리 있어 적용 힘들면, 24시간 내 구두 동의 후 7일 내 서면 동의
· 수술동의서는 무조건 수술 전에 받아야 함

신체보호대(억제대) 목적

의자, 침대에서 낙상 방지

특별한 치료 시 환자 움직임 방지

혼돈 환자 또는 어린이 자해 위험 감소

공격적인 환자가 다른 사람을 해치는 것 방지

의식 불분명 또는 전신마취 회복단계 환자 적용

피부가 가렵고 상처를 보호해야 하는 영유아

신체보호대(억제대) 주의 ★

· 환자의 움직임을 가능한 적게 하고, 다른 사람에게 보이지 않도록 한다
· 신체보호대 사용이 환자의 건강 상태 및 치료에 방해가 되면 안 된다
· 쉽게 교환 가능하고, 안전하며 자해를 일으키지 않는 것으로 선택
· 보호자에게 신체보호대 목적 설명과 서약서 받기 + 의사 처방에 의해 신체보호대 설치/해제 가능
· 신체 움직임이 많으면 침대 본체에 묶기(난간X) / 필요시 재킷 보호대
· 피부 보호를 위해 뼈 돌출 부위에 패드 대어주기
· 꽉 조인 신체보호대는 신경, 혈관손상: 손가락 두 개 정도 들어가게 공간 두기
· 30분마다 관찰 / 2시간마다 풀어주어 관절운동&피부간호

신체보호대는 PRN 필요시 처방 X

환자 혼자 두기 금지 X

신체보호대(억제대) 종류

재킷 보호대	조끼와 끈으로 되어 있음, 침대 또는 의자에 묶어 낙상 방지
벨트 보호대	눕는 차 또는 휠체어 이동 시 안전하기 위해 사용 / 침대에 눕거나 앉아 있는 환자에게 사용
장갑/손 보호대	환자가 손으로 긁거나 손상 방지를 위해 사용: 혼돈환자 정맥주입, 뇌수술 후 머리와 드레싱 뜯으려는 환자
손목/발목 보호대	일반적으로 천으로 만들어 손과 발 움직임 제한
크립망	아기 침대 위를 그물망으로 막아 활동적인 아기가 침대 밖으로 기어나오는 것을 방지
팔꿈치(주관절) 보호대	영아가 수술상처나 피부상처를 긁지 못하게 팔꿈치 구부리는 것을 방지
전신 보호대	영아 특수치료 또는 검사 손상 방지를 위해 사용하는 담요 보호대(머리 빼고 전신을 담요로 싸기)
홑이불 보호대	환자가 침상에서 떨어지는 것 방지: 홑이불을 4등분하여 접은 후 환자 대퇴 중간에 놓고 홑이불을 침대 가장자리 밑으로 넣기

신체보호대(억제대) 매듭

클로브히치	팔목 또는 발목 보호대로 사용 잡아당겼을 때 조여지지 않지만 쉽게 잘 풀어짐(매듭이 없음) 환자의 움직임을 어느정도 허용
사각매듭	두 개의 끈을 서로 묶을 때 사용 잡아당겼을 때 조이지도 않고, 압력이 풀려도 미끄러지지 않음
고리매듭	고리매듭은 묶을 때 고리 하나를 만드는 것으로 끈 하나로 침대에 신체보호대를 고정할 때 사용 잡아당겼을 때 쉽게 미끄러지지 않고 풀기가 쉬움

체온유지 _ 냉·온요법

열 / 냉의 효과

	순환	모세혈관 투과력	세포대사	염증	근육	신경 전도율	체액점도 관절활액	동통	호흡수	체온
온요법	혈관확장	증가▲	증가▲	증가▲	이완	증가▲	감소▼	통증감소 편안함	증가▲	증가▲
냉요법	혈관수축	감소▼	감소▼	감소▼	수축	감소▼	증가▲	초기에 불편 > 무감각	감소▼	감소▼

온요법목적
- 저체온 정상체온 회복
- 울혈 및 부종감소 (단, 급성 염증이 아닌 경우)
- 혈액순환 촉진 상처치유, 통증감소 (관절염, 치질 등)

냉요법목적
냉요법 적용 30분 후 체온, 맥박, 호흡수 측정
- 체온을 내려 정상체온 회복
- 종창(부종)으로 인한 통증 감소 (염좌 직후 부종 예방)
- 출혈 또는 염증 방지 (혈관수축작용) > 근육긴장 / 마취효과

온요법 금기
- 화농성 염증 및 급성 염증: 충수돌기염(맹장염), 원인 모를 복통, 치주염
- 혈관확장으로 출혈 위험이 있을 때
- 개방상처 및 순환장애, 의식장애, 감각장애가 있는 환자
- 피부 발적이 심하거나 환자가 따끔거림을 호소하면 중단

냉요법 금기
- 개방상처: 혈류 감소로 조직손상
- 말초순환 장애 및 감각장애, 찬 것에 민감하고 이상반응이 있는 환자
- 노인, 어린이, 빈혈환자
- 작열감, 무감각, 수포, 얼룩점, 발적, 창백함 등이 나타나면 즉시 중단

24시간 이내 급성 염증 **냉**
- 얼음 주머니: 호두알 크기 얼음 1/2~1/3 + 찬물 한 컵 / 물을 조금 넣어 세는지 확인 (큰 얼음 X) → **수축작용**
- 찬물찜질(수건): 복부는 하지 말 것(복통 생김) = 미온수 스펀지 목욕(27~37℃) 머리는 차게 발은 따뜻하게

24시간 이후 오래된 염증 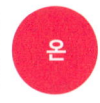 **온** 46~50℃
- 더운물 주머니: 가득 채우면 팽창해서 위험함 / 공기제거 후 물이 새는지 확인(거꾸로 들기) / 발치 2/3 물 채우기 / 그 외 1/3 ~ 1/2 채우기 / 2시간마다 온도 체크 / 커버나 수건으로 감싸주기
- 더운물 찜질(수건): 바세린바르기(피부보호 / 화상방지) / 습열이 건열보다 효과가 좋지만, 조직손상 위험이 있어 반복적으로 피부에 떼고 붙이고 반복 → **이완작용**

30분 후 체온측정
- 얼음/더운물주머니 옆으로 밀어 공기를 제거하고 잠그기
- 주머니는 물기 닦아 보관
- ★ 냉/온요법 20분 넘기지 말 것!
- 30분 이상 적용 시 보상작용 온요법에서는 혈관 수축 냉요법은 혈관확장

기타 온요법 (적용 및 주의사항은 위에 온 요법과 동일)

물온도 조절 패드 Aquathermia pad
- 증류수가 적당량인지 확인하고 40℃ 온도 조절
- 플러그 연결 > 덮개를 패드로 감싸기 _등에 해야 할 경우 복위를 취할 것! 깔고 누우면 터짐_
- 거즈 또는 테이프로 고정
- 안전핀 사용 X, 찢어짐 위험

가열램프
- 30 ~ 50cm 떨어져서 적용, 30℃ 이하로 화상 주의
- 화상 환자는 시간을 정확하게 계산할 것
- 필요시 크래들(엔더슨장치) 사용

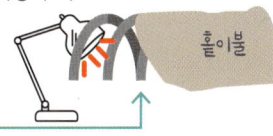

하이드로큘레이터 팩
- 처음부터 찜기나 가열기에 넣고 가열할 것(48.9℃ 넘지 말 것)
- 습포 커버가 있으면 팩을 씌우고, 없으면 수건을 싸서 사용

좌욕
- 회음절개, 치질 시 상처 치유, 분비물/조직파편 세척 효과
- 40℃ 더운물 준비(물이 식으면 주전자로 물을 첨가하며 저어주기)
- 환자 혼자 두지 말 것 : 허약감 및 이상 증상 관찰

기타 냉요법

얼음칼라 편도선 수술, 발치 후 출혈 및 염증 방지, 통증 감소
- 10cm 정도의 비닐 주머니 한쪽 끝 묶기
- 비닐에 잘게 부순 얼음을 넣고, 공기 빼고 묶기
- 겉면 물기를 닦고 수건 등으로 감싸, 적당한 부위에 대주기

수술간호

수술간호

- (전신마취) 수술 후 → 회복실 앙와위(고개 옆으로)
- 척추마취 수술 후 — 요추천자 3, 4번

- 반좌위: 폐렴 / 무기폐 예방 — 24시간 내 조기 이상
- 앙와위: 뇌척수액 보충

전신마취 전
아트로핀 : 부교감신경 억제(분비물 억제제)
성인 30분 전 / 노인 1시간 전

수술 전 간호

입원 안내
- 환자 이름, 연령, 성별, 주소, 보호자 연락처 등 의무기록지 기록
- 옷, 귀중품 등을 가족들이 챙기거나 잘 보관하게 하기
- 시설 설명과 수술 필요시 수술동의서 확인
- 빠른 회복을 위해, 금식 및 수술 후 조기 이상 등 필요 사항 교육

수술 전 약물복용에 대한 문진
항응고제	수술 시 출혈의 원인(아스피린)
항생제	마취제와 결합하여 부작용 주의
정신안정제	혈압 하강 및 쇼크 주의
스테로이드	부신피질 기능 저하

수술 전 검사
잠재적인 위험 요인 파악
- 전혈구 검사(CBC): 감염, 빈혈 확인
- 혈청 전해질 검사: 삼투압, 근육수축이완, 신경전달, 산알칼리 평형 확인
- 간기능 검사(LFT):(금식) 간으로 배출되는 마취제 사용 가능성 확인
- 신장요소질소(BUN): 신장으로 배출되는 마취제 사용 가능성 확인
- 동맥혈 가스(ABGA): 산소: 80~100 / 이산화탄소: 35~45 / HCO_3: 22~26
- 심전도: 심장활동성에 대한 정보 제공
- pH: 산 염기 조절 상태 확인
- 공복 혈당: 당뇨병 유무 확인
- 혈액형검사 / 교차검사: 수혈대비
- 출혈시간, 응고시간, 프로트롬빈시간: 출혈 경향성 파악
- 요분석: 소변 내 당, 비뇨기계 감염 등 확인
- 폐기능검사(COPD): 수술 후 호흡기계 합병증 위험성
- 흉부사진: 호흡기 상태 확인

FBS(공복혈당): ~100mg/dl
PP2(식후 2시간): 140mg/dl 이하

수술 전 준비

위험요인 최소화
- 당뇨환자 혈당관리
- 호흡기계 저하 환자 2주 전 금연
- 감염 위험 환자: 수술 전 항생제 투여
- 충분한 영양공급 및 휴식

식사
- 소화되기 쉬운 음식 먹기
- 수술 전날 밤: 8~10시간 수분 포함 금식

투약
- 수술 전 복용하는 모든 경구투약 중지
- 혈중 농도를 유지해야 하는 약은 정맥주사로 바뀔 수 있음

관장 / 도뇨관
- 마취로 인한 괄약근 이완 배변 방지
- 수술시간 전에 시행

목욕
- 필요에 따라 소독액을 섞은 물로 목욕 또는 샤워

삭모
- 수술 범위보다 넓고 길게 완전히 소독한 후 실시
- 30~45° 각도로 털이 난 방향으로 상처 안 나게
- (매니큐어 등도 혈색 관찰에 방해되므로 지우기)

수술동의서 ★
- 가벼운 수술이라도 수술동의서 받기
- 임의로 수술을 했다는 혐의 방지
- 환자가 원치 않는 수술진행 방지

수술 당일 아침 간호
- 활력징후 측정
- 신원 팔찌 확인
- 머리핀 빼고, 긴머리는 단정하게 묶기
- 의치, 장신구, 보철기 등 보호자가 보관
- 수술을 위해 필요한 모든 검사결과 확인 > 의무기록지 부착
- 수술 전 의사 지시로 필요한 약 투약: 모르핀, 아트로핀 등
- 주사 후 반드시 사이드레일 올려 낙상 방지

마취의 종류

전신마취 환자 기도 유지 및 확보가 중요
- 근육 이완, 모든 감각 의식 상실
- 넓은 부위 조직 다루는 복잡한 시술

척추(국부)마취
- 의식은 남아 있고, 뇌로 가는 감각과 자극 차단
- 신경차단, 척추마취, 경막외마취, 미추마취 등

국소마취
- 신체 일부분 한정된 범위의 조직에 감각 상실
- 작은 시술에 주로 사용(리도카인 사용)

봉합사 봉합: 상처 치유 때까지 조직을 당겨 붙잡아 바느질
- 소독된 봉합사 사용
- 크기, 장력을 고려하여 조직에 맞게 사용
- 흡수성 봉합사: 치유과정 중 조직에 흡수(양, 말, 돼지 등 창자)
- 비흡수성 봉합사: 사용 자국 및 흉터 남음(견사, 나일론 등)

수술간호

수술 중 간호

수술 체위

	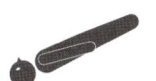	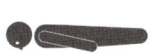		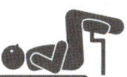	
앙와위 / 배위 복부수술, 유방절제술 등	**트렌델렌버그 체위** 하복부수술, 골반 수술	**복위** 척추수술	**측위** 척추수술	**쇄석위 / 절석위** 산부인과 수술	**잭나이프체위** 직장, 항문 수술

수술 후 간호

수술 후 기구 수 세어보기 : 실수로 복강 내로 거즈, 기구가 들어갔는지 확인

회복실 간호
- 회복실은 수술실과 가깝거나 같은 층에 위치
- 빠른 회복 및 합병증 예방 관찰
- 조기운동, 조기이상, 재활을 통한 자가활동 증진
- 활력징후 및 의식 수준 측정, 마취에서 깨고 안전할 때까지 간호
- 호흡 돕는 기구 및 시설: 산소호흡기, 후두경, 기구절개기구, 흡인기 등
- 호흡기 폐쇄 증상 관찰
- 기타 응급용 약물 비치
- 의식이 돌아올 때까지 신체보호대 또는 침상 난간 올리기

회복실(수술실)에서 환자 옮기기
- 기구, 관 등 빠지지 않도록 신속하고 조심히 이동
- 따뜻하게 보온 및 낙상 방지를 위해 침대 난간 올리기

병실 간호

[의식 상태]
- 어느 정도 의식이 깨거나 간단한 수술은 바로 병실로 이동
- 환자 이름, 사는 곳 등을 질문
- 입안 분비물 흡인 방지를 위해 고개를 돌리고, 점액이 입 밖으로 흘러나오게

[활력징후]
- 첫 1시간은 15분마다, 2시간 동안 30분 간격, 이후 4시간 간격 체크
- 체온: 38℃ 이상 또는 36℃ 이하 / 수축기 혈압: 90mmHg 이하 / 호흡: 30회/분 또는 10회/분 이하 > 즉시 보고
- 지나친 보온은 혈관확장으로 혈압을 떨어뜨리므로 주의
- 말초신경 더운물 주머니 절대 금지

[수술 부위 확인]
- 수술 부위 드레싱 관찰: 출혈 및 배액량 정확하게 기록
- 수술 부위 배액관 정상 작동 여부 확인
- 멸균 거즈를 덧대어 지혈 및 감염 방지
- 수술 부위에 미열은 정상이나 지속적으로 열이 나면 감염 의심

[체위]
- 욕창 방지를 위해 2시간마다 체위 변경
- 의식 없는 동안 앙와위에서 고개 돌려주기
- 의식이 돌아오면 좌위 또는 반좌위로 폐의 확장 도와주기 (척추마취 환자는 계속 앙와위)

[호흡기 관찰]
- 수술 후 합병증: 무기폐, 폐렴 등 주의   배횡와위 : 복부 이완 심호흡 및 횡격막 호흡
- 연속기침법: 숨을 깊게 쉬고 3초 멈추고, 숨 내쉬며 계속 기침 > 배게나 손바닥으로 수술 부위 지지하면 통증 감소
- 기침과 심호흡 반복 > 호흡 운동기 사용 / 좌위, 반좌위로 호흡 편하게 해주기

[섭취 배설]
- 가스배출, 복부팽만 등 관찰
- 갈증 호소 시: 얼음 조각 1~2개 넣어주기 또는 거즈를 적셔 입술에 대주기
- 금식 물 > 미음 > 죽 > 정상 식이 순으로 진행
- 수술 후 6~8시간 내 자연배뇨 유도 > 필요시 도뇨관 삽입

자연 배뇨 돕기
- 따뜻한물 회음부 부어주기
- 수분섭취 증가(금기 아니면)
- 걷기, 방광마사지, 물 흐르는 소리 등

[순환기 간호]
- 활력징후 체크, 부정맥, 출혈 등 합병증 확인
- 조기 운동 권장: 순환기, 호흡기 합병증 예방   수술 후 부동은 혈전 유발
- 기립성 저혈압: 갑자기 일어나면 어지러울 수 있어, 다리를 흔드는 운동부터 천천히 하기
- 혈전성 정맥염 예방: 다리운동, 항색전 스타킹, 수분공급, 다리 들기, 공기 부츠
- 다리마사지 금지: 혈전 생기면 색전으로 진행됨

[통증 관리]
- 통증 경감을 위한 진통제 투여
- 모르핀, 데메롤, 코데인 등 마약성 진통제: 호흡 수 확인하고 투여(12회 이하 서호흡 X)

진단검사

진단검사

· 검사물은 오염되지 않게 다루며, 일부 검사는 채취 후 지연되지 않게 주의
· 검사물 수집 용기는 깨끗하거나 소독된 용기
· 검사 시 필요한 환자 체위 돕기
· 검사 수집량을 파악하여 과하거나 부족하지 않도록
· 검사물에 환자 이름, 수집 일시, 병실 침상번호 등 적어 붙이기
· 검사가 지연될 경우 검사물 냉장보관
· 검사실 의뢰지 조사 및 결과 확인

소변검사
당, 신장기능, 감염, 호르몬 농도 등을 확인

일반 소변검사
- 소변을 조금 본 후 중간 소변 검사물 병 2/3(50cc) 정도 받기
- 배설량 측정이 필요할 경우 소변량 기록
- 병에 라벨지 붙이고 필요한 사항 기록 > 검사지 의뢰지, 차트 기록 등
- 1시간 내 검사실 보내기(지연 시 냉장 보관)

24시간 소변검사
단백뇨 및 신부전 체크
단백질, 전해질량 체크
- 소변검사 시간: 6AM~6AM
- 큰 소변 병에 "환자 이름" 과 "24시간 요" 라벨을 붙이고 편리한 곳에 두기
- 검사가 시작되면 첫 소변 보고 버리기(다음 소변부터 받기)
- 매번 소변을 병에 부어 모으기(한 번이라도 소변 모으기 놓치면 처음부터 다시 검사할 것)
- 24시간 마지막 소변까지 병에 붓고, 검사 의뢰

균 배양용 소변검사 (멸균뇨)
요도염, 방광염, 신우신염 체크
- 도뇨하여 나오는 첫 소변 50cc 정도 버리기
- 도뇨관에서 멸균된 시험관에 소변 모으기 > 검사실로 즉시 보내기
- 유치도뇨관 있을 경우: 멸균주사기로 도뇨관에서 직접 채취

대변검사
잠혈반응, 기생충, 음식물 분석, 대변성상 관찰 등

- 채변봉으로 대변 채취 > 채변통에 넣기 **[뚜껑있는 병에 검사물 받아 마르지 않도록 변 양상이 변하는 것 방지]**
- 냉장보관 X
- 기생충, 충란 검사는 즉시 검사실로 보내기
- 늦어도 2시간 이내 검사실 보내기(늦으면 냉장보관)
- 검사물에 소변 및 다른 것이 섞이지 않도록 주의
- 설사할 경우 점액도 같이 받기

[붉은 야채, 철분, 육류, 비타민 검사 3일 전 피하기 / 잠혈로 오해받을 수 있음]

객담검사
- 이른 아침에 가슴 깊이 기침하여 뱉은 객담 통에 받기(균이 농축되어 있음) ★
- 결핵균 농축시험: 24~72시간 객담 체취(노인, 어린이 : 인후도말)

혈액검사

게이지	용도
16G	투석
18~19G	수혈 / OP
20~24G	IM
25G	피부반응검사
27/30G	치과마취

- 20~21G 바늘을 주로 사용(용혈방지)
- 채혈병에 성명, 병실번호 등 라벨 붙이기
- 지혈대로 묶고 혈관이 잘 보이는 곳에서 채혈
- 병에 항응고제가 있으면 잘 혼합하기   [혈액응고방지제(EDTA) = 항응고제]

주의사항
· 검사에 따라 금식/ 식전에 채혈하는 것이 좋음   [검사에 따라 8시간 금식이 필요하기도]
  식후(2~3시간 후) : 지방식이는 빌리루빈, 글불린 수치 변화 옴
· 주사기 바늘을 뽑은 후 거품이 나거나 튀지 않게 채혈병 벽으로 혈액이 흘러들어가게 할 것 (용혈 시 K 상승)
· 전혈검사(CBC): 혈액응고방지제(EDTA)가 있는 채혈병에 채혈 후 조심스럽게 흔들기(용혈방지)
· 빠르게 검사실로 보내며, 바로 못할 경우 냉장보관
· 특별히 시급한 결과가 필요할 때, 의뢰지에 "긴급" 표기
· 한쪽 팔 정맥 주입 시, 반대 팔에서 채혈하여 오염 및 희석 방지
· 추가 채혈이 필요하다면, 다른 시험관에 따로 넣기(같이 넣으면 응고됨)

진단검사

방사선 검사	기관의 크기, 모양, 기능, 종양 등 탐지를 위해 사용
단순 X선 검사	촬영방향에 따라 AP(전후) / PA(후전) / Lateral(측면) 표시 금속성 물질 제거 후 대상자의 위치 자세 고정 후 촬영
투시 방사선 검사	조영제를 사용하여 식도, 위, 십이지장 등 관찰 검사 전날 소화되기 쉬운 음식 소량 섭취 검사 전 6~8시간 금식(공복 상태 꼭 확인) 검사 전날부터 가스 형성 음식, 약물복용 금지(담배, 껌도 삼가하기) 조영제(황산바륨)은 분변 매복을 일으키므로 바륨 배출 촉진을 위해 충분한 수분을 섭취할 것 필요시 하제(완화제, 변비약, 설사제) 또는 관장으로 배출
바륨관장	대장 및 직장 병변 발견 30cc 하제(castor oil) 촬영 전날 밤 8시 경에 투여하여 장을 비우기 하제(완화제, 변비약, 설사제) 투여 30분 후, 당일 아침 비눗물 관장 시행 촬영 전날 저녁시간부터 금식 장내 바륨용액이 완전히 씻기도록 하제(완화제, 변비약, 설사제) 투여 또는 관장
정맥 신우 촬영	정맥 내 조영제인 디오드라스트(diodrast) 주입하여 투시도 촬영 신장, 요관, 방광의 질병 유무 및 진단 촬영 전날 저녁 9시경 하제(완화제, 변비약, 설사제)를 투여하고 금식(수분 섭취도 금지) 조영제 부작용 유무 관찰 검사 전 12시간 이상 액체 공급 제한 검사 후 수분 많이 섭취: 조영제 배설 촉진 및 탈수 상태 보충
기관지 촬영	호흡기계 질병(기관지 확장증, 폐종양, 폐농양 등) 유무 관찰 촬영 전 8~12시간 금식 아트로핀: 분비물 억제 및 서맥 최소화 / 진정제: 기침 발작 억제 의치 및 보철기 제거 : 질식, 기도막힘 방지 환자를 편안한 자세로 앉히고 농반을 환자에게 주어 들게 하기 구강 / 비강 국소마취제를 분무하는 동안 마취제 삼키지 말라고 할 것(리도카인, 프로카인, 코카인 등) 국소마취 시, 기도 유지하기: 목을 뒤로 젖히고 어깨 힘 빼게 하기 소독된 카테터 삽입, 고정, 촬영 구토반사가 돌아올 때까지 금식(약 2시간) & 활력징후 관찰(약 4시간) 촬영 후 조영제가 완전히 흘러나오도록 체위배액(농, 조영제 쪽이 위로 간 측위) 한 후에 안정 조영제가 끈끈한 액체인 경우(에테르 = 알코올)을 이용하여 씻기
내시경적 역행성 담낭췌장 조영술	간, 담낭, 췌장관 X-선으로 촬영 > 황달 유형 원인 평가 검사 전 금식과 내시경 삽입 시 국소마취 시행 조영제 알러지 반응 살펴보기
유방 조영술	조영제 유관에 주사하거나 주사 없이 유방 종양 또는 낭종 검사 금식 안해도 상관 없는 검사
컴퓨터 단층촬영 CT	횡단 영상으로 연조직(내장) 구분 능력이 좋음 아이오딘 조영제 정맥 주사: 얼굴 달아오르는 느낌, 오심 구토 반응 있음을 설명 금속성 물질 모두 제거 & 대상자 움직이지 말기 3~4시간 음식과 수분 제한
자기공명영상 MRI	조영제 없이 혈관질환, 심장펌프 작용 이상 관찰 중추신경계, 특히 뇌 검사로 많이 사용 비침습적 검사로 모든 금속물질 제거

> 바륨이 굳어지면 배출이 힘드므로 검사 후 다량의 수분섭취 또는 청결관장 / 윤활관장 시행

> CT(연조직) : 횡단면 살펴보기 가능
> MRI(뼈, 뇌주름): 횡단면, 종단면 모두 살펴보기 가능
> MRA(혈관) 횡단면, 종단면 모두 살펴보기 가능

> 외과적으로 이식한 금속물 있는 환자 검사 불가능

진단검사

천자검사 — 인체 기관이나 체강 내로 바늘 등을 삽입해서 체액 조직을 흡인하여 검사

요추천자

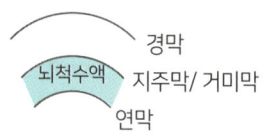

- 요추 부위에 바늘 삽입 > 척수 지주막 하강 뇌척수액 뽑거나 마취제, 조영제 등 주입
- 주로 요추 3, 4번 사용(척수가 끝나는 위치: 넓고 주요 신경 피해서 바늘 들어가기 좋음)
- 뇌척수액 검사물 채취 및 압력 측정
- 뇌와 뇌실 X-선 촬영을 위한 공기 또는 조영제 주입
- 퀴켄 스테트검사: 척수액 역동검사로 뇌척수액 순환 상태 살펴보기
- 지주막 하강 혈액 또는 농제거
- 약물 혈청 주입 또는 척추마취 시
- 두개내압 하강을 위해 뇌척수액 제거

> 검사 후 20분 내로 검사실로 보내어 척수액 성분 변화 방지
> 주의: 척수액, 기생충 검사는 실온보관(냉장고 X)
> 새우등 자세로 요추천자
> 요추천자 후 베개 없이 앙와위(4~6시간) > 통증감소, 척수액 누출 방지
> 서약서가 꼭 필요

복수천자

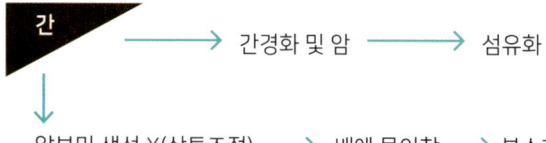

- 좌위 또는 반좌위로 시행: 횡격막이 올라가서 숨쉬기 힘듦
- 복수천자 시행 전: 방광, 장 손상 방지 위해 배설, 배뇨하기

흉강천자

늑막액 채취 검사: 기침하거나 움직이지 않도록 주의
흉강 내 공기 및 액체 제거 > 호흡곤란 통증 감소
체위: 뼈 사이 공간 최대한 넓혀주는 자세
- 환자가 일어나 앉을 수 있을 때: 책상 위에 엎드린 후 베개 받치고, 아픈 쪽 팔로 반대쪽 어깨 잡기
- 못 움직일 때: 늑골을 넓게 하기 위해 누워서 팔을 머리 위로 높게 올리기

늑막강 안으로 흉관 천자 바늘 삽입: 천천히 뽑거나 배출병에 연결
천자가 끝나면 바늘 제거, 즉시 공기 유입 방지: 드레싱 등 적절한 조치

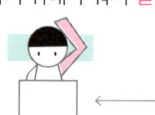

간생검

간 조직 표본을 바늘로 흡인하여 간질환 관찰
국소마취 시행과 출혈 방지를 위해 비타민 K 근육주사
4~6시간 금식(간문맥으로 영양분 이동해서)
침습적 검사: 검사 동의서 꼭 받기
바늘이 삽입되고 흡기 후 10초 동안 숨 참기
간은 우상복부에 있어, 검사 후 오른쪽으로 눕도록 함(지혈효과)

골수검사

골수 조혈작용 평가: 빈혈, 백혈병 및 다른 혈액질환 진단
적골수 안으로 바늘을 삽입하여 1~2cc 골수 채취

전기충격 검사 — 전기충격으로 그래프 기록, 전극을 몸에 부착하는 기계 사용

심전도 EKG / ECG

대상자 가슴, 사지에 전극 붙이고 기록되는 동안 조용히 누워 있어야 함
심박동수 리듬에 영향을 주는 카페인 삼가

참고: EMG 근전도 검사

뇌파검사 EEG

전도용 연고를 사용하여 전극을 두피에 부착하고 움직이지 말 것
금식은 안 해도 되지만 커피, 차, 콜라, 알코올 등 피하기
검사 전날 머리를 감되, 스프레이 사용 X
검사를 위해 진정제 사용 시 구개반사 확인 후 음식 섭취 가능

초음파 검사

초음파를 이용하여 조직이나 기관(심장, 신장, 간, 비장, 여성 생식기 등)을 사진으로 만드는 비침습적 검사
복부 초음파 검사 외에 금식은 필요 없음
임부 초기 자궁검사: 방광 소변이 가득 찬 상태에서 하는 것이 좋으므로 검사 1시간 전 수분 섭취   임부 후기는 방광을 채울 필요 없음
임신 초기에는 주로 질식 초음파를 하나, 복부초음파를 할 경우 소변을 채워야 잘보임
말기는 방광 안 채워도 복부가 잘보임(애기가 커서)

진단검사

기타 검사

자궁경부질세포펴바른표본 자궁경부암도말검사 파파니콜라우 Pap test Pap smear	자궁경부세포 도말 검사: 자궁경부와 질 분비물에서 신생세포 탐지 윤활제를 바르지 않은 질경 삽입 → 면봉 또는 arye(멸균 의료주걱)으로 자궁경부 표본 채취 검사 전 24시간 동안 질세척 금지
기초신진대사율	기초신진대사: 생명을 유지하기 위해 필요한 대사활동(BMR: 기초대사율) 저녁 식사 후 최소 10~12시간 수면과 약물 섭취 금지 다음날 아침도 금식 불가피한 것을 제외하고 일체 움직임, 간호 모두 금지 편안하고 쾌적한 검사 환경 만들어주기 갑상샘 기능 검사로 많이 사용했었으나 최근 다른 검사로 대체
위내시경	구강으로 내시경 관을 넣어 직접 식도, 위, 십이지장의 병변이나 이상 유무 확인 전날 밤 12시부터 또는 검사 전 8시간 금식 틀니, 콘택트렌즈, 귀금속 등 제거 가능하면 좌측위를 권장 목의 통증, 토혈, 혈변, 복통 등을 관찰하며, 구개반사 회복 후 음식 섭취 수면내시경도 동일한 확인 + 낙상 주의
대장내시경 (직장경 검사)	항문을 통해 내시경을 넣어 대장 및 대장 인접 부위 검사 · 검사 전 다 비우기 : 관장 또는 좌약복용, 배뇨 실시 · 체위 :(검사마다 책마다 기준이 조금씩 다르나 항문이 잘 보이는 자세 고르면 됩니다) · 왼쪽으로 누워 무릎을 구부린 자세 · 심스체위(반좌위, 반복위) · 슬흉위 등

감염병들 검사

장티푸스	위달테스트
매독	VDRL , 왓셀만 테스트
에이즈	엘라이자, 웨스턴블럿
임질/요충	항문주위 도말법
디프테리아	시크테스트
성홍열	딕테스트
유행성이하선염	레몬테스트
결핵	PPD(투베르쿨린테스트) 48~72시간 뒤 확인 피내주사 10mm 이상: 양성 / 9mm 이하: 음성

호흡유지

증기흡입
- 기도 내 점액을 묽게 하여, 객담이 쉽게 배출되도록 도와주기
- 기도 울혈 감소, 근육이완으로 호흡 도와주기
- 필요시 약물을 흡입하여 투여

- 가습기는 1시간 간격으로 꺼서 기계에 무리가 가지 않도록 주의
- 침구나 비닐포에 맺힌 물방울 자주 닦아주기(세균방지)
- 가습기 적용시간, 흡인시간, 반응, 상태변화 등 보고
- 흡인 상태 및 가습기 수시로 점검 > 세균증식 방지를 위해 매일 청소하고 물 갈아주기
- 증기는 코쪽을 향하되, 얼굴로 직접 분사되지 않도록 주의

흡인요법
- 스스로 분비물 제거가 힘들면, 입 또는 코를 통해 기도 내 카테터를 삽입하여 분비물 제거
- 분비물 제거로 기도개방 및 호흡촉진(산소, 이산화탄소 가스교환 증진)
- 기침과 심호흡자극: 분비물로 인한 감염, 무기폐 방지
- 검사물 수집

[주의]
기도 지름 1/2 정도

- 흡인 전 과산소화: 점막을 자극하며 산소를 제거하기 때문
- 흡인 시 합병증: 감염, 심부정맥, 저산소증, 점막손상, 무기폐 등
- 흡인 카테터가 너무 커서 기도 지름을 막지 않도록 주의
- 흡인 카테터는 작을 수록 좋으나 분비물을 충분히 제거할 크기는 되어야 함
- 흡인 시 환자 안색, 맥박수, 분비물 색과 양, 점도 등 관찰
- 청색증이나 갑자기 혈액 섞인 분비물, 너무 빠르거나 느린 맥박 수가 나타나면 즉시 중단

> 카테터가 미주신경(10번 뇌신경) 자극
> 심실빈맥, 심실세동, 심정지 등 위험

인공기도

구강인두관 비강인두관
- 자발적으로 호흡하는 환자: 입이나 코를 통해 인두 위쪽으로 삽입되는 반원형 플라스틱 또는 고무관
- 수술 후 의식을 되찾을 때까지 기도 유지를 위해 사용
- 분비물로 인한 감염 및 무기폐 방지
- 의식이 있으면 반좌위 / 없으면 시술자를 마주보고 측위

① 수건 또는 방수포 흉부위에 덮고, 흡인기 압력 조절 후 작동
② Y자 또는 일자 연결관에 흡인 카테터 연결
③ 카테터 한쪽 끝을 멸균 식염수가 담긴 용기에 담기 > 흡인되는 것 확인
④ 카테터 끝을 멸균 식염수로 한번 통과시킨 후, 흡인되지 않도록 하여 구강인두 또는 비강인두 삽입
⑤ 분비물 흡입 / 흡인과 흡인 사이 휴식 갖기 및 산소 공급
⑥ 기도가 깨끗해질 때까지 흡인 반복 흡인을 반복 시 외비공(콧구멍) 바꾸면서 하기
⑦ 카테터 제거 및 구강/비강 간호
⑧ 흡인 효과 사정을 위해 호흡음 듣기 및 청진
⑨ 흡인 시간, 분비물 성질, 양 등을 기록

> Y 구멍 막으면 흡인 → 열면 작동 X
> 코에서 귀까지 거리 측정 카테터에 지점 표시

> ★ 흡인시간 제한: 저산소증 방지
> 1회 10초 이내 / 5분 초과하지 않기
> 추가 흡인 시 20~30초 쉬기

> 흡인하는 동안 기침과 심호흡 권장

기관내관
- 기관지경을 사용하거나 코나, 입을 통해 기관까지 삽입하는 인공기도
- 폴리염화비닐로 만들어져 있으며, 인공호흡기로 산소 공급 가능
- 쉽게 분비물 흡인 가능하며, 상부기도 폐쇄 시 공기의 통로로 사용

기관절개관
- 기관에 인공적 개구 부위를 만드는 것(폴리염화비닐, 나일론, 실리콘 등 재질의 관 삽입)
- 다양한 각도와 크기의 관을 알맞게 사용
- 기관 내 삽관 대치: 72시간 이상 삽입하는 것은 위험함
- 상부기도 폐쇄 또는 기관, 기관지 분비물 제거용

> 구강/비강 인두관 흡입방법과 비슷
> 멸균적으로 시행
>
> 분비물이 진하고 점액성이 강하면 바늘없는 주사기를 이용하여 생리식염수 3~5mL 점적 후 흡인
>
> 흡인병, 카테터, 멸균용액 자주 교환

호흡유지

기관절개 간호	기관절개관 주위를 깨끗이 하여 감염되지 않도록 주의 기관절개관 주위 피부보호 및 폐쇄되지 않도록 주의
내관소독	내관 제거 전 기도흡인 실시 멸균된 다른 내관으로 교환 또는 내관 소독 후 다시 삽입 ① 기관절개관 잠금쇠를 90도 돌려 내관을 빼낸다. ② 과산화수소용액에 내관을 담가둔다(이물질 제거) ③ 멸균 장갑을 끼고 솔, 면봉, 거즈를 이용하여 내관 전체 닦기 ④ 닦은 내관을 멸균 생리식염수로 헹군 후 물기를 뺀다(과산화수소수가 남아 있으면 피부 자극) ⑤ 내관을 끼우기 전 외관 내부를 흡입 > 내관을 잘 맞춰 끼우고 잠금장치 잠그기 *중앙공급실에서 내관 멸균 요청*

**기관절개관 주위
피부 드레싱**
	① 거즈 면봉에 생리식염수를 적셔 절개 부위와 주변 닦기
	② 외피를 제거하기 어려우면 과산화수소수용액으로 닦기
	   > 생리식염수로 닦은 부위 헹구기
	③ 마른 거즈로 기관절개 부위 건조
	④ 기관절개관이 움직이지 않도록 거즈를 접어 밑에 대어주기
	   (Y자 거즈를 쓰면 편리)
	⑤ 기관절개관 고정 끈도 교환
	⑥ 생리식염수로 적신 거즈를 기관절개관 입구에 덮어 ★
	   습도 유지 및 먼지 방지
	
	일회용 플라스틱 절개관 커프
	· 커프 공기주머니 팽창: 인두 분비물 흡입 및 공기 누수 방지
	· 너무 팽창하면 조직 압박
	· 정기적으로 공기를 빼주거나 저압박 커프 사용
	· 기관절개관 제거 시 커프 공기 빼고 시행

기관절개관 빠져있을 때	의사가 올 때까지 멸균 혈관섭자(지혈섭자)로 창구를 벌리고 있기
산소요법	· 저산소증 예방으로 병실문, 침대, 산소통에 산소 사용 중 표시 붙이기 · 산소 사용 중 화재 위험 교육: 금연, 인화성 물질 금지, 전기기구 스파크, 정전기 · 면 사용: 담요, 합성 섬유 정전기 발생 시 화재 위험 · 산소요법 시 호흡기 점막이 건조하여 가습 필요 · 마스크 사용 시 2~3시간마다 마스크를 떼어 피부 건조 및 닦아주기
비강 카테터(저농도)	8시간마다 카테터 교환
비강 캐뉼라(저농도)	가장 많이 사용하는 방법: 식사, 말에 방해되지 않음 비강, 인두 점막 건조해지기 쉬워 잘 관찰
산소 마스크(고농도) "캐뉼라보다 고농도 산소 공급"	**단순 마스크**: 짧은 시간에 많은 산소 공급 **부분재호흡 마스크**: 환자가 내쉰 공기를 주머니 속에 섞어서 재호흡 **비재호흡 마스크**: 가장 고농도의 산소를 공급하며, 밸브가 있어 내쉰 숨이 섞이지 않음
산소 마스크(저농도)	**벤투리마스크**: 만성폐쇄성 폐질환(COPD)환자에게 저농도의 산소를 가장 정확하게 전달
산소텐트	주로 아동에게 실시하며, 오한이 발생하지 않도록 보호 산소가 새어나가지 않도록 자주 열지 않기

병원과 환경

입원	계획입원, 응급입원, 외래 단기입원, 낮병원 입원 등	병원, 간호사실에서 책임지는 것 X
	환자 개인 물품 또는 귀중품은 본인 또는 가족이 책임 및 관리하도록 안내	

전동	의사의 결정에 의해 다른 병동으로 환자가 이동하는 것
	지시를 확인 후 절차에 따라 시행

퇴원	상태가 회복되어 가정으로 돌아가거나 다른 기관으로 이송	환자가 병실을 떠난 후: 병실을 청소하고 침상을 소독
	주치의 퇴원지시: 수간호사가 퇴원수속실에 연락하여 시행	병실 안에 모든 물품은 다시 소독하거나 소독수로 닦기
	의사 동의 없는 퇴원: 특별퇴원 양식 환자 서명 필요	
	환자와 보호자에게 투약방법 및 식이, 주의사항 안내	

병원 환경

환기		편안한 환경을 위해 가장 중요한 요소 / 실내의 공기와 실외의 공기를 바꾸는 것
비질, 먼지털이 X		신선한 공기는 균이나 먼지가 별로 없어 상쾌
걸레질 O		공기의 유통은 피부로부터 방열을 촉진 순환 및 호흡을 증진시키며 표면에 모세혈관을 자극
단, 바닥 마른걸레 사용		창의 아래와 위를 열어 더운 공기는 위로, 찬 공기는 아래로 들고 날 수 있도록 하거나 선풍기, 에어컨 등을 이용
(물기 있으면 낙상위험)		어떤 방법이든 환자에게 직접 바람이 닿지 않도록 커튼(스크린)이나 다른 것으로 환자를 보호(저항력이 약한 환자 조심)
		직접 환자 방의 창을 열지 못할 경우에는 다른 방을 환기시켜 간접적으로 유통
		공기전파 / 비말전파 관리: 전염성 질환 환자 격리 또는 독방, 칸막이, 먼지 제거 등
		환자 상처 배액물, 더러운 드레싱, 배설물, 음식 등 불쾌한 냄새는 제거 및 환기(방취제, 환기용 기계 이용 등)
습도		습도는 40~60%가 적합하나 호흡기계 질환(감기, 기관지염, 기관지천식 등) 환자는 습도가 높은 것이 좋음
		더운날 습도가 높으면 더 힘들고, 너무 낮으면 습기 증발이 많이 오함
온도		20~23℃가 적합하나 개인 건강 상태, 환기 상태, 계절, 주변 환경에 따라 쾌적하다고 느끼는 실내온도가 다름
		밤에는 침구를 사용하므로 18℃가 적당
		26℃ 이상이 되면 인체 에너지 소모량이 늘고 땀이 나며 감기에 걸리기 쉬움
		어린이, 노인 및 급성 질환 환자들은 체온조절 기능이 떨어지므로 실내 온도 조금 더 높이기
		수술실, 중환자실: 신체대사 요구를 줄이기 위해 약간 서늘하게 유지
조명 광선		자연조명: 구루병 예방, 결핵 발생 저하, 환자 기분 전환
		· 커튼이나 스크린 같은 것을 조절하여 병실에 적당한 햇빛이 들어오되, 환자의 얼굴이나 눈에 직사되지 않도록 주의
		· 눈 수술 후 병실은 어둡게 조절
		· 낮에도 환자가 수면 중 또는 휴식 중인 경우 너무 밝지 않도록 조절
		· 야간에 개인 등을 사용하여 다른 환자에게 지장을 주지 않도록 배려
소음		소음은 환자를 민감하게 하고 흥분시킴 > 신체의 피로와 각종 신경 및 감정적 질환의 원인
		드레싱 카트 / 휠체어 소음: 윤활제를 칠하여 마찰 소리 줄여 예방
		환자 운반차 / 드레싱카트 등의 고무바퀴 사용
		방음 자재 사용 및 카페트 이용
벽		파란색, 연한 자주색, 연녹색 벽지는 안정감 증진(의료기관이나 병실에서 자주 사용하는 색감)

병원사고 예방

낙상
병원 또는 가정에서 가장 흔하게 발생하는 사고
영아, 노인, 병약자들은 신체적 제한으로 낙상 자주 발생
원인: 미끄러운 슬리퍼, 미끄러운 바닥, 바닥의 물, 잘못 놓은 가구, 어두운 계단, 난간 없는 곳, 불안정한 의자, 미끄러운 욕조 등

[예방법]
- 침상 난간 올리기(벽에 붙어 있어도 침상 난간을 올릴 것)
- 침대 한쪽은 벽에 붙이고, 반대쪽은 보호자가 지켜주기
- 화장실, 복도, 욕실을 걸을 때 난간 잡기
- 병실 정리정돈 잘하기, 특히 발 밑의 전선, 기구 등은 멀리 치울 것
- 콜벨 사용법 안내
- 휠체어 또는 스트레처(들 것) 제공, 안정 시에는 바퀴 잠금장치 하기
- 야간에 특히 낙상 주의
- 바닥이 미끄럽지 않도록 욕실, 샤워실 등 바닥에 매트 깔기
- 미끄럽지 않은 슬리퍼 신기
- 카페트 모서리에 테이핑(모서리가 말려서 넘어지는 것 방지)

화재
병원 내 흡연 금지, 전기기구 조심히 다루기
- 화재 시 화재사실을 알리고 화재경보기 작동 〔엘리베이터 이용 금지〕
- (1순위) 움직일 수 있는 환자 대피 /(2순위) 움직이지 못하는 환자 휠체어, 들 것, 침대, 담요 등으로 대피할 환자 공간 확보

  〔내원객→거동 가능 환자→경증환자→중증환자→직원
  못 움직이는 환자 1명보다, 움직임이 가능한 사람을 구조하는 것이 생존율이 더 높기 때문〕

- 필요시 비상구 이용 및 작은 화재는 소화기로 진압
- 화재가 난 곳의 창문과 문을 닫아 연기가 빠져나가지 않도록 하기 〔평소 소화전 위치, 사용방법 등 파악과 유사 시 훈련을 하여 대비할 것〕
- 문 가장자리를 젖은 옷이나 담요로 막아 연기가 새는 것 방지
- 화재 장소 전기기구 및 산소 끄기 〔뜨거운 연기, 화염 흡인 시 호흡기 화상 초래 (쉰 목소리, 거친 호흡, 기침, 가래에 그을음)〕
- 환자 입에 젖은 헝겊을 대주어 기도로 연기가 흡입되는 것 방지

약물 중독
약물과량섭취, 소독액 또는 청소액 중독 등
- 환자의 내복약 / 치료용 약품 따로 보관
- 내복약 과량 섭취 시 위험함을 알리기
- 모든 약은 병원 관리지침에 따라 철저하게 다루기

전기손상
전선 플러그 자주 관찰 및 점검
잘 모르는 기계는 사용하지 말고, 필요한 용도에 맞는 기계 사용
전선 파손, 스파크, 감전 등 이상 상태를 인지하고, 이상 발견 시 즉시 해당 과에 보고하여 보수한다.

미생물 병원체 손상
환자에게서 나오는 배설물(소변, 대변, 가래, 배액물 등) 처리 철저히 할 것
환자를 다루기 전/후로 반드시 손 씻기

병원과 환경

병실 / 기구 관리: 마음대로 가구, 기구를 옮기지 않는다.

병실	병동 책임자 수간호사가 관리
간호사실	환자의 모든 기록과 약품이 비치된 곳 / 매일 젖은 걸레로 닦고 깨끗하게 유지
치료실	물품 및 기구 무균적으로 다루기 / 싱크대는 소독액을 사용하여 솔로 닦고, 치료 선반 및 바닥 등도 청결 유지
에나멜 알루미늄 스테인리스	혈액, 점액이 묻은 경우 먼저, 찬물로 헹군 뒤, 더운물과 비누를 사용해서 씻기 물로 잘 헹구고, 마른 걸레로 깨끗이 닦아 보관 적어도 3일에 한번은 끓여서 말리기 변기는 3~5% 크레졸 사용
고무포	달라붙지 않도록 말아서 보관하거나 둥근 막대기에 걸어 꺾이지 않게 보관 장시간 열에 접촉하거나 차게 하면 고무가 상할 수 있음 고무는 기름, 산성, 비누, 햇빛에 약하므로 주의: 응달에서 물기 없이 건조하기 고무제품은 찬물로 헹군 뒤, 더운물에서 비누로 씻고 헹구기 고무주머니(핫백, 아이스백)는 물을 빼고 말리며 유착방지를 위해 공기 채워두기
린넨 홑이불 등	병동에 필요한 물량 파악 및 보유 종류별, 사이즈 별로 사용하기 편하게 정리
외과용 기구	이동섭자, 가위 등 외과용 기구는 사용 즉시 찬물로 씻고, 더운물에서 비눗물로 헹구기 솔을 사용하여 연결 부위, 톱니 사이 주의해서 씻기 마른걸레로 물기를 말린 후 기름칠(소독 전 기름기를 제거)
침대	병원 침대 구조는 머리, 발치 부분을 따로 올릴 수 있도록 3부분으로 나뉨 침대 이동 시 바퀴 잠금장치를 풀고, 침대 고정 시에는 다시 잠금장치 하기
침요	병원 침요는 솜, 고무 스펀지 등이 들어가 있으며 겉은 단단함 침요는 자주 소독이 어려워 강력한 항균 용액으로 소독(방수 코팅 처리) 좋은 침요: 신체 선열이 유지 가능한 단단한 침요 침요는 침요보로 싸서 사용 부동환자, 욕창환자, 부적절한 영양 상태 환자, 대소변실금 환자 등은 변압공기 침요 사용: 피부 보호 및 안위감 제공
탁자	침상 옆 탁자에 비누, 컵 등 개인 물품을 넣고 보관할 수 있도록 함
발지지대	나무, 플라스틱, 두꺼운 천의 재질 환자 발치에서 족저굴곡 예방을 위해 사용 ★
침상 난간	양쪽으로 분리되어 전체 또는 부분으로 올릴 수 있음 환자 안전에 도움이 되고, 난간의 모양 크기는 다양
크래들 앤더슨 장치	환자의 발, 다리, 복부에 윗침구가 닿지 않도록 고안된 기구 크래들 사용 시 침구는 크래들 위에 배열 후 핀으로 고정 (화상환자, 개방 상처가 심한 환자 등에 사용)
정맥주사용 걸대	IV Pole은 수액병을 걸어 두는 데 사용 보통 침대 옆에 비치 이동식 걸대: 바퀴를 달아 보호자 없이도 환자 스스로 밀고 다니면서 사용 가능
호출시스템	누워 있는 환자가 간호사실 도움 요청 시 사용 단추, 불빛, 부저 등 다양한 형태로 환자가 호출기 사용 시 간호사실에서 듣거나 보고 응대

청소 원칙
오염이 적은 곳에서 많은 곳 청소
높은 곳에서 낮은 곳 청소
병실 바닥은 맨 나중에 청소
감염환자 침구는 절대 털면 안 됨(전염위험)

대전자 두루말이 ★
다리 외회전 방지(대퇴 해부학적 자세 유지)
둔부와 대퇴 지지하기 편할 때까지
수건 또는 목욕담요를 측면으로 돌돌 감기
감은 부분이 풀리지 않도록 말은 부분이 아래로 가게 지지

침대가 벽에 붙어 있어도 난간을 올려줄 것

병원과 환경

침상만들기
빈 침상을 좀 자세히 읽고, 나머지는 말풍선만 읽어서 개념 이해하기

빈 침상
Closed bed
퇴원 환자 병실 정리 및 새로 입원할 환자를 위한 침상

침요 > 침요잇 > 밑홑이불(솔기가 아래) > 고무포 > 반홑이불 > 윗홑이불(솔기 위로) > 담요 > 침상보

- 침상보
- 담요
- 윗홑이불
- 고무포
- 반홑이불(고무포보다 크게)
- 침요잇 (위쪽을 좀 더 넉넉히)
- 침요
- 시트

고무포 위치: 어깨 ~ 무릎 아래, 등 중간 ~ 대퇴

환자에게 윗홑이불 덮어 주기
솔기가 위로 가게 두고 20cm 정도 위에 접기

20cm 정도 접기
솔기가 겉면보이게

- 배갯잇은 터진 쪽이 출입문 반대쪽을 향하게 두기
- 기존 침구는 바닥에 내려 놓지 말 것
- 햄퍼(빨래바구니)는 병실 안으로 들이지 말 것
- 홑이불 주름은 부동 대상자의 욕창의 원인
- 새 침구는 의자 등에 올려두면서 침상만들기
- 고무포 필요 환자: 분만 후 산모, 설사환자, 분비물 많은 환자, 전신마취 수술 환자

개방 침상
Open bed
- 환자가 잠시 자리를 비울 때(검사 / 산책)
- 윗 침구 전체를 부채꼴 모양이나 삼각형 모양으로 접어서 열어두기

> 침상 정리 후 이불을 열어둔 상태

사용 중 침상 홑이불 교환
Occupied bed
- 무의식/편마비 환자가 있는 채로 침상 정리
- 침대가 흔들리지 않도록 조심
- 빠르고 안전하게 시트교환

크래들 침대 만들기
- 쇠나 나무로 만들어진 반원형의 침구 버티개를 말하며 사용 부위에 따라 크기가 다름
- 밑침구를 만들고, 크래들을 원하는 위치로 옮겨
- 붕대로 침상 가장자리에 묶어 고정(침상 틀에 묶는 것이 아님)

> 침구가 신체에 안 닿기 위해 사용하는 것
> 광범위 화상, 개방 상처, 석고붕대 건조 등

수술환자 침대 만들기 ★
- 수술 후 환자가 편하게 침상을 사용하기 위함
- 수술 후 환자 토물, 상처분비물로 침구가 더러워지는 것 예방
- 수술 후 환자 편리하게 침대에 옮겨 눕히기 위함
① 개방 침대와 동일하게 침구 설치
② 환자 운반차가 들어올 부분의 윗침구를 부채꼴 모양으로 접어 열어두기
③ 휴지 및 곡반 등을 침상 옆 탁자에 준비

> 고무포와 반홑이불을 미리 머리맡에 추가
> 곡반, 금식판, 수액걸대 등을 준비
> 윗침구를 개방 침대처럼 접어서 열어두기

골절환자 침상 만들기
- 골절환자 골절 부위, 수술 부위를 지지해주는 침상
- 침상을 만들기 전 침대용 판자 깔기(부목의 역할 > 2차 합병 예방)
- 판자 위에 침요를 놓고 침상 만들기

> 부목의 역할을 하는 단단한 침상

투약

투약	질병 진단, 치료, 처치, 증상완화, 예방 등을 위해 필요
	의사 투약처방 없이 환자에게 약을 줄 수 없음
	서면으로 투약처방하고, 병록지에 기록 남기기
	긴급 시 구두 처방/전화처방 > 서면으로 다시 확인받기(24시간 내)
경구투여 PO	구강을 통하여 위장관에 약 투여
근육주사 IM	근육에 약물 투여
피하주사 SC	피하로 약물 투여
피내주사 ID	피내로 약물 투여
주입	정맥으로 수액 주입
흡입	폐 점막을 통하여 약을 흡수시키거나 들여보내기
도찰/도포	피부 표면에 연고, 로션 형태로 약 바르기 / 스프레이로 뿌리기
설하 SL	혀 밑에 약을 넣어 용해
취입	가루약을 상처나 체강에 품어주기
점적	용액 또는 가루약을 점막에 직접 떨어뜨려 넣어주기
좌약	체공(항문/질)에 삽입 > 체온으로 용해시켜 점막을 통해 흡수
	위장자극이 없음, 실온보관

근육주사/피하주사 90°
피하주사 45°
피내주사 15°
표피 / 진피 / 피하 / 근육
바늘이 짧아 인슐린 복부 90°로 주사
피하주사를 놓을 때 꼬집는 이유: 피부를 들어올림으로서 근육 피하기

정규처방	다른 처방이 나와서 취소되기 전까지 계속 유효한 처방
	기간이 지나면 처방 유효기간 자동 소멸
필요시처방 PRN	의사가 내놓은 처방을 간호사가 판단하여 필요시 투약
일회처방	의사가 지시한 특별한 시간에 한번 투여
즉시 처방 Stat	처방 즉시 투여: 아나필락시스 반응 > 에피네프린 등

처방의 내용: 환자 성명, 처방낸 일시, 약 이름, 약용량, 약물투여 경로, 투여횟수, 처방한 의사 서명

투약 효과 및 부작용   빠른 순서   IV > IM > SC > 경구   피내는 양도 적고, 치료보다는 진단 목적: PPD / BCG접종 / 항생제 테스트

약물 투여 과정 ★

대상자 확인	> 정보제공	> 약물투여 6가지 원칙	> 적절한 중재	> 투약기록 및 대상자 반응평가
개방형 질문으로 이름 / 대상자 정확하게 확인(동명이인 주의)	약물의 효과 및 부작용 등 설명	정확한 약 / 정확한 양 정확한 경로 / 정확한 시간 정확한 환자 / 정확한 문서화	필요시 적절한 중재 대상자 요청 듣기	약물 효과 및 부작용 확인

투약의 지침	투약 전 약에 대해서 정확하게 알고 있기
	투약 준비와 투약 실수를 피하기 위해 6가지 원칙 지키기
	약물 라벨 3번 확인(약장에서 확인 / 약 꺼낼 때 확인 / 약장에 넣을 때 재확인)
	약을 준비한 사람이 투여하고, 투여한 사람이 기록도 하기
	간호사: 약품 안전하게 관리 및 보관(명확한 라벨, 재고관리, 적당한 온도 보관, 마약관리 등)
	덜어낸 약물은 다시 용기에 담거나 용기를 바꾸지 않기
	환자가 거부하면 투약 중지 후 보고
	투약은 특별한 경우를 제외하고 약물을 침상 곁에 두지 않기
	투약 실수 시 책임간호사에게 보고 → 중화 내지 교정방법 조치 → 사고 기록지에 기록
	의문이 가는 처방: 의사 또는 간호사에게 질문 > 간호사 지시 감독하에 투약
	환자가 병원약 외 다른 약 복용 시 → 중단시키고 간호사 보고

약물 사용 금지
· 표시가 어렵거나 모호한 표시 약병
· 불투명하고 색이 변한 약물
· 침전물이 생긴 약물

투약 유의점	산, 철분제 등 치아 착색 약물 / 환자가 너무 허약해서 일어날 수 없는 경우 > 빨대를 사용하기
ōs: 물 없이 **FeC: 철분과 같이**	**설하 투여 약물** > 맛이 없어질 때까지 삼키지 않도록 주의(씹는 것도 금지) > 보통 물 주지 말 것
	기름종류 약 > 보통 차게해서 줄 것 > 먹은 후 뜨거운 물을 줄 것
	퇴원 시 약물도 상세한 설명해주기

투약

경구투여	반좌위를 취하되 일어나기 어려운 환자는 측위	편리하고 대체로 경제적
	특정약물에 따라 활력징후 측정(호흡기 작용약물 > 서호흡 시 보고)	피부 손상 없이 안전하고, 부작용도 적음
	투약하는 데 금기가 아니면 가능한 많은 물 주기(약 흡수 돕기)	오심, 구토 대상자, 지남력 상실자에게 부적절
	여러가지 약을 투여할 때는 각각 투여(약을 확인할 수 있고 쉽게 삼킬 수 있음)	불쾌한 맛이나 냄새
	환자의 손 사용이 어려우면, 시술자 손 오염에 방지하여 입안에 약 넣어주기	위장관 운동 저하, 연하곤란 대상자 부적절
	삼키는 것이 힘든 환자는 혀 뒤에 넣어주기	위점막 자극, 치아변색 등 문제
	약물이 치아 범랑질 또는 구강점막 자극: 빨대 사용	중환자는 약물 흡인 위험 있음
	약이 너무 써서 먹기 힘들면 얼음을 물고 있다가 투약	효과가 느리고 흡수량 개인차가 심함(약효측정 불가)
	환자가 약을 삼킬 때까지 기다리기(약만 주고 가면 X)	혈압약: 혈압 확인 후 투여
	투약 즉시 기록: 용량, 시간, 중재, 서명(약 거절 또는 못먹은 약 기록)	강심제: 서맥주의(60회 이하), 디지털리스 축적작용 주의
	투약 효과, 부작용, 과민성 반응 등을 30분 뒤 증상체크 → 부작용 즉각 대응 가능	마약: 서호흡 주의(12회 이하)

설하투여 ★
- 혀 밑에 용해 시켜 흡수: 혈관 분포가 많아 빨리 흡수 되고 전신효과가 발생   ex) 협심증약: 나이트로글리세린
- 약을 절대 삼키거나 씹으면 안 됨
- 완전히 녹을 때까지 물도 마시면 안 됨

주사약 준비
- 가루약인 경우 적합한 용해제 사용
- 1회용 주사기 오염되지 않게 겉포장 잘 벗기기(외과적 무균법)
- 주삿바늘 사면이 위로 가도록

앰플
- 앰플을 세워잡고 가운데 손가락으로 톡톡 튕겨 약물을 아래로 내리기
- 앰플 목부분을 알코올 솜으로 닦고 줄칼로 표시된 곳에 금을 내기(금이 있는 것은 줄칼 없이 잘림)
- 앰플 목주변을 소독솜으로 닦고, 솜을 감아쥔 채로 꺾기
- 앰플 가장자리에 소독된 주삿바늘이 닿지 않게 해서 약물 속으로 바늘 넣기
- 살짝 앰플과 주삿바늘을 비스듬히 잡고 앰플 속 약을 빼기
- 주사기를 수직으로 세워 공기 제거

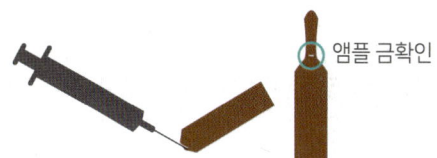
앰플 금확인

바이알
- 바이알 알루미늄 뚜껑 제거
- 소독솜으로 바이알 고무마개 닦아주기
- 바이알 내용이 분말인 경우, 증류수를 주입하여 혼합(완전히 용해되도록 좌우로 흔들어주기)
- 뽑을 약 용량만큼 주사기에 공기 넣기
- 고무마개 중앙에 바늘을 꼽고 공기를 주입
- 바이알을 거꾸로 들어 주삿바늘 끝이 용액에 잠기게 하여, 눈높이에서 지시된 용량만큼 뽑기
- 양을 확인하면서 바이알을 비스듬히 하고, 바늘을 뽑으면서 약 뽑기(바늘 끝이 용액에 담궈져야 약이 뽑힘)
- 약을 다 담으면 주사기를 수직으로 세워 공기 제거

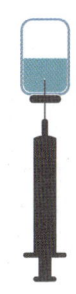

피내주사
- 피부 진피에 약물 주입: 알러지 반응 / 항생제 민감성 평가 / 투베르쿨린 스킨테스트   1cm(10mm) 이상 양성 / 9mm 이하 음성
   15분 뒤   48~72시간 뒤
- 0.1cc 소량 / 25G / 15° 각도로 주입(피부를 팽팽하게 잡기)
- 문지르지 말 것: 주사 부위 볼펜으로 표시(시간/날짜 기록)
- 리거즈 X
- 전박 안쪽, 가슴상부, 등 견갑골 밑

투약

피하주사 SC	피하는 신경수용기가 적어 통증이 비교적 적음	경구보다 약작용이 빠르게 나타남
	예방주사, 수술 전 투약, 마약, 인슐린, 헤파린 주사에 사용	
	상지 외측, 대퇴 안쪽, 복부 아래, 등 견갑골 부위, 둔부(순환이 잘 안 되는 부위가 좋음)	피부 손상을 가져오므로 무균술 적용
	1cc 미만이며, 1cc 이상은 두 군데로 나누어 놓기	경구투여보다 비경제적
	90° 또는 45° 주입 / 인슐린 주삿바늘이 짧아 90°	적은 양만 투여
주사방법	알코올 솜으로 소독 > 소독 부위 마르기 기다리기	근육주사보다는 작용 느림
	주사 부위를 팽팽하게 잡기	어떤 약물은 조직자극 및 통증 유발
	주사하고, 내관을 뒤로 당겨보기(혈관이 찔렸는지 확인)	
	피가 나면 바늘 약간 빼서 다시 검사	
	약을 천천히 조직에 주사	
	바늘 위에 알코올 솜 놓고 주사 부위 누르면서 바늘 빠르게 빼기	**인슐린, 헤파린 주사는 마사지 금지, 가볍게 눌러준다.**
	알코올 솜을 대고 주사 부위 가볍게 문질러 흡수 돕기	
인슐린	매 회 주사 위치를 바꾸어 조직 손상 최소화 및 약 흡수 돕기	
	주로 복부, 대퇴 전면 이용	
	냉장고에서 약을 꺼내고, 손바닥에 놓고 굴려서 약이 섞이게	**흔들면 안 됨 / 굴리기만**
	주사 후 문지르지 말 것	
헤파린 주사	복부 주사 > 주사 후 문지르지 말 것	
근육주사 IM	약물을 근육 내로 투여, 다량의 약물 주입가능	피하 투여로 주기 힘든 자극성 있는 약물 깊이 투여
5CC 이하	근육에 혈관이 많아 흡수가 빠르나 신경과 혈관 손상 위험 주의	피하보다 많은 양 투여 가능
보통 1~2CC	대둔근, 중둔근, 소둔근, 삼각근, 외측광근	피하보다 약물이 빨리 흡수
용량 많으면	근육 주사 시 측위 또는 복위로 발 끝을 내전한 자세(근육이완으로 통증 감소)	
주사 나눠서	주사 부위 소독 후 신속하게 90°로 주사 > **리거즈**: 뒤로 약간 당겨 피가 나오는지 확인	피부손상 / 대상자에게 불안감을 줌
	공기 소량 주입 괜찮음: 용액주입 도와주고, 약이 흘러나오는 것 방지	보행근육 발달 중인 3세 이하: 둔부 근육 사용 피하기
	주삿바늘 신속하게 빼기: 천천히 빼면 통증 발생	외측광근 사용
	주사 부위 문질러서 약물 확산 흡수 돕기	**근육주사는 혈관이 분포되어, 혈관에 주사하면 약물에 따라 치명적일 수 있음**

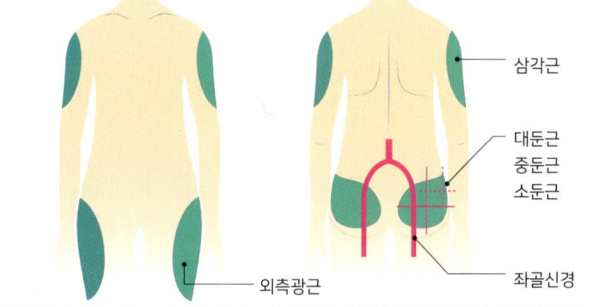

둔부 근육 좌골신경 주의!
주로 중둔근, 소둔근 사용
환자를 옆으로 눕혀두고 근육이 이완되도록 다리를 편히 해줌

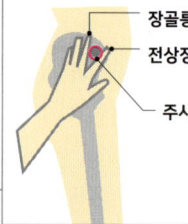

장골릉 / 전상장골극 / 주사위치
손바닥 끝은 대퇴의 대전자
검지는 전상장골극
중지는 장골릉에 올려두어 V자 모양 만들기

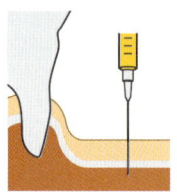

Z-track 근육주사 기법
피하조직 손상 및 자극 약물 근육 주입 시
약물이 주사침에 묻으면 주사침 교체
피부 한쪽을 당겨서 주사 놓기
약물 주입 후 10초 뒤 주사침 뺌
마사지 X(약물 새어나옴 방지)
공기폐쇄기법: 약간의 공기를 주사 > 약물 역류 방지

외측광근
성인, 소아 모두 발달되고 두꺼움
주사 부위: 대퇴 외측 가운데 1/3 정도
앙와위 또는 좌위 상태에서 투여: 큰 혈관/신경이 없어서 안전한 주사 부위

삼각근/삼두근 가장 근육량이 적음
주사 부위: 견봉돌기 아래 3~5cm 지점
다른 주사 부위 금기일 때 사용: 앉거나 옆으로 누워서

페니실린, 린코마이신: 피하 주입 시 아프고 흡수 안 됨
Iron Dextran(덱스트란 철분제제) 피하 조직 들어가면 영구적 변색

투약

정맥주사 IV

수액 및 영양분, 약물을 혈관으로 직접 투여하여 빠르게 효과
구강 섭취 불가능 환자 : 영양분, 전해질, 비타민, 약물 등 공급
소아 - 두피정맥 / 성인 - 요측피정맥/척측피정맥/장측피정맥

효과가 빠름
고용해성 약물에 한정
순환이 좋지 않으면 약물 분산 억제

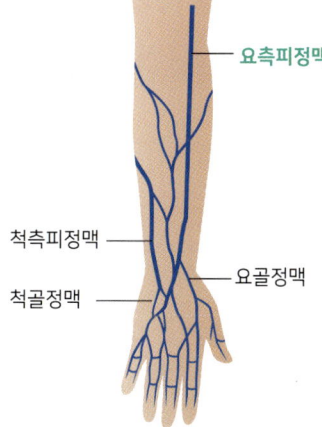

- 요측피정맥
- 척측피정맥
- 요골정맥
- 척골정맥

① 손을 씻고 주사 놓을 부위를 선택하고 15~20cm 윗부분에 지혈대를 맨다.
② 알코올 솜으로 주사 부위를 닦는다.
③ 엄지손가락으로 주사 부위 밑을 눌러 혈관이 움직이지 않도록 하면서 주삿바늘을 30° 각도로 서서히 찌른다.
④ 혈액이 역류되면 혈관으로 주입된 것이므로 그대로 바늘을 조금 더 밀어넣는다.
⑤ 바늘은 제거하고 카테터만 남겨둔다(바늘을 제거한 후에는 주사 부위를 알코올 솜으로 살짝 눌러주기)
⑥ 지혈대를 풀고 조절기를 열며 수액을 주입 / 반창고를 붙여 바늘의 위치를 고정한다. *문지르면 혈관 터짐*
⑦ 처방에 맞는 주입속도 확인, 환자반응 등 기록

소아 환자나 관절 부위인 경우 팔 지지대를 대주고 붕대를 감아 준다.
정맥주사를 맞고 있는 환자에게서는 혈관이나 신경의 손상 정도를 주의 깊게 관찰

정맥이 잘 안보일 때
정맥주사 부위를 심장보다 낮게 위치
정맥혈 귀환하는 심장쪽으로 말초혈관 마사지
환자에게 주먹을 쥐고 펴고 하게 하기
정맥벽 손가락으로 가볍게 두드려보기

수액세트 준비
① 수액세트 개봉하여, 수액세트 끝 멸균상태 유지
② 잠금장치를 드립챔버 바로 밑으로 올려 붙이고 잠그기
③ 수액세트 뚜껑 벗기고 스파이크를 용액병 뚜껑에 힘껏 밀어 넣기(멸균 상태 유지)
④ 수액세트 잠금을 풀고 공기 제거를 위해 약간 흘려보내기
⑤ 드립챔버에 수액 1/2 정도 채운 다음 가볍게 두드려 공기 완전 제거 > 공기들어가면 색전 유발
⑥ 수액세트 잠그고 주삿바늘 달린 끝은 멸균 유지

주의사항 > 간호사에게 즉시 보고
수액이 주입되지 않거나 거의 다 들어갔을 때
조직에 부종이 생겼을 때
혈액 역류 시
주사 부위 통증 염증, 부작용 증상이 나타날 때

정맥주사 부작용
염증증상: 주사 부위 동통, 팽윤, 발열, 발적
침윤증상: 주입 안 됨, 불쾌감, 부종, 차가움
정맥염: 정맥 부위 따라 발적 및 통증
혈전/색전증: 정맥 주입이 안 되거나, 공기가 들어가 색전이 생김
수분과다: 호흡곤란, 혈압상승, 호흡상승, 부종
순환계로 약물의 주입 속도가 너무 빠른 경우, 너무 많은 양이 순환계로 유입되어 부작용

정맥주사 관리

헤파린락(유효기간 3일)
셀라인 주입으로 막힘 확인

규칙적인 드레싱과 튜브 교체 / 48~72시간마다 천자부위 바늘 및 카테터 교환
바늘 관주(세척, Irrigation: 생리식염수로 상처 부위 씻어내기)는 바늘이 혈전으로 막히거나, 정맥 다른 천자 부위가 없을 때 시행

[환의 갈아입히기]
1. 정맥주사 맞지 않는 팔부터 소매 벗기기
2. 조심스럽게 환의를 벗겨 수액세트 줄을 따라 손 밖으로 환의가 나오게 함
3. 수액병을 환의 소매 속에 넣어 빼기(환자 팔보다 높게 유지)
4. 수액병을 새 환의 팔 안쪽에 넣고 걸대 걸기
5. 정맥주사 맞는 팔부터 입고, 반대팔 환의 입기
6. 정맥주사 속도 등 확인 및 주위 정돈

편마비환자 옷 입고 벗기기
벗을 때: 건강한 쪽 벗기기 → 수액세트 빼기 → 아픈 쪽 벗기기
입을 때: 수액세트 넣기 → 아픈 쪽 입히기 → 건강한 쪽 입히기

투약

수혈

수혈	순환 혈량을 보충: 수술, 외상 또는 출혈에 따른 쇼크 예방 적혈구 용혈 방지를 위해 18~19G 바늘 사용
	혈우병: 응고 인자 보충(혈소판)
	농축적혈구: 산소 운반 능력 보충
	전혈: 혈액의 결핍 성분 보충

수혈 주의사항
- 혈액형, 이름, 수혈백 등은 두사람이 확인하여, 수혈자와 공혈자 혈액형 일치여부 이중 확인
- 차가운 혈액은 심근조직 부전 유발
- 높은 온도 혈액은 적혈구 용혈, 단백질 변성
- 체온의 온도로 동일하게 따뜻하게 주입
- 정맥 주사 후, 수혈세트 Y자관을 연결하여 생리식염수 먼저 주입
- 수혈이 끝나면 챔버 잠그고, 30~50mL 생리식염수 주입하여 남은 혈액 흘려보내기
- 4시간 이내 수혈을 완료하는 것이 좋음(15방울/분)
- 용혈반응: 수혈 즉시 중단 > 의사에게 보고할 것
- 오한, 발열, 두드러기 등 증상 관찰

- 15분 집중관찰: 가장 부작용 발생 잘함
- 발열은 가장 흔한 수혈 부작용이지만 발생하면 즉시 중단
- 수혈 중단으로 남은 혈액 > 배양 > 염증검사
- 알레르기 경증반응: 수혈 천천히, 페닐아민 투여 / 의사 지시 따르기
- 알레르기 중증반응: 수혈 중지 > 의사에게 즉시 보고 > 활력징후 체크

눈 약물 투여

안점적	소염 진통 완화 눈 검사 및 치료	환자를 눕히거나 앉게 하고 머리를 약간 뒤로 젖힐 것 환자 머리 뒤쪽에 서서, 환자가 위를 쳐다보게 하기 하안검과 상안검을 살짝 잡고, 아래쪽 결막낭 노출 결막낭 중앙에 약물을 떨어 뜨리고 30초 정도 누관 누르고 있기 약물이 고루 퍼지도록 안구 움직이기
눈세척	눈 분비물/이물 제거	환측 눈쪽으로 고개를 기울이고 밑에 곡반 대어주기(중력으로 용액 흘려보내기) 소독솜으로 눈썹과 눈꺼풀 닦기(내측 > 외측) 결막낭을 따라 세척액을 떨어뜨리고 안에서 밖으로 흐르게 할 것(누낭, 누선, 코 오염 방지) 이물 또는 분비물 제거될 때까지 반복 및 눈 감았다 떴다 하기

분비물이 나오면 눈의 내측에서 외측으로 닦기

연고는 1~2cm 하안검 내측에서 외측으로 짜기
감염되지 않은 쪽부터 바르기
튜브 끝을 돌려서 약 끊기

귀 약물 투여

귀약점적	귀지 부드럽게 귀 통증완화 국소마취 / 방부제 귀 이물질 제거	약을 38℃ 정도 물그릇에 담구어 미지근하게 하기(찬물은 현기증, 구토 유발) 아픈 귀가 위로 하여, 옆으로 눕게 한다(약이 밖으로 나가는 것 방지) 성인은 후상방, 아이는 후하방으로 귀를 당겨, 이도를 곧게 하기 약을 외이에 떨어뜨리기(점적기 끝이 이도에 닿지 않도록 주의) 이주를 귀 안쪽으로 두세번 꾹 눌러주기 10분 정도 약을 넣을 때의 자세로 유지(약물 흡수 돕기)
외이도 세척	외이도 분비물/이물질 제거 미생물 내이도 침투 방지	환자를 반좌위로 앉히고 침상 보호 패드 깔기 세척용 주사기 성인 50mL / 소아 20~30mL 세척액을 세척기 내로 흡인 시 공기 들어가지 않도록(공기소리 나면 불쾌함) 환부측 귀 밑에 곡반을 잡고 있게 하기(중력으로 용액 빼기) 위쪽으로 주입해야 용액압력이 고막에 영향 안줌 소독솜으로 외이도 입구 닦아내고, 이물이 제거될 만큼의 흐름으로 천천히 용액 주입 세척이 끝나면 솜으로 닦고, 세척한 귀가 아래로 되는 측위로 눕게 하기(남은 용액 빼기)

투약

코(비점적)	비충혈, 자극, 염증 완화 마취제, 방부제 국소 투여	코를 풀게 하여 코의 이물을 먼저 제거 어깨 밑에 베개를 대어 머리를 젖히기 처방된 약을 점적기에서 뽑고, 점적기 끝이 비강 바로 위로 오게하여 약 떨어뜨리기 [주의사항] · 점적기가 비강 속으로 들어가 상처를 입히거나, 오염되지 않도록 주의 · 5~10분 정도 머리를 낮은 자세로 있게 하기 · 약이 목으로 흘러내려 쓴맛을 느끼면 뱉어내기

질

좌약 연고 크림 젤	감염 완화 소양증 및 통증완화 질 불편감 해소	약의 삽입이 쉽도록 소변을 보고 오게 하기 회음부만 노출시키고 다른 부위는 잘 덮어 보온 좌약을 꺼내어 수용성 윤활제 바르고, 장갑을 낀채로 질 노출 질 : 배횡와위 / 직장 : 심스체위 좌약을 8cm 정도 질강 깊숙히 삽입(좌약이 작은 경우, 삽입용 기구 이용) 둔부에 베개를 대주어 5~10분 둔부 올리고 있기 위생패드를 대주어 환자 옷과 침상 보호
질세척	질내 분비물 제거 수술 전 질 청결 약물 주입 질 점막 염증완화	환자에게 소변을 보게 함(방광이 차면 질 확장이 어려움) 질보다 30 ~45cm 높게 세척통 용액 걸기 골반 밑에 방수포 및 반홑이불 깔고, 배횡와위 자세 취하기 환자 밑에 변기를 넣고, 음순을 벌려 소독솜으로 소독 외음을 먼저 세척 후 세척관을 질 속으로 7~10cm 삽입 세척관을 돌려가며 질 내부 모두 세척되도록 세척액 흘려보내기(질주름까지 세척하기 위해 세척관 돌림) 세척액이 다 들어가면, 질에서 빼고 소독솜으로 외음부 닦아주기 변기를 제거하고 깨끗한 패드를 대주고, 필요시 드레싱
직장	국소적 및 전신적 효과	심스체위로 둔부 노출 오른손으로 장갑을 끼어, 엄지와 검지로 좌약 잡기(좌약에 윤활제 바르기) 다른 손으로 항문 노출 : 좌약 삽입 동안 환자는 입을 벌리고 심호흡(괄약근 이완 돕고, 불안·불편감 감소) 항문속으로 검지길이 만큼 약을 삽입 후 둔부를 모아 눌러주기 좌약 삽입 후 15~20분 가만히 누워 참기
피부		약물 적용 전 피부를 씻고, 건조: 이전의 약물이 깨끗이 지워진 상태에서 약물 바르기 열요법 적용하여, 약물의 흡수를 도울 수 있음 용해되지 않은 분말 있는 칼라민 로션은 흔들어서 사용 크림과 연고는 철저하게 마사지하여 피부 흡수 돕기(마사지금기 환자는 손가락으로 약을 두드리기) 연고류는 설압자로 약을 덜어, 깨끗한 장갑을 끼고 얇게 바르기 등 같은 넓은 부위는 손을 따뜻하게 하여 발라주어 환자가 오한을 느끼지 않도록 하기 가루약은 환자 얼굴에서 멀리하여, 코 또는 입으로 들어오지 않도록 주의 얼굴에 가루약을 발라야 한다면, 숨을 내쉴 때 바르기 나이트로글리세린연고: 장갑착용하여 간호사 손에 흡수됨을 방지 감염환자: 1회용 멸균 장갑 착용하여 감염 예방 사용한 면봉 다시 약병에 넣지 않기

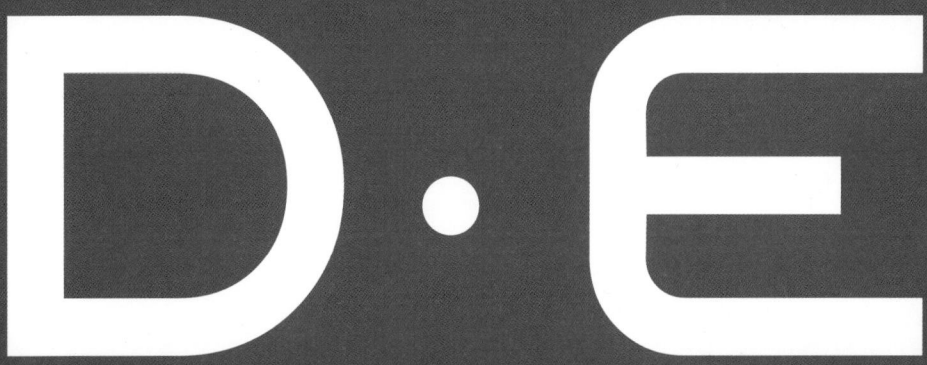

D. 보건간호학
보건교육
보건행정
환경보건
산업보건

E. 공중보건학
질병관리사업
인구와 출산
모자보건
지역사회보건

보건교육

1. 보건교육의 이해

보건교육의 정의 건강을 지키고 유지하는 일
- 지식의 보급과 이해
- 보건에 대한 태도 변화와 실행

> 개인/가족/지역사회 주민의 건강관리 능력을 기르는 **가장 기본적인 사업방법은 "보건교육"**

보건교육의 목적 구성원들 스스로 노력으로 **자신들의 건강을 유지하도록 돕는 것**
- 개인/집단/지역사회 > 보건문제 인식 이해 > 자주적인 정신함양/적극적인 태도변화

보건교육가
보건교육만을 전담하는 전문요원
모든 보건사업 종사자(병원, 보건소, 복지관) 보건교육을 실시하는 사람들

- 교육대상, 교육장소, 교육매체, 교육내용, 교육시간 등 고려
- 교육 대상자들이 능동적으로 교육에 참여하도록 유도
- 질문에 대한 명확한 답 제시
- 말과 행동 정확하게 전달
- 교육내용 재구성으로 쉽게 이해하도록
- 학습목표와 방향 제시
- 학습목표 도달하고 있는지 확인
- 대상자들의 개인차 인정과 차이 최소화

학습에 영향주는 요소
- 개인적 요소: 개인적 특성, 선호도, 경력, 교육수준, 언어능력, 성숙도, 동기, 흥미 등
- 환경적 요소: 조명, 환기, 공간, 온도, 습도, 시간, 기구, 학습 자원, 교사스타일 등

2. 보건교육 방법   교육방법 특성을 **이해하고 구분할 것!**

교육방법 선정 시 고려할 요소
- 교육대상자의 수
- 교육내용 및 학습목표
- 교육내용 난이도
- 교육집단의 경험(지식/기술 정도)과 관심
- 교육집단 교육배경, 문화적 배경

면담: 대화식 교육, 개별 교육(1:1)
강의: 일방식 교육, 집단 교육

[교육 형태]

일반식 / 교훈식	대화식 / 왕래식 / 소크라테스식
· **일방적**으로 가르침, 여러 교육보조매체를 활용	· 교육자와 학습자 **의견을 교환하는 대화식** 교육
· 장점: 많은 교육자를 대상으로 교육 가능	· 장점: 일방식보다는 효과적인 교육법
· 단점: 학습자의 교육내용 습득 정도를 모름	· 단점: 시간과 비용이 많이 듦
· 예) **강의**, 포스터, 방송 등	· 예) 면담, 상담, 방문교육

문제에 말장난처럼 나옴
상담자의 부정적 감정도 수용 X
대상자의 부정적 감정도 수용 O

> 면담자/상담자: 상담을 해주는 사람
> 피면담자/피상담자: 상담받는 대상자

[대인 접촉 방법]

집단 교육	개별 교육 1:1
· 제한된 인원과 시간 경비로 다수에게 교육내용 전달	· **개인적 접촉**을 통하여 교육 → 효과가 높다
· 단점: 효과 및 설득력이 개별지도보다 낮음	· 단점: 많은 인원과 시간이 소요
· 예) **강의**, 토론회, 강습회, 어머니회, 전문적/직업적 집회 등	· 저소득층, 노인층 / 개인의 사생활 문제 비밀 지키기
	· 지시, 명령, 훈계, 설득, 충고 피하기 피면담자 부정적 감정도 수용
	· 예) **가정방문, 건강상담, 진찰, 전화면담, 우편면담**

보건교육

집단 교육의 종류

강의
집단식 & 일반식 교육

- 가장 전통적인 교육방법: 학습자에게 **일방적**으로 의사전달
- 학습자의 기본 지식이 없을 때 이용

[장점] - 시간적/경제적
- 구두로 학습내용을 단시간에 전달
- 다수의 학습자를 동시에 짧은 시간으로 교육(인원 제한X)
- 과목 내용을 바르게 전달
- 학습흥미 환기로 학습동기 유발에 효과적

[단점]
- 수동적인 학습태도로 문제해결능력 감소
- 교사의 사전준비 및 능력의 한계
- 강의가 길어지면 집중력이 감소
- 학습자의 개인차가 있고, 내용습득 정도를 파악이 힘듦

집단토의
그룹토의

- 10~20명 정도 집단참가자가 특정 주제로 자유롭게 의견 교환하여, 결론 내리는 방법

[장점]
- 능동적인 참여 > 상호협동적, 민주적 회의능력
- 자신의 의사 올바르게 전달하는 능력

[단점]
- 많은 대상자 참여 X(산만해짐)
- 진행자의 토론 유도 기술이 부족하면 집단토의 효과 ↓

분단토의
집단토의 확장
참석인원이 많으면
분단으로 나눠서!

- 참가자가 많으면 전체를 몇 개의 분단으로 나누어 토의(1분단 = 6~8명이 적절)
- 분단토의 > 전체 회의 > 의견통합

[장점]
- 협동으로 문제를 다각도로 해결
- **참석인원이 많아도 진행 가능**
- 전체가 의견 제시 가능

[단점]
- 토론이 잘 안 되면, 주제와 멀어짐
- 학습자들이 준비가 없을 경우 효과가 떨어짐

심포지엄
전문가만 참가
동일한 주제로 각각 발표
청중도 전문가

- **전문지식, 직업을 가진 전문가**로 이루어져, **동일한 주제**로 발표하는 공개토론회의 형식으로 교육
- 연사 강연 > 사회자 요약 > 질의응답 및 토론

[장점]
- 특정 주제에 대하여 깊게 접근
- 강의가 다채롭고, 주제를 전체적으로 부분적으로 파악

[단점]
- 연사 발표 중복이 있을 수 있음
- 시간의 제한으로 극소수 청중만 참여가능

심포지엄 vs 배심토의 비교

배심토의
상반된 견해를 가진
전문가 토론
청중은 자유롭게

- **상반된 견해 가진 전문가**가 청중 앞에서 자유롭게 토론하고 질의 응답

[장점]
- 전문과와 청중이 함께 문제해결 방안 토의
- 청중 - 비교적 높은 수준 토론 경험 가능
- 다른사람 의견 듣고 비판하는 능력 ↑

[단점]
- 전문가 위촉이 어려움
- 청중이 배경지식이 없다면 토론을 이해 힘듦

찬성	사회자	반대
	청중	

시범
보건사업에서
많이 쓰는 방법

- 보건사업에서 많이 쓰는 방법
- 실물 사용, 실제 장면 연출로 지도
- **어려운 동작과 기술은 반복해서 보여줌**
- 학습자들이 실습할 시간을 충분히 주고, 미숙한 부분 교정

[장점]
- 학습자의 동기유발
- 배운내용 실제 생활에 적용

[단점]
- 소수에게만 적용 가능
- 교육자가 많은 준비를 해야 함

문제 보기로 잘 나옴 (인슐린 자가주사, 신생아 목욕법, 심폐소생술 등)

사례연구	(병원) 환자의 치료적 측면, 질병예방, 재활분야 등 케이스 관찰
브레인 스토밍	아이디어 창의적 회의 / 자유로운 토론으로 권위, 고정관념, 제약, 비판 X
견학	현지답사, 직접 방문하여 관찰하고 배움
세미나	교수의 지도 하에 학생들이 공동으로 토론, 연구하는 교육 방법 ex) 원장님 세미나, 학회 세미나
역할극	자신들이 배운 것을 실제 상황에 맞게 연기 ex) 정신과 상담
전시교육	알리고자 하는 내용을 패널이나 액자로 제작 전시

보건교육

매체 활용	시각적	청각적	시청각적
	팸플릿, 포스터, 간행물, 사진, 전단, 신문, 잡지, 표본, 환등기 등	강연, 전화, 방송, 녹음기, 라디오 등	TV, 비디오, 컴퓨터, 방송 > 대중적 교육에 효과적

3. 보건 교육 과정

계획	· 지역사회 집단이 필요하며 주민과 더불어서 · 도입단계(동기부여/간단 개요) → 전개단계 → 정리단계 · 공공기관 등 **여러 기관의 협조 / 팀워크** 역할 · 효율적인 보건교육사업 계획단계가 중요 · 지역사회 인력과 자원 실태파악 및 지도자 선정 · 충분한 예산과 적절한 평가 · 학습효과를 높이기 위한 대상자 규모 및 시간 등 계획 · 전체 보건사업계획과 함께 세울 것	**[학습목표]** 대상자와 보건 교육자과 함께 세우기 · **학습자의 행동변화**를 학습목표로 설정 · 뚜렷하고 실현 가능한 목표(한 가지 목표에 두 가지 결과 포함 X) · 너무 광범위하거나 피상적이지 않게, 지나치게 제한된 내용 X · 목표 달성을 위한 구체적인 계획 · 가장 최신의 이론, 지식, 기술을 학습내용으로 · 쉬운 것/단순/친숙/가까운/구체적 내용에서 시작하여 어려운/복잡/낯선/먼/추상적인 내용으로
실시	주의집중: 청중이 요구하는 것이 무엇인지 파악 시범설명: 피교육자가 실제로 연습해본다 단계적 실시: 한꺼번에 너무 많이 가르치지 않기 실생활응용: 실생활과 연결하여 가르치고 의욕 높이기 교육의 확신: 교육받은 것에 대한 확신을 갖도록 / 실천하였을 때 만족감 느끼도록	
평가	계획할 때 세워둔 목적에 어느 정도 도달하였는가? 얼마나 노력하며 어떤 방법으로 활동을 전개해야 하는지 측정 사업의 처음부터 끝까지 계속 이루어질 것 > 추후 계획 재적용	

평가시기에 따라

[진단평가]	[형성평가]	[총괄평가]
교육이 시작되기 전 실시 ex) 진단 TEST	각 단계마다 평가 실시 ex) 쪽지시험	단계가 완전히 끝나면 평가 ex) 기말고사

(중간점검) 교육이 진행되는 동안 학습자에게 중간목표 도달 정도를 점검하여
대상자의 주의 집중과 학습동기 유발 / 효과적인 학습에 영양을 주는 요인 파악

과정에 따라

[구조평가]	[과정평가]	[결과평가]
교육에 투입된 ex) 인력 / 예산 평가	계획대로 진행되는지 평가 ex) 보건교육 참여율 평가	목표달성 정도 평가 ex) 지식/행동변화

기준에 따라

[상대평가] 타인과 비교하여 상대적으로 평가   ex) 3등, 1% 이내
[절대평가] 개인의 성취를 목표달성 정도로 평가 ex) 60점 이상

보건행정

1. 보건행정의 이해

보건행정의 특성
- **공공성 / 사회성**: 지역사회 전체 집단 건강 추구(사회행정적)
- **조장성 / 교육성**: 교육을 통한 건강생활 실천
- **과학성 / 기술성**: 과학행정 / 기술행정
- **봉사성**: 개인이 아닌 **공공의 책임(국가)** 아래 지역사회 주민의 육체적, 정신적 효율을 증진시키기 위해 **수행되는 행정활동**

<페이욜> 기획 - 조직 - 지휘 - 조정 - 통제
<귤릭> 기획 - 조직 - 인사 - 지시 - 조정 - 보고 - 예산

2. 보건행정 조직

중앙행정조직

보건복지부
- **보건정책 메인 결정기관**
- 지방보건의료조직 기술행정에 대한 **기술지도 및 감독만 담당**

행정안전부 (구)행정자치부
- 지방보건의료조직 **인사권, 예산집행권 담당**
- 지방보건의료조직 행정지도, 조직구성 담당

고용노동부
- 산업장 안전보건관리, 근로자 건강보호, 산재 근로자 보상업무 담당

교육부
- 학교보건 관련 담당

환경부
- 환경보존 / 환경오염방지 사무

이원적 행정구조
소속은 행정안전부(인사/예산)
감독은 보건복지부(기술감독/정책)

지방보건조직
처음 보건의료서비스를 접하는 **최일선조직**
지역보건 계몽활동 중심지

- **보건소**
  - 지역보건법
  - 시·군·구 1개씩
- **보건지소**
  - 지역보건법
  - 읍·면 1개씩
- **보건진료소**
  - **농특법**
  - 리·의료취약지
  - 보건진료전담 공무원 (간호사 / 조산사 출신)

국제보건관계

세계보건기구 WHO
- 본부: 스위스 제네바
- 1948년 창설
- 모든 인류의 가능한 최고의 건강수준 향상
- 감염병, 풍토병 및 기타 질병퇴치 운동

지역	본부
동지중해 지역	이집트 카이로
남북아메리카 지역	미국 워싱턴DC
동남아시아 지역	인도 뉴델리
유럽지역	덴마크 코펜하겐
★ 서태평양지역	필리핀 마닐라
아프리카 지역	콩고 브라자빌

대한민국 1949년 가입

가볍게 읽고 지나가도 됨

WHO 주요역할
- 국제적인 보건사업 지휘 및 조정
- 각국 정부 요청에 대한 기술 원조 및 응급상황 도움 제공
- 감염병 및 기타 질병 예방 관리 / 보건서비스 및 연구지원
- 영양, 주택, 위생, 경제, 환경 등 전문기관과 협력지원
- 생의학 보건 서비스 연구 지원 및 조정
- 보건, 의학 전문분야 교육과 훈련, 개발 및 개발지원
- 생물학, 제약학, 유사물질 국제표준 개발 및 진단기법 표준화
- 정신분야 활동 지원 및 윤리적 근거에 기반 둔 정책
- 선진국, 후진국 사이 건강 불평등 해소

기타 보건복지 관련 국제기구
- **유엔아동기금(UNICEF)**: 아동 보건 및 복지향상
- **경제협력개발기구(OECD)**: 회원국 경제성장 촉진, 세계무역확대, 개도국 원조

보건행정

3. 공공보건사업

보건소 지역보건법 시·군·구 1개	[보건소의 기능] · 민간의료 통제(의료인들의 이윤극대화 견제) · 의료비 지불 능력이 낮은 국민 의료보장 · 의료비 절감을 통한 건강증진 도모	[보건소 업무] · 국민건강증진/구강건강/영양관리사업 및 보건교육 · 보건 취약계층(여성, 노인, 장애인) 건강유지·증진 · 정신건강증진 및 생명 존중(우울증, 알코올중독 등) · 지역주민 진료 / 건강검진/만성질환 질병관리	· 감염병 예방 및 관리 · 모성 영유아 건강유지·증진 · 방문 보건사업(간호사/조무사)
보건의료원 보건소 + 병실	**병원의 요건을 갖춘 보건소** 입원기능 특화로 **의료취약지역**에 지방자치단체의 장이 조례로 정하여 설치 운영		
보건지소 지역보건법 읍,면 1개	· 보건소 기능과 역할 일부를 담당 · 보건소의 지휘 감독을 받음		
보건진료소 농특법 리, 의료취약지	· WHO 1차 보건건강관리 국가 정책으로 수용 > 농어촌 등 보건의료를 위한 특별조치법(농특법) · **보건진료전담공무원** **(간호사 또는 조산사 출신)**	· 의료취약 지역 안에서 경미한 의료행위 · 진찰 및 검사, 환자이송 · 응급처리, 치료 · 만성병 환자 요양지도 관리	· 분만/가족계획 피임기구 삽입/모자보건 · 예방접종 · 의약품 투여 · 기타 주민건강증진에 관계된 업무

1차 보건의료	소련 알마아타 회의 "세계 모든 인류에게 건강을" > 1차 보건의료 실현

1차 보건의료 **접근전략 4A**	접근성 / Accessible	지리적, 경제적, 사회적 차별 없이 모든 주민이 쉽게 이용
	수용가능성 / Acceptable	지역주민이 쉽게 받아들일 수 있는 방법 무료 / 공짜 치료 X
	주민참여 / Available	지역주민의 적극적인 참여가 동반
	지불가능성 / Affordable	지역사회의 지불능력에 맞는 의료수가 제공

1차 보건의료 **내용**	· 건강문제의 80% 이상은 1차 보건의료에 의해 해결 가능한 문제 · 의료소비자가 가장 먼저 접하는 최초의 서비스 [WHO가 규정한 1차 보건의 9가지 내용] · 지역사회 건강문제 / 관리방법 보건교육 · 가족계획을 포함한 모자보건 · 적절한 치료와 후송 · 식량의 공급과 영양증진 · 감염병 예방접종 · 필수의약품공급 · 충분하고 안전한 식수공급, 기본환경위생 · 풍토병 예방과 관리 · 심신장애자의 사회의학적 재활

4. 보건의료전달체계

보건의료전달체계	· 국민에게 보건의료를 전달하는 체계 · 질적/양적으로 적정한 의료를 효과적으로 제공하기 위한 제도
우리나라 보건의료전달체계	· 개인의 책임아래 보건의료를 공급받는 **자유방임형** · 1989년 전국민의료보험 시작으로 **보건의료전달체계 도입** · 1995년 국민건강증진법

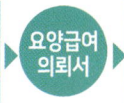

1단계 1,2차 의료기관 → 요양급여 의뢰서 → 2단계 3차 의료기관

1차 의료/진료 기관	2차 의료	3차 의료	1,2차 요양급여 의뢰서 없이 3차 의료기관 이용 예외조항
의원, 치과, 한의원 보건소, 보건지소, 보건진료소	종합병원, 병원, 치과병원, 요양병원, 한방병원	보건복지부장관이 지정한 의료기관 (대학병원)	· 상급종합병원 근무자 · 상급종합병원 치과, 재활의학과, 가정의학과 진료 · 응급진료 / 분만 / 혈우병환자 혈우병 진료

1차 의료기관: 의원 치과 한의원 / 1차 진료기관: 보건소, 보건지소, 보건진료소

서비스 전달체계 유형

자유방임형	사회보장형	사회주의형
· 민간 주도 정부간섭 통제 최소화 · 미국/일본/**우리나라** · 의료인 및 의료기간 선택할 자유 보장(책임도) · 의료서비스 질이 높고, 범위 및 수준 결정 가능 · 사회계층적 불균형 및 의료비 급증	· 정치적으로는 민주국가 > 사회보장 중시 · 영국, 스칸디나비아 등 · 정부에 의해 의료 공급, 보건자원 활용 · 관료주의 및 복잡한 비효율적 의료서비스 · 의료진 인센티브 결여로 의료수준 의사 열의 낮음 · 의료서비스 무료	· 공산주의 국가로 선택의 자유가 없음 · 국가 중앙집권적, 의료자원 의료서비스 균등 · 예방을 매우 중요하게 강조 · 관료주의 / 의료서비스질 저하 · 의료서비스 무료

보수지불체계 ★

	장점	단점
행위별수가제	우리나라에서 가장 많이 사용 의료서비스 양에 단위당 가격을 곱하여 의료비 결정	
	충분한 양질의 서비스 의료 다양성 및 의사, 의료기관 제도 수용성 높음 신의료기술 및 신약개발 등 기여	과잉진료, 과잉검사로 국민 의료비 증가(의료비 상승) 청구오류, 허위 부당 청구 우려 의료인과 보험자 간의 갈등 요인
포괄수가제	행위별수가제 대응하는 수단 / 질환을 집단으로 묶어 총괄 보수 단가를 설정 7개 질병군(수정체수술, 편도 및 아데노이드 수술, 서혜 및 대퇴부 탈장수술, 항문수술, 맹장수술, 자궁 및 자궁부속기 수술, 제왕절개) 눈 목 배 배 배 자궁 자궁	
	의료비 상승 억제 / 진료비 계산 투명성 과잉진료, 의료서비스 오남용 억제 행정적으로 간편, 간소화	의료서비스 최소화로 의료 질적 수준 저하 / 조기퇴원 의료 다양성 X, 의료기관의 불만이 크고 제도 수용성이 낮음
인두제	등록환자 수를 기준으로 일정액을 보상 / 서비스와는 내용이 무관	
	저렴한 비용과 간단한 행정(국민의료비 억제) 예방에 대한 관심이 큼	과소 진료, 중증 질병환자 등록 기피 고급의료, 최첨단 진료 적용 지연
봉급제	근무 시간, 능력, 경험, 자격증 등에 따라 보수 결정	
	의사 수입 안정 / 불필요한 경쟁 X	진료 형식화 관료화(의료 질적 수준 저하) / 보수 승진 문제
총액계약제 **(총액예산제)**	행위별 수가제, 인두제 혼합 방식 / 1년간 진료 보수 총액 사전에 체결	
	진료비 상승, 과잉진료에 대한 자율적인 억제	계약체결 어려움 과소진료(의료 질적 수준 저하, 신의료기술 도입 지연)

보건행정

5. 사회보장제도

사회보장의 정의 국가의 주체로 질병, 실업, 노령, 사망으로 인한 경제적 어려움으로부터 **국민을 보호하고 의료서비스를 제공**
최저생활의 보장 / 경제적 기능 / 소득재분배 / 사회통합

	사회보험	공공부조 (차이 구분 잘하기)	사회복지서비스
정의	법에 의한 강제성을 띠고 시행하는 보험제도	자력으로 생계를 영위할 수 없는 사람들 국가 재정자금(세금)으로 구빈제도	불특정 개인 가족 정상적인 사회생활 지원 회복 / 보전하도록 도움
주체/재원	정부, 보험자(기여금, 부담금)	정부 100%(세금)	정부 + 민간(사회복지법인) / 재정보조금, 모금
대상자	보험료 낼 능력 있는 모든 국민	빈민(자력 생계 X)	요보호자(특정대상자)
종류	[소득보장] 산재보험, 연금보험, 고용보험 [의료보장] 산재보험, 요양보험, 건강보험 (4대 보험 + 노인장기요양보험)	기초생활보장사업 [소득보장] 의료급여사업(1종/2종) [의료보장] 부랑인보호사업 재해구호사업 보훈사업(국가유공자)	아동복지서비스 청소년복지 서비스 노인복지서비스 장애인복지서비스 한부모 가정

우리나라의 의료보장제도

사회보험: 국민건강보험, 산재보험, 노인요양보험
공공부조: 의료급여사업

	국민건강보험제도 통합징수 / 구분고지	의료급여제도
정의	[직장가입자] 직장근로자 표준보수월액**(소득비례) 등급산정** 고용주, 피보험자 보험료 분담 차등부과 / 균등수혜 : 소득재분배 정률제: %로 정해져 있음 [지역가입자] 소득, 생활수준 등 고려하여 지역실정에 따라 보험료 부과 프리랜서, 사업자	국가 재정(세금)에 의하여 기본적인 의료혜택 제공
적용대상	국내에 거주하는 국민 공공부조대상자(의료급여대상자)를 제외한 모든 국민	의료급여를 받을 수 있는 자격을 가진 자 1종(100% 지원) / 2종(20~30% 본인일부부담금)
내용	[국민건강보험 급여형태] ★ 1. **현물급여**: 요양급여(진료비 일부 국가부담) 제3자 지불제 건강진단 등 의료서비스 2. **현금급여**: 요양비, 출산비, 보조기구 구매 등 실제 받는 현금 [진료비 본인 일부 분담제도] 정률제로 정해져 있음 · 진료비 일부를 요양기관에 본인일부부담금 지불 · 과잉진료 및 불필요한 의료서비스 이용방지	진료, 약재, 처치, 수술, 입원 등 의료목적 달성을 위한 조치 1차, 2차, 3차로 진료범위 차등화

환경보건

환경보건	인간과 환경 간의 생태학적 균형을 이루기 위해, 건강을 유지하는데 필요한 인간과 환경의 상호관계 연구				
물리적 환경	공기, 물, 햇빛, 토지, 소리	**인위적 환경**	의복, 식생활, 주거	**환경문제의 원인**	경제 성장, 인구의 증가, 도시화, 과학기술의 발달
생물학적 환경	설치류, 비위생 곤충, 병원성 미생물	**사회적 환경**	경제, 종교, 교육		(생태계 파괴), 환경문제 인식 부족

기후 어떤 장소에서 매년 반복되는 정상적인 **대기의 종합적인 현상**
기온, 기습, 기류, 복사열, 기압, 풍향, 풍속, 강우, 강설, 구름, 일광 등

★ **기후의 3대 요인** : 기온, 기습, 기류
온열요소 인체의 체온조절과 밀접한 관계 : 기온, 기습, 기류, 복사열

한대	연평균 온도 0℃ 이하(감염병 유행 적음)	**아열대**	온대와 열대 사이의 기후
온대	연평균 온도 0~20℃, 태양광선이 풍부하고 사계절 차이가 뚜렷	**열대지역**	평균온도 20℃ 이상, 우기/건기, 곤충에 의한 감염병이 많음
계절병	계절에 따라 발생하는 질병(겨울: 인플루엔자 /여름: 이질, 장염 등)	**풍토병**	기후 등 조건으로 그 지역에 발병하는 병
기상병	기후에 상태에 따라 질병 발생 또는 악화(류머티스, 심근경색, 협심증, 기관지염, 천식 등)		

기온 ★	적정온도 18±2℃ 침실 15±1℃ 병실 21±2℃	· 대기의 온도는 지표상의 1.5m 높이의 건구온도를 백엽상자에서 측정 · 일교차: 최고기온(오후 2시) - 최저기온(일출 30분 전)의 차이 · 일교차가 큰 곳 : 산악지역, 내륙, 고위도 · 일교차 작은 곳: 수목이 우거진 곳, 해안, 저위도 · **기온역전**: 상부층 기온이 하부층 기온보다 높을 때 발생(바람 없는 날, 눈 덮인 날 등) · **감각온도**: 기온, 기습, 기류 기후의 3인자가 실제 인체에 주는 체감온도 = 동감온도 = 실효온도	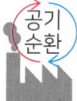 정상 공기 순환 상부 찬공기 아래 하부 더운공기 위 기온역전 대기순환 정체 오염물질 갇힘
기습 ★	쾌적한 상대습도 40~70%	· 대기 중에 포함된 수분량: 낮에는 대지 과열방지, 밤에는 지열복사 방지 · 절대습도: 단위체 내 포함된 수분의 절대량 · 상대습도: 기온에 반비례(30% 이하: 상기도염 잘 발생 / 80% 이상: 병원균 발생 쉬움)	**쾌감대** 무풍상태 쾌감느끼는 기온/습도 기온 17~18℃ 습도 60~65%
기류 ★	· 기압과 기온의 차이에서 발생하는 바람=기류=기동 · **불감기류**: 인간이 못 느끼는 **최저속도인 0.5m/sec 이하 기류** · **무풍상태: 0.1m/sec 이하 기류**	[기류측정] 실내(온도차): 카타한란계 실외(기압차): 풍차속도계, 아네모메타, 피토트튜브	
복사열	적외선에 의한 에너지로 거리제곱에 비례 하여 감소(측정도구 = 흑구한란계)		
불쾌지수 D.I. ★	기후 상태로 인간이 느끼는 불쾌감 표시(Discomfort Index)	D.I. ≥ 70: 10% 정도 사람이 불쾌감 느낌 D.I. ≥ 75: 50% 정도 사람이 불쾌감 느낌 D.I. ≥ 80: 거의 모든 사람이 불쾌감 느낌 D.I. ≥ 86: 견디기 힘든 상태	

공기 대기의 하부층을 구성하는 혼합기체 **질소 약 78%, 산소 약 21%**(대류권, 성층권, 중간권, 열권, 외기권)
공기의 자정작용 · 바람 등에 의한 희석작용　　　　　　　　· 산소, 오존 및 과산화수소 산화작용　　· 식물의 광합성 CO_2, O_2 교환
　　　　　　　　· 강우, 강설 등에 의한 수용성 분진, 가스 세정작용　　· 태양 자외선 살균작용

산소 O_2	인간 및 생물의 호흡(산소 21% 적정) 허용치 15~50% 고농도: 산소중독증 / 저농도: 산소결핍	**이산화탄소 CO_2**	무색, 무취 비독성 가스 연소, 발효, 호흡, 부패 시 발생 **실내공기 오탁도 기준** = 0.1% **군집독**: 다수인이 밀집한 실내, 불쾌감, 두통, 현기증, 구토 증상
질소 N_2	공기중 비율 가장 높음(고기압, 급격한 감압 시 영향) 잠함병/감압병: 기포형성 혈전현상	**일산화탄소 CO**	불완전 연소, 자동차 배기가스로 발생: 무색, 무취, 무자극성, **맹독성** **중추신경계 산소결핍증** 신경 이상증상 및 중독(회복 후 큰 후유증)
질소산화물 NOx	자동차 배기가스, 질산 황산 제조공장 발생(NO, NO_2) 일산화탄소보다 산소결핍증 심함, 눈과 호흡기계 자극 메트헤모글로빈 형성 → 중추신경계이상	**황산화물 SOx**	석탄, 석유 등 화석연료 연소, 황산 제조공장 등에서 발생 아황산가스: 무색, 자극성, 유독, 유해성 기체 (**대기오염척도, 산성비**)
탄화수소 HC	각종 연료, 유기용매 휘발 또는 증발에 의해 대기오염 발생 교통수단이 주 배출원	**옥시던트 Ox**	PAN, NO_2, O_3(오존) 등의 물질, 특히 오존은 폐의 심부까지 도달 기침, 호흡곤란, 흉통 호소, 두 시간 뒤 폐수종까지 발생
부유분진	유기, 무기 물질 분쇄 시 발생하는 10㎛ 이하 입자 다른 화합물과 결합 및 폐포침착이 쉬움(진폐증)	**납(Pb) = 연**	축전지, 건전지, 페인트, 인쇄, 크레용 제조업체 / **빈혈**, 경련, 신경계손상
대기오염 지표 ★	일산화탄소(CO), 아황산가스(SO_2), 이산화질소(NO_2) 분진(미세먼지), 오존, 납, 벤젠	**카드뮴**	금속을 다루는 직업 / **골다공증, 골연화증, 이타이이타이병**
		수은	아말감 재료 / 신장, 단백뇨, **중추신경장애, 미나마타병**

자연적배출	황사, 화산재, 자연적 산불 매연 등	**일차오염 물질**	대기 직접 배출: 일산화탄소, 질소화합물, 탄화수소, 황산화물, 분진 등
인위적배출	대기오염과 관련된 생산, 소비 활동(주택, 자동차 등)	★ **이차오염 물질**	스모그, 케톤, 알데히드, PAN(퍼옥시아세틸나이트레이트), 오존, 라돈 등
링겔만스모그차트	굴뚝에서 나오는 연기 색과 불투명도 측정(N0~N5)		

환경보건

대기오염	공공기관의 대책: 도시계획 합리화, 대기오염 실태 파악, 공해방지 기술 개발, 대기오염 방지 법적 규제 및 계몽		
입지대책	지형, 풍향, 인구밀도, 굴뚝위치 높이 고려하여 대책 수립	연료배출시설	탄소세　　　　　　　폐기물처리부담금 ★　환경개선부담금 ★
연료대책	친환경 연료 사용, 저황유 공급, 지역난방 시스템 확대 등	규제/감시	CO_2 배출량 만큼 세금　생산자에게 세금 부과　사용자에게 세금 부과
동식물 피해	매연 및 유해가스로 백화현상 및 성장 저해	산성비	황산화물, 질소산화물, 탄소산화물이 빗물에 섞여 내림(빗물 pH 5.6 미만) 부식성이 강하여 금속 및 석조건축물 손상, 농작물 및 산림 피해
오존층 파괴	냉장고, 냉방장치 프레온가스 배출 성층권오염 → 오존층파괴 피부암 발생 증가, 생태계 교란, 지구온난화 영향	온실효과 ★	공기 중 CO_2, 메탄 등이 증가하여 지표면의 온도가 높아짐(보온효과) 지구온난화로 빙하 녹음: 해수면 상승 엘리뇨현상(따뜻한 바다) ↔ 라니냐(차가운 바다)
열섬효과	주변 온도보다 높은 기온현상(인구, 건물 밀집 도심지) 도로, 건물 오염물질 등 복사열 영향으로 온도상승	시정 일광효과	대기오염으로 시정이 떨어지고, 매연에 의한 일광 차단 기타 불쾌감 및 자연환경 파괴, 악화

물과 건강	오염: 물에 병원성 미생물, 방사선 물질 함유 / 오탁: 유해한 이화학적 물질 포함(농약, 살충제, 산업폐수 등)		
수인성 질병	콜레라, 장티푸스 파라디푸스, 세균성이질, 장출혈성대장균감염증, A형간염 등	물리적	희석, 분쇄, 침전 등 부유물질 제거, 여과
기생충 질병	물 관련 기생충: 간흡충, 폐흡충, 회충, 편충 등	화학적	폭기, 자외선 등 산화작용
유해물질	산업장 배출 화학물질(납, 수은, 카드뮴 등)	생물학적	호기성 균으로 자정작용
기타	생활환경 악화, 음료수 및 공업용수 부적합, 악취, 해충, 정수과정 문제 등		

정수법	침사	침전	여과	소독
	흙, 모래, 이물질 가라앉히기	물 흐름 느리게 / 정지: 침전 작은 입자+ 약품 > 응고시켜 침전	완속여과: 약품없이 여과 급속여과: 황산알루미늄 사용 여과	자외선, 가열, 염소(Cl) 소독 등 염소: 독성, 냄새 / 저가, 강력소독

하수	하수 생활에서 발생하는 배수의 총칭	하수 > 스크린 > 침사 > 침전 > 활성오니 > 오니 건조 및 처리
	오수 가정 생활하수, 공장사업장 배수, 지하수 집합	예비처리　　　　　본처리　　　　오니처리
	우수 빗물이 모인 것	

예비처리 : 부유물 제거	본처리 : 세균제거	오니처리 : 하수처리 찌꺼기
스크리닝: 유입구 거름망 침사 및 침전	혐기성 분해　부패조: 한개 탱크에서 혐기성균으로 처리(잘 사용 X: 냄새) 　　　　　　임호프조: 상층에서 침전 / 하층에서 오니의 소화 호기성 분해　살수여상법: 여상표면의 호기성 미생물 정화작용 　　　　　　활성오니법: 폭기조에 산소 넣기 > 활성오니 흡착 생물학적 정화	육상 및 해양투기, 소각, 소화법, 건조법, 퇴비화 등

★ 수질오염

DO ↓ BOD / COD ↑

분변오염지표
대장균: 100mL 음용수에 검출되면 X
일반세균: 1mL 100CFU 이하

부영양화　유기성 영양물 유입 > 플랑크톤 과다성장 > 물의 이용가치 상실(수질악화 악취)>(적조 / 녹조)
　　　　　　　　　　　　　　　　　　　　　　　　　　　　　　　　　　　　　바다 / 호수, 강

색 / 탁도 / 냄새 / 맛	pH(7 중성 or 약 알칼리 유지)	용존산소 DO (높을 수록 깨끗)	생물화학적 산소요구량(BOD)　(낮을수록 깨끗) 화학적 산소요구량(COD)
무색, 투명, 무취, 무미	pH 7.0 이하: 하수 공장폐수 혼입	수중에 용해된 산소	산화 분해 시 소비되는 산소량

★ 토양오염　공업화로 중금속, 화학물질 등이 토양오염

대기오염	수질오염	고형 폐기물	농약사용	중금속 오염
강우, 분진 등이 토양유입	농업용수로 혼입되어 오염	소각, 퇴비화 대신 매립 매립: 수질오염, 토양오염	살충력↑ 잔류효과↑ 비용↓	광공업 폐기물 중금속 토양오염 카드뮴, 수은, 납, 구리 등

분뇨 / 폐기물 처리	매립	폐기물 종류 상관 X	매립지 다른 곳 활용 가능	매립지 주저 앉음	주민 동의가 어려움
폐기물 발생 전 관리 중요 재활용 필요		투자 비용이 적어 경제적	우리나라에서 많이 씀	넓은 토지 필요	기후영향(눈/비) 받음
	소각	가장 위생적, 매립에도 적합	적은 설치면적	소각장 건설비 부담	대기오염
		도시 중심 설치 가능: 폐열 이용 / 운송비 절약	기후 기상 영향 X	가연성, 불연성 분리수거 필요	다이옥신 나옴
생활폐기물: 일반폐기물 사업장폐기물: 유해폐기물	퇴비	(플라스틱 고무 제외)유기물질 호기성 또는 혐기성 균으로 퇴비 만들기 발효과정이 필요(발효시 열 : 미생물 및 기생충 사멸)		수세식 변소 하수처리장이 있는 도시: 안전하고 위생적인 처리	

환경보건

식품위생

부정식품 유해식품, 유해색소, 유해첨가물, 부정식품, 불량가공식품
  식기구 포장, 용기 불량
  부정 식품 유통 관리 문제

식품위생 식품, 첨가물, 식기, 포장 등 음식물에 관한 위생
  식품 재배, 생산, 제조 모든 과정의 식품 안전성, 건강성 및 완전무결성 확보

식중독 병원성 미생물 또는 독성 화학물질로 오염된 식품 섭취
  다량의 세균 독소에 의한 발생(전이, 2차 감염 X / 면역획득 X)
  단시간 / 급작스럽게 / 집단적으로 발생(잠복기 짧음)
  공통 주요증상: 복통, 설사, 구토, 허탈

세균성 식중독 비교

감염형 내독소	독소형 체외독소
원인 세균 체내 증식	세균 증식 시 발생하는 독소 원인
잠복기가 길다.	잠복기 짧다.
균이 사멸하면 식중독 발생 X	생균이 없어도 발생가능: 치명적
가열 예방 가능	예방 불가능 할 수도 있다

★

세균성	**감염형**	살모넬라증	육류 식중독, 장염균, 돼지콜레라 등의 원인균 급격한 발열 특징 고열(38~40℃)	식품 취급 장소 방서, 방충 설비 생식 금지 및 위생적 관리	**충분히 가열 후 섭취**
		장염비브리오 식중독(호염균)	비브리오로 오염된 해산물이 원인(여름철) 혈변으로 세균성 이질로 의심하기도	어패류 생식 : 정수로 깨끗이 씻기 조리 칼, 도마 청결하게 유지	
		장구균 식중독	치즈, 소세지, 햄, 쇠고기 등 식품 병원성 대장균 등의 원인 포도상구균 식중독과 유사 증상		
	독소형	포도상구균 식중독	탄수화물(김밥, 떡, 빵) 등 음식 열에 내성이 강한 포도상균 장독소 분비 우리나라에서 가장 빈번	균 발육 방지 : 5℃ 이하 냉장보관 개인위생관리 : 손 씻기 여름철 음식물 밖에 방치 X	
		보툴리누스균 식중독	육류, 통조림, 밀봉식품, 가공식품 혐기성 상태에서 분비하는 외독소 신경성 증상 초래(신경마비 / 호흡곤란)	유통기한 지키기 오픈하면 바로 섭취 치명적이며 치사율도 높다	
		웰치균 식중독	흙, 토양의 균 외독소에 의하여 갑작스러운 위장증상	손 깨끗이 씻기	
자연독	**동물성**	복어	테트로톡신	복어 난소, 고환, 간, 내장 독소(아가미 X) 마비증상: 사지운동, 평형장애, 입,혀, 성대 마비 중추신경이상: 혈압강하 및 호흡기계 장애로 사망	오심 구토 증상은 있지만 통증은 없음 의식이 명료, 경련 X 식후 30분~5시간 내 증상 : 10분 내 사망하기도 함
		바지락/굴	베네루핀	가열해도 균 파괴 X 신체 각 부위 피하 출혈반이 나타남 > 의식혼탁 및 혈변 출혈, 황달 > 사망	
		조개	미틸로톡신	조개 섭취 후 30분 후 말초신경 마비 및 호흡 마비(복어독과 비슷)	
	식물성	버섯	무스카린	독버섯 섭취 조심(아름답고, 악취, 탄력이 없고, 분비물, 방향이 일정하게 찢어지지 않음)	
		감자	솔라닌	감자 발아 부분(햇빛을 받아 초록색으로 변한 곳)	
		맥각	에르고톡신	보리 개화무렵 기생하는 맥각균 : 임산부 조산/유산 조심	
		매실	아미그달린	덜 익은 매실 속 아미그달린이 효소에 의해 분해되면서 식중독 원인	
화학성	식품첨가물, 식기 포장 시 금속류(석탄산, 포르말린), 잔류농약 등				
식품 변질 곰팡이	부패	단백질	육류, 어패류, 계란 등 부패: 암모니아 악취, 변색, 썩은 냄새, 내부까지 변질		
	발효	탄수화물	탄수화물에 미생물 증식 분해 현상		
	변패	지방	버터, 주류, 과실 등 지방질 식품		
	자기소화		어류 사후 강직 후 효소에 의해 근육 연화	저온보관 시 변질 방지(자기 소화 끝나면 바로 부패 진행)	

노로바이러스 전파력이 매우 강해 집단 발병 쉬움 수산물 또는 오염된 분비물 > 손 > 입으로 전파되는 경우가 많음

환경보건

식품 보존법

건조법	수분함량을 줄여 세균 발육 억제	과실, 어류, 곡류, 육류
냉동냉장법	저온에서 미생물 대사 증식 억제	냉동: 0℃ 이하 빙결 보존 / 냉장: 0~10℃ 식품 보존
가열법	**저온살균(영양분 파괴방지)**: 62~65℃ 30분 살균	우유, 술, 주스, 간장 단백질 변성 방지 / 영양분 보존 > 살균 후 급속 냉각 보관 운송
	고온살균 71℃ 15초 살균	일반식품 끓인 후 다시 저장
	초고온살균 120~150℃ 2초 살균	
밀봉법	외부 공기 차단: 산화 흡수 방지	
통조림법	캔 속의 가스 제거 및 밀봉, 가열처리: 효소 활성화 및 세균 발육 억제	
조사 살균법	자외선, 방사선 사용: 기구 및 식품 표면 등 살균	
방부제 첨가	허용된 방부제 첨가물 사용: 세균을 죽이는 것이 아니라 세균의 성장 번식 억제 독성 X, 미량으로 효과, 무미, 무취하여 식품에 영양 없는 것	
소금(염장) / 설탕(당장) 산(산장)	미생물 발육 억제: 설탕절임, 소금절임 pH낮은 초산, 젖산을 이용하여 식품 저장(세균 pH 4.9 이하 생육X)	
훈연법	육류, 어류 연기로 살균: 훈제, 햄, 베이컨, 조개 등	

육류 위생관리

신선한 것 구입: 조리 후 빠르게 섭취

장기간 실온 보관 X

고기는 완전하게 가열하여 세균 및 기생충 사멸

고기, 내장을 자를 때 손과 기구 오염 방지

야채 위생관리

농약 오염 방지: 깨끗한 물에 3회 이상 잘 씻기

기생충 오염 방지: 채소에서 먹지 않는 부분 떼고 다듬어 씻기

산업보건

1. 산업보건의 이해 <산업안전보건법>에 따른 내용

산업보건의 목표
- 근로자 신체적, 정신적, 사회복지 최고도로 증진 / 유지
- 작업조건으로 발생하는 질병 예방 치료해주는 것 X
- 유해 작업조건으로부터 근로자 보호
- 심리적, 생리적으로 적합한 작업환경에 배치 (적정성 평가 > 작업능률, 생산성을 향상)

산업보건관리 공공조직

고용노동부	안전보건공단	근로복지공단
산업보건을 관리하는 최고 행정기관 노동에 관한 전반적인 업무 관장 산업안전보건법	산업안전 지도, 관리 감독자 근로자 안전 보건 유지, 증진 사업주 재해예방 활동 촉진	산업재해 보상 업무 총괄 산재보험(의료보장 / 소득보장)

작업환경관리 기본 원칙
(예방대책 안전교육, 보호구 사용, 대치, 밀폐, 격리)

교육	작업장 청결, 정돈, 안전교육 직업병에서 스스로 건강관리	대치(물질/공정/시설) 밀폐 / 격리	기존 유해물질과 환경을 덜 유해한 것으로 교체 유해물질이 근로자에게 닿지 않도록 차단 밀폐 후 원격 조작
보호구	개인 보호구 착용		
환기	깨끗한 공기로 희석		

근로자의 건강관리 (가장 좋은 예방대책 조기발견)

일반건강진단 D₂(일반병)	특수건강진단 D₁(직업병)	배치전 건강진단	수시건강진단	임시건강진단
질병의 **조기발견 / 조기 치료** 손상 최소화 치료비 절감 극대화	유해직업 종사자 건강유지 **직업병 의심자** 색출	배치예정업무 적합성 평가	건강장애 의심 의학적 소견 대상자	중독여부 확인 질병발생 원인 확인
사무직 종사자 2년 1회	사무직 종사자 아니면 1년에 1회 유해직업 종사자 1년 2회	1차 정기건강진단 **의심 질환자(R) > 판정 통보 10일 이내 2차 건강검진** 건강진단 : 집단의 **건강수준을 파악하기 위한 것**		

건강환자 (A)	일반질환요관찰자 (C₂)	일반질환 (D₂)
의심질환자 (R)	직업병질환요관찰자(C₁)	직업병 (D₁)

· 직업 적합성 파악 · 근로자 건강 체크 · 산업재해 보상근거
· 적절한 배치 · 질병자 관리

2. 산업재해

산업피로 = 건강장애에 대한 경고반응 > 생산성 감소, 산업재해 발생 "무리하게 일 시키면 사고난다, 쉬게 해라"

산업피로 (질병 X, 가역적(회복가능))

작업조건 대책	근로자 대책	기타
적절한 작업시간, 작업양, 교대, 휴식시간 분배 작업조건 불량 인자 제거 작업 합리화 여가, 휴일, 레크리에이션 활용 작업환경 안전화, 위생적 관리	적정배치(신체/정신적 특성 고려) 피로회복(휴식, 휴양, 기타) 휴게 시설	인간관계 조정 정기 보건 관리 주거 안정 체력 관리

산업재해
- 안전사고 / 작업, 기타 업무에 기인한 사망, 부상, 질병 계획하지 않은 인명손상 및 상해
- 환경적 요인(기계요인) / 인적 요인(관리상문제 / 생리적 건강문제 / 심리적 문제) 원인: 산업피로, 부주의, 실수, 미숙함 등

재해지표

건수율 산업체 종사자의 재해발생건수
건수율 = {재해발생건수(연간계) / 연근로자수(연평균)} × 1,000

도수율 연근로시간 중 발생하는 재해건수
도수율 = {재해발생건수(연간계) / 연근로총시간수} × 1,000,000 (백만)

강도율 작업손실 일수로, 재해로 인한 손상 정도 지표
강도율 = {근로손실일 수 / 연근로시간 수} × 1,000   근로손실일수 = {손실작업일수 / 재해건수} × 1,000

산업보건

⭐ 3. 직업병

직업병	· 특정 직업 종사 근로자에게 발생되는 특정 질병 / 조기 발견이 어렵고, 만성적임 · 유해인자 노출과 증상 출현 사이에 시간차가 있고, 일반질병과 구분이 어려움	
⭐ **잠함병(감압병)** 고기압 문제	고압 작업 후 급속 감압 시 질소에 의한 혈전 현상(잠수부)	· 단계적으로 천천히 감압할 것 · 감압 말기에는 순수한 공기 공급 · 부적합자(비만, 순환기장애자, 고령자 취업금지)
고산병(항공병) 저기압 문제	비행 또는 높은 산에서 기압 저하로 체내 산소 부족	· 산소호흡기 착용
레이노씨증후군 진동 문제	지속적인 진동으로 손가락 혈액 순환장애 발생	· 진동 스프링 개량 대체 · 안전 방진 장갑 착용 등 완충물 사용
규폐증 유리 / 규산	유리 규산 분진 흡입으로 인한 폐질환 금속광산, 금속제련소, 탄광, 토석채취업 등 광산 산업, 주물업	· 분진 발생원인 제거 및 방진 마스크 · 호흡기 질환자, 결핵 기왕증자 채용 금지 및 정기 건강진단
석면폐증 석면섬유	석면 섬유가 세기관지에 부착하여 섬유증식 > 폐암 발생률 증가	
난청 / 이명	전체 직업병 1위 / 난청으로 인한 질병 회복 불가	· 방음벽 설치, 귀마개 착용, 작업방법 대체, 저소음 기계사용
⭐ **열사병** 직사광선(적외선) 과다 노출	고온 환경에서 탈수로 이온 부족, 40℃ 이하의 열	신선한 곳 이동 체온 낮추기 옷 느슨하게	생리식염수 IV, 이온보충 음료 마시기
⭐ **열경련** 이온부족	고온 환경에서 탈수로 이온이 부족 > 근육경련		소금물 마시기, 생리식염수(포도당) IV
⭐ **열피로** 피순환 장애	심박출량 부족으로 인한 탈수 더워서 혈관 늘어짐 / 체액부족 > 체온 정상 또는 낮음		강심제, 커피(심박출 돕기), 수분섭취 포도당(생리식염수) IV, 다리높이기(트렌델렌버그)
⭐ **열사병** 시상하부 체온조절 문제	땀 배출 X, 건조하고 뜨거운 피부 가장 위험: 혼수/고열 40℃ 이상 체온↑		얼음마사지, 찬식염수 관장, 30° 반좌위(뇌압하강)
참호족(침수족)	한랭하고 습한 환경 장시간 노출 > 산소결핍, 모세혈관 손상	· 통기성이 적고 함기성이 큰 피복 착용 · 신발은 발을 압박하지 않고 습기가 없는 것으로 착용 · 실내작업 온도 18℃ 이하가 되지 않도록 함 · 고혈압, 심질환, 간장장애, 위장장애, 신장애 작업 금지
동상	세포 조직 동결로 인한 통증, 부종 혈액순환 장애 등 제빙, 냉동, 겨울철 옥외작업자	
조명장애 조도불량 / 눈피로	안정피로증 / 근시 / 안구진탕증(안구가 상하좌우 불수의운동)	· 눈휴식 / 조도 조절
컴퓨터단말기증후군 VDT증후군	컴퓨터 모니터 및 전자 영상장치를 통한 전자선 원인	· 시간당 15분 정도의 적절한 휴식 / 조도 / 적정거리 및 각도 유지
⭐ **납(연)중독** 연선, 신경장애, 조혈(빈혈)장애	잇몸에 연선(잇몸에 암자색 착색) 조혈기능 장애(혈색소 저하 및 빈혈) 정신 신경장애, 혼수 인쇄공, 페인트작업자, 농약살포자 등	· **해독제, 조혈제, 황산소다** 등 간 해독 **EDTA염**으로 납배설 촉진 · 환기시설 설치 및 방독, 방진마스크, 보호의복 납 원소기호: PB(피가 빈혈)로 암기
⭐ **수은중독** 미나마타병 중추신경 문제	중추신경장애, 소화기 궤양, 보행장애	수은 2글자 / 미나마타 4글자
⭐ **카드뮴중독** 이타이이타이병 골절(뼈문제)	폐기종 / 신장애 / 단백뇨 3대 증상 골절, 골연화증 등 뼈 관련 질환	카드뮴 3글자 / 이타이이타이 6글자
크롬	비중격천공(코연골 궤양), 이두염, 비염, 기관지염	
벤젠	재생불량성빈혈	

질병관리사업

역학	감염병 예방 관리 목적으로 발달되어 온 학문	**[질병 발생 3요소]**	
	기술적 역할 연구전략 및 개발 보건사업 평가	**병원체** 세균, 바이러스, 리케차 등 질병발생 원인	**환경** 병원체, 숙주의 환경
	원인규명 질병발생 유행 감시 역할	**숙주** 사람/동물(선천적: 유전 / 후천적: 면역)	

역학적 지표

발생률 = (일정기간에 특정 질병에 걸린 수 / 건강한 전체인구수) × 1,000   *(새롭게 나타난 환자만을 대상)*

유병률 = (조사 시점 환자수 / 조사 시점 인구수) × 1,000   *(기간에 상관 없이 환자가 누적)*

- 만성 질환(당뇨, 고혈압) 유병률↑
- 급성 질환(메르스, 사스) 발생률↑, 유병률↓
- (발생률이 높거나, 이환기간이 길면 유병률이 높음)

법정감염병분류 체계
감염병 환자(환자, 의사환자, 병원체보유자)의 발생, 사망(검안), 병원체 확인 시 관할 보건소 신고
유행여부를 조사하기 위해 감시활동이 필요한 **질병관리청장이 보건복지부장관과 협의하여 정함**

1급→즉시 신고	2급→24시간 이내 신고	3급→24시간 이내 신고	4급→7일 이내 신고(유행여부 조사, 표본감시)
생물테러감염병 또는 **치명률**이 높은 집단 발생 우려가 큰 감염병 · 높은 수준의 격리(음압 격리) · 신고 위반 : 500만원 이하 벌금	전파가능성을 고려하여 **격리**가 필요한 감염병 · 격리가 필요 · 신고 위반 : 500만원 이하 벌금	발생, 유행여부를 **계속 감시**해야 하는 감염병 · 신고 위반 : 300만원 이하 벌금	1~3급 감염병 외 감염병 · 신고 위반 : 300만원 이하 벌금
에볼라바이러스병 디프테리아 마버그열 *DTaP(사백신)* 라싸열 *2/4/6개월* 크리미안콩고출혈열 남아메리카출혈열 리프트밸리열 두창 페스트 탄저 보툴리눔독소증 야토병 신종감염병증후군 중증급성호흡기증후군(SARS) 중동호흡기증후군(MERS) 동물인플루엔자 인체감염증 신종인플루엔자	결핵 *BCG(생백신) 0~4주* 백일해 홍역 *MMR(생백신)* 유행성이하선염 *12~18개월* 풍진 *4~6세* 폴리오 *SALK 백신* b형헤모필루스인플루엔자 수두 콜레라 장티푸스 *물/식품* 파라티푸스 *수인성 감염* 세균성이질 장출혈성대장균감염증 A형간염 E형간염 수막구균 감염증 폐렴구균 감염증 한센병 성홍열 *접촉주의* 반코마이신내성황색포도알균(VRSA) 카바페넴내성장내세균속균목(CRE)	파상풍 황열 B형간염 *0/1/6개월* 뎅기열 C형간염 큐열 일본뇌염 웨스트나일열 말라리아 라임병 레지오넬라증 진드기매개뇌염 비브리오패혈증 유비저 발진티푸스 치쿤구니야열 쯔쯔가무시증 발진열 렙토스피라증 엠폭스(원숭이두창) 브루셀라증 공수병 신증후군출혈열 후천성면역결핍증(AIDS) 크로이츠펠트-야콥병(CJD) 및 변종크로이츠펠트-야콥병(vCJD) 중증열성혈소판감소증후군(SFTS) 지카바이러스감염증 매독	인플루엔자 회충증 수족구병 편충증 임질 요충증 클라미디아감염증 간흡충증 연성하감 폐흡충증 성기단순포진 장흡충증 첨규콘딜롬 반코마이신 내성 장알균 감염증(VRE) 메티실린 내성 황색 포도알균(MRSA) 다제내성 녹농균(MRPA) 다제 내성 아시네토박터 바우마니균(MRAB) 장관감염증 *접촉주의* 급성 호흡기 감염증 해외유입기생충감염증 엔테로 바이러스 감염증 사람유두종바이러스 감염증 코로나바이러스감염증-19

> 기타 부록 171P를 참조하세요

주요 감염병 관리

소화기계	콜레라	심한 위장장애, 발병 후 3일 정도 **심한 구토 및 쌀뜨물과 같은 설사** *하루 30회 정도 하기도*	오염된 물 음식, 대변(분변) 균이 손에서 입으로
	장티푸스 *위달테스트*	여름철 많이 발생 **두통, 오한, 위장증상, 서맥, 계류열(38~40℃)** 장미진(모세혈관 충혈로 장미빛 작은 점) 직접전파: 환자 및 보균자 간호 후 손에서 입으로 / 간접전파: 오염된 매개물, 식품, 물, 우유, 파리 등	
	파라티푸스	장티푸스와 유사한 증상의 급성 세균 감염으로 재감염이 잘 안되며, 회복 후 특이성 면역을 갖음	
	세균성 이질	여름철 많이 발생, 열대보다 온대 지역 발생(위생 상태가 나쁘고 인구가 조밀한 곳) **고열과 함께 점액이 섞인 설사**, 복통이 심하고 뒤가 묵직한 기분(이급후증) *계속 화장실 가고싶은 느낌*	
	A형간염	간세포 변성과 염증성 변화: 간의 종대(비대) 및 두통, 황달 > **고단백 식이 필요**(파괴된 조직 재생 위해서) **오염된 음식, 수혈, 모체로 수직감염** 등으로 감염되는 바이러스성 질환	
	장출혈성 대장균감염증	갈아만든 쇠고기(햄버거)에 잘 생김 **출혈을 동반한 설사: 수액 및 전해질 공급**	
	폴리오	소아마비: 중추신경계의 손상으로 영구적 마비를 일으키는 급성 감염병 **예방접종(SALK 백신: 2, 4, 6개월)**	

질병관리사업

분류	질병	내용		예방접종/치료
호흡기계	디프테리아 시크테스트	코, 인두, 편도, 후두 등 호흡기에 **흰색 위막 형성**: 호흡곤란 합병증: 심장마비, 신장염, 근육마비, 심근염		**DTaP**: 디프테리아, 백일해, 파상풍 예방접종
	백일해	독특한 기침 100일간 함(경련성 기침) 합병증: 폐렴, 기관지염 등		
	홍역 ★	[전구기/카타르기] **코플릭반점**: 입속에 좁쌀 같은 희고 작은 수포 [발진기] 얼굴 홍반성 구진 및 가슴에 발진 시작 때면 출혈생김		**MMR**: 홍역, 유행성이하선염, 풍진
	유행성이하선염 레몬테스트	볼거리: 이하선이 붓기 시작 / 합병증: 고환염, 난소염		

풍진 ★

	임신 초기(2개월 전)	임신 후기(4~5개월)
풍진	태반으로 감염, 선천성기형 (소두증, 백내장, 청각상실)	태반통과X
매독	태반통과X	스느플즈(안창코), 허치슨 치아, 가성마비

분류	질병	내용		예방접종/치료
	성홍열 딕테스트	고열(39℃ 전후)열성 감염병, 붉고 작은 구진이 온몸에 퍼짐 얼굴/입은 발진 없어 희게 보이며, **오돌토돌하고 새빨간혀(딸기혀)**가 특징 합병증: 중이염, 패혈증, 유양돌기염 등		항생제 투여 및 치료
	감기	발생빈도가 높고 전세계적으로 분포 적절한 휴식, 수분섭취, 개인위생 등이 중요	인플루엔자	주로 겨울에 발생, 산발적·지역적으로 유행(포말/비말감염) 감기와 비슷하나 증상이 더 심하고 고열 특효약X 대증요법 의존
절족동물 매개 감염병	발진티푸스	고열과 발진이 특징 환경이 열악한 곳에서 유행	페스트 (흑사병)	쥐벼룩에 의한 전파, 외래감염병
	말라리아	**중국 얼룩날개 모기**를 통한 전파 예방: 모기박멸 및 항생제 복용	일본뇌염	**작은빨간집모기**를 통한 전파 특효약X 대증요법 의존 구토, 두통, 발열, 소화기증상> 지능장애, 운동마비, 경련, 지각이상
	유행성출혈열 신증후군출혈열	**야산 서식 들쥐 및 쥐벼룩 등**을 통한 전파 경기도 북부 및 강원도 지역 특효약X 출혈, 혈뇨, 단백뇨 및 혼수 대증요법 의존	지카 바이러스	**이집트숲모기, 흰줄숲모기 등 모기**를 통한 전파 임신부 태아 전염(소두증) 치료법 및 예방 백신 X
동물매개 감염병	광견병 (공수병)	인수공통감염병: 공수병에 걸린 개의 타액이 교상에 의해 전파 물린 부위 철저히 씻기 > 면역글로불린 및 백신 투여(모르는 개: 바로 예방접종 / 관찰가능: 7~10일 내 개가 죽으면 예방접종) 특별한 경우 제외 상처 봉합 X : 혈액, 삼출물이 나오게 하려고		
	탄저	인수공통감염병: 소, 말, 양 등 가축에 의한 급성패혈증		
	랩토스피라증	경기도, 강원도, 전남지역: 들쥐 배설물 노출 쉬운 농부들 쥐 박멸 및 피부상처 보호 및 주의		
만성 감염병	결핵 ★	결핵균은 폐, 신장, 림프절, 난소, 소장, 대장, 피부 등에 침범 몸속 저항력이 약해지거나 영양 상태가 좋지 못할 때 발병 건조함, 직사광선 및 열에 약함 주요증상: 체중감소, 식은땀, 밤에 미열, 피로감	폐결핵: 객담, 비말감염 신장결핵: 소변으로 감염 장결핵: 분변으로 감염	우유(소)를 통한 감염 오염된 식기, 식품 등으로 감염
		항결핵약제: 모든 약은 **아침 식전 30분에 한꺼번에 규칙적으로 복용**(내성 방지 / 약효 증가) 영양소가 풍부한 음식 섭취 및 휴식 객담에서 결핵균 나오지 않고 전염력이 없으면 격리 해제(지속적 약복용) 가족 중 결핵환자 발생: 가족 모두 흉부 X선 검사 / 아이(투베르쿨린검사) > BCG 예방접종		
		투베르쿨린검사 PPD 테스트: 0.1mL 피내주사 > 48~72시간경 판독 10mm 이상 : 양성(결핵균 노출 경험이 있는 완치자 or 환자) 9mm 이하: 음성(결핵균 노출된적 없음 > BCG 예방접종 시행)	**X-선 촬영**: 여러 사람 집단으로 검사 시 이용 **객담검사**: 결핵확진 방법(아침 첫 객담)	
	나병 문둥병 한센병	말초신경 손상(잠복기: 최단 7개월 보통 2~10년) 간접전파: 배설물, 분비물, 물건 등 / 직접전파: 접촉에 의한 전파 환자격리, 소독 필요		

질병관리사업

성전파성 질환	매독 VDRL(왓셀만) 테스트	종기 > 무증상 > 증상이 심해짐 외음부, 회음부, 항문 주변에 발생 > 무증상 잠복기 > 피부, 뼈, 중추신경계통 합병증	임신 후기 조심 페니실린(항생제)
	임질	흔한 성 전파성 질환: 요도, 자궁, 눈 점막 등 잘 침범	신생아 출생 시 감염위험: 임균성 안염 1% 질산은 안약
	AIDS 에이즈 후천성면역 결핍증후군	병원체: HIV 엘라이자, 웨스턴블럿 테스트 환자 혈액(수혈), 정액(성교), 산모(신생아) 전염 감기와 비슷한 증상 → 급성 감염기 지나면 위독한 증상	건전한 성문화 정착 콘돔 사용 주사기 공용 사용 피하기
기생충 질환 ★	회충증	회충수정란이 변과 함께 배출 → 오염된 야채 음식 → 위에서 알 부활 → 소장 정착	정기적 구충제 복용 식사 전 손 씻기 채소 잘 씻기 / 익혀 먹기
	구충증	인체 소장 침입 → 산란 및 분변	
	요충증	대장과 맹장에 기생: 야간 이행을 하여 항문 밖으로 나와 항문 주변에 산란 화장실 시트 및 손과 손, 손과 입으로 접촉 및 감염	손 씻기, 손톱 짧게 깎기 꼭 끼는 팬티 및 속옷 삶기 침구류: 일광소독
	유구조충증 (갈고리촌충)	돼지고기 생식 및 충분히 가열하지 않았을 때 감염 소화증상이 나타나고, 근육, 뇌, 심장에 기생	돼지고기 생식 X / 잘 익혀먹기
	무구조충증 (민촌충)	무구조충란에 오염된 풀 → 소가 먹고 → 소고기 생식 시 감염 암기 팁: 소고기 뭇국! 복통, 설사, 소화장애: 하제(완화제, 변비약, 설사제) 복용 후 치료제 투여	소고기 생식 X / 잘 익혀먹기
	광절열두조충 (긴촌충)	감염물벼룩 > 민물고기 > 담수어 식용 시 감염	
	간흡충증 (간디스토마)	한국, 베트남, 태국, 중국, 일본 등 동남아 지역 분포 민물고기 생식 지역에 많음(낙동강, 영산강, 섬진강) 쇄우렁이 → 민물고기 → 사람 간 및 비장 비대, 복수, 소화기장애, 황달, 빈혈	구충제 복용 및 민물고기 생식 금지 조리기구 청결하게
	폐흡충증 (폐디스토마)	객담이나 대변으로 나온 충란 → 다슬기 → 갑각류, 가재, 게 → 사람 복벽근육 침입 or 횡격막 뚫고 폐에 침입	구충제 복용 및 가재, 게 생식 금지 유행지역 생수로 쓰지 말 것

만성질환
- 불가역적인 병리 변화: 후유증으로 불능을 초래 · 장기간에 걸친 치료 및 감시 필요 호전을 반복하며 나빠짐
- 질병의 성격이 영구적 완치 X · 원인이 다원적 / 발생시점 불분명
- 재활을 위해 특수 훈련 및 치료 필요 · 생활습관 관련 질환으로 전염성 질환은 아님 당뇨, 고혈압, 뇌졸증, 관절염

1차 예방	2차 예방	3차 예방
질병 예방 및 건강 유지·증진 건강 저해인자 제거: 위험인자 교육 및 홍보 개인의 바람직한 건강생활습관 유지 ex) 보건교육, 예방접종, 운동, 금연, 금주교실	조기 진단, 조기 치료: 합병증 예방 및 신체 손상 최소화 질병 조기 발견으로 만성질환은 2차 예방이 중요 ex) 집단 검진사업, 치료를 위한 식이요법	기능 회복 및 재활 / 장애 최소화 물리치료, 작업 치료, 사회복귀를 위한 치료 ex) 재활을 위한 장애 치료

만성질환 간호문제

약물 문제	2개 이상 진료를 받을 경우 동일 약물 중복 처방 위험 및 부작용		통증	질병으로 인한 통증
활동제한 문제	침대에 누워 있거나 보조기구 의존: 움직임 제한 및 기동성 상실		우울	만성통증 지속 → 우울 경험
	심혈관계	정맥흐름 감소에 따른 혈전 형성 위험	수면 및 피로	수면장애 및 피로감 상승
	호흡기계	세포산소요구도 감소 및 산소운반능력 저하	식습관문제	
	근골격계	근육 사용 떨어짐 → 근위축, 근긴장도 및 부피 감소		
	비뇨기계	요정체 발생 및 결석 감염 위험		
	위장관계	운동감소로 내장근육 위축 및 강도 상실 > 변비 및 소화능력 떨어짐		
	대사	부동으로 인한 대사율 감소, 조직위축 및 근육 퇴화 및 신체 균형 떨어짐		
	사회심리	활동 제한으로 인한 의욕 및 감정 문제		

만성질환관리 사업 필요성	만성질환으로 인한 질병 부담 증가 : 건강보험 재정 악화 만성질환 예방 서비스 제공 수준 미흡 새로운 건강위협 출현 및 삶의 질 관심 증가

질병관리사업

감염병 전파

병원체 질병의 원인	병원소 균이 사는 장소	병원체 탈출	전파	침입	숙주의 감수성(면역)
바이러스, 세균, 리케차, 진균, 원충생물, 기생충, 프리온 등	인간(환자, 보균자) 동물, 흙, 물	호흡기, 소화기, 비뇨생식기 피부(상처), 태반, 기계적 탈출	직접전파 간접전파	호흡기, 소화기, 비뇨생식기 피부(상처), 태반	선천/후천면역 영양, 건강 상태

| 감염원: 병원체 및 병원소 | 감염경로: 병원체 운반과정 | 감염성 숙주 |

병원체			
	세균	육안으로 관찰할 수 없는 미생물(간균, 구균, 나선균)	결핵, 폐렴, 장티푸스, 백일해, 세균성이질, 콜레라, 디프테리아, 렙토스피라 등
	바이러스	가장 작은 병원체, 전자현미경으로 관찰, 열에 약하다	A·B·C형간염, 일본뇌염, 홍역, 유행성이하선염, 소아마비, 인플루엔자 등
	리케차	동물들이 병원체를 통해 걸리는 미생물 병원체	발진티푸스, 쯔쯔가무시병 등
	기생충	중간 숙주에 의한 전파	회충, 구충, 간디스토마, 이질아메바, 말라리아 등
	진균	아포형성: 버섯, 곰팡이, 효모 등	무좀, 도장병

병원체의 특성 감염력 (전염력) 숙주에 자리잡고 증식하는 능력 **병원력** (병인성) 질병을 일으킬 수 있는 능력 **독력** (병독성) 질병의 중증도

병원소			
	환자	**현성 감염자**: 병원체에 감염, 임상증상이 있는 사람 / **무증상 감염자**: 약하게 감염, 임상증상이 거의 없음	동물: 인수공통질병: 결핵(소), 일본뇌염(돼지), 광견병(개), 페스트(쥐) 등 / 기타: 토양, 먼지, 곰팡이 등(파상풍 일으키는 진균 외 각종 균)
	보균자	임상증상이 없는 병원체 보유자 *관리가 어려움* **회복기 보균자** (발병 후) 임상증상 X 병원체를 배출하는 보균자 **건강보균자** (불현성 감염보균자) 본인 증상X 건강, 감염·전염시킴 **잠복기보균자** (발병 전) 잠복기간 중 감염성을 가진 보균자 **만성보균자** 장기간(3개월 이상) 보균 상태 지속자	

병원체 탈출		
	호흡기계	공기에 의해 멀리 전파, 가장 많은 경로 및 위험한 탈출구
	비뇨기계	소변, 생식기 분비물로 탈출(대변보다 병원체 적음)
	기계적	곤충의 흡혈, 주사기 등을 통한 병원체 탈출(말라리아, 발진열, 발진티푸스 등)
	소화기계	분변, 토사물 등 소화기를 통한 탈출로 전파
	개방병소	농양, 상처, 결막 등을 통해 배출(나병)

전파경로		
	공기전파	작은 입자들이 공기 중으로 떠다니다가 호흡기로 전파 — 홍역, 수두, 결핵, 인플루엔자, 메르스, 한센병 등
	비말전파	기침, 재채기 등으로 비교적 큰 입자들 전파 — 풍진, 결핵, 홍역, 수두, 성홍열, 인플루엔자, 유행성이하선염, 디프테리아 등
	경구전파	대·소변으로 나온 병원체가 숙주 구강으로 침입 — 콜레라, 장티푸스, 파라티푸스, 세균성이질, 장출혈성 대장균감염증, A형간염
	직접전파	직접적인 환부와의 접촉 — 성매개감염병, 감기, 폐렴, 성병, 한센병 등
	간접전파	매개체를 통한 전파: 파리, 모기, 진드기, 물건 등 *병원체가 병원소를 나와 어느정도 생존 능력이 있어야 함*

침입	병원체가 새로운 숙주에 침임(병원체 탈출 경로와 대체로 같다)

숙주 감수성 면역
- 선천면역: 인종, 종족 개인 특이성
- 후천면역
  - 능동면역: 항원이 들어오면 **숙주 스스로 면역체 형성**
    - 자연능동면역: 감염병 걸림 > 항체 생성 능력 갖기
    - 인공능동면역: 백신 및 예방접종 후 생긴 면역
  - 수동면역: **다른 숙주의 면역체를 받아** 면역체 형성
    - 자연수동면역: 초유, 모체, 태반으로 받은 면역
    - 인공수동면역: 항독소, 감마글로불린, 혈청제제

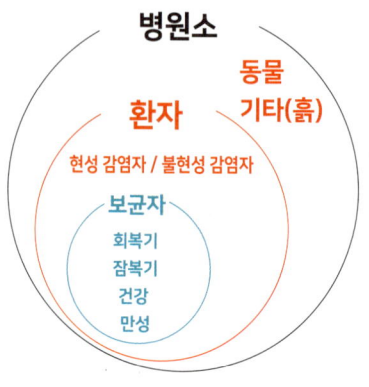

인구와 산출

1. 인구의 이해

인구의 개념 ⭐
① 시·공간 간 일치 ② 시공간 공동체 ③ 정치적, 경제적 생활권이 같은 집단 ④ 현재 살고 있는 내·외국민 전체
⑤ 인구는 인구변수(출생, 사망, 이동)에 따라 변함

> 내국인이라도 외국에 거주하면 제외

맬서스주의 / 신맬서스주의

인구문제 (기근, 질병, 전쟁) → 맬서스 인구 규제 방법: **맬서스주의** (만혼, 금욕, 순결) + 피임 → 프랑시스 플레이스 인구 억제 방법: **신 맬서스주의** (만혼, 금욕, 순결, 피임)

맬서스주의: 식량에 의한 규제 / 식량↑ / 인구↑ / 균형 → 교란 → 회복

블랙커 분류

> 단계별 명칭 특성 알아두기!

1단계 고위 정지기	2단계 초기 확장기	3단계 후기 확장기	4단계 저위 정지기	5단계 감퇴기
고출생 고사망	고출생 저사망	저출생 저사망	저출생 저사망 최고치	출생률 < 사망률
인구 증가 잠재력	인구증가형	인구성장 둔화형	인구 증가 정지	인구감소형
후진국	개발도상국	핵가족화	우리나라 형태	

인구 통계 ⭐

> 출생 / 사망 / 유입 / 유출

수적 변화 / 기간 조사	~부터 ──●── ~까지	구조변화 / 시점조사	현시점

인구 동태: 인구 변동의 상태를 나타내는 **기간 조사**
출생률, 사망률, 결혼율, 이혼율, 이민율, 사산율 등
각종 신고자료를 기초로 측정

인구 정태: 특정 순간, **측정 순간 상태**를 관찰하는 조사
성별, 연령별, 국적별, 배우자별, 직업별, 산업별
인구 크기, 인구밀도, 인구 구조 등

연중앙인구: 1년 중 **중앙일인 7월 1일 자정(연앙)**에 조사   5년마다 인구주택총조사

인구 종류

상주인구	통상적으로 거주하고 있는 인구 수(주소지 다른 곳)	도시 상주인구 ↑	조사 당시 주소지 거주 여부
현재인구	인구 조사 당시 지역 내 실제로 존재하는 인구(주소지 일치)	농촌 현재인구 ↑	

폐쇄인구	인구 유입, 유출 X / **출생, 사망에 의해서만 변동되는 인구**
개방인구	출생, 사망 같은 자연증감 외 **인구 유입, 유출이 있는 인구**

정지인구	인구 증가 감소가 없는 인구 / 출생률 = 사망률 / 인구 자연증가율 X
안정인구	출생률, 사망률 변동 X / 비율이 일정하게 유지
적정인구	최대 생산성 유지 / 최고 생활 수준을 유지할 수 있는 인구

인구 구성 (정태조사)

성비: 여자 100명에 대한 남자 수
1차 성비: 태아의 성비
2차 성비: 출생 시 성비   성비 감소는 여자 100명 남자 수가 줄고 있다는 뜻
3차 성비: 현재 성비

$$성비 = \frac{남자}{여자} \times 100$$

성비↓ / 남자수↓
ex) 성비 115 는 남자 115명 / 여자 100명

연령별 구성
영아 인구   (1세 미만) ┐
소년(유년)인구 (1~14세) ┘ 유소년 인구(0-14세)
생산연령인구 (15~64세)
노년인구   (65세 이상)

> 인구별 나이 범위 알고 있기! 보통 5세 간격으로 구분

인구와 출산

성별/연령별 인구 피라미드

> 출생-사망=자연증가 | 전입-전출=사회증가

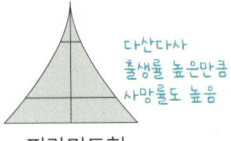 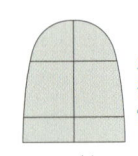 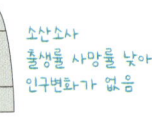 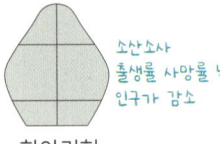 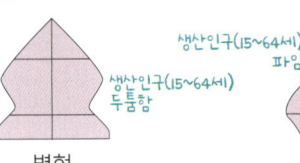

피라미드형	종형	항아리형	별형	표주박형
고출생 고사망	저출생 저사망	출생률 < 사망률	생산연령인구(15~64세) 50% 차지	생산연령인구(15~64세) 50% 미만
유소년인구 > 노년 인구 2배 이상	유소년인구 = 노년인구 2배	유소년 인구 2배 < 노년인구	인구유입형	인구유출형
인구증가형	인구정지형	인구 감소형	도시형	농촌형
저개발국가형	고용, 취업, 근로복지 필요	선진국가형		

* 영아 인구(1세 미만) / 소년(유년)인구(1~14세) / 생산연령인구(15~64세) / 노년인구(65세 이상)
　　　　　유소년 인구(0~14세)

부양비 ★

$$\text{총부양비} = \frac{\text{유소년인구(14세 이하)} + \text{노년인구(65세 이상)}}{\text{생산연령인구(15~64세)}} \times 100$$

$$\text{소년부양비} = \frac{\text{유소년인구(14세 이하)}}{\text{생산연령인구(15~64세)}} \times 100$$

$$\text{노년부양비} = \frac{\text{노년인구(65세 이상)}}{\text{생산연령인구(15~64세)}} \times 100$$

$$\text{노령화지수} = \frac{\text{노년인구(65세 이상)}}{\text{유소년인구(14세 이하)}} \times 100$$

인구증가율

- 사회증가 = 유입인구 - 유출인구
- 자연증가 = 출생 - 사망
- 인구증가 = 자연증가(출생-사망) + 사회증가(유입-유출)
- 인구증가율 = $\frac{\text{자연증가} + \text{사회증가}}{\text{인구}} \times 100$

출생률

한 사회의 출생수준을 나타내는 가장 간편한 지수

★ 조출생률 = $\frac{\text{1년간 총출생자수}}{\text{중앙인구(그해 7월 1일 인구)}} \times 1,000$ (대략적인 출생률)

- 일반출산율 = $\frac{\text{1년간 총출생자수}}{\text{당해년도 가임기 여성(15~49세)}} \times 1,000$

사망률

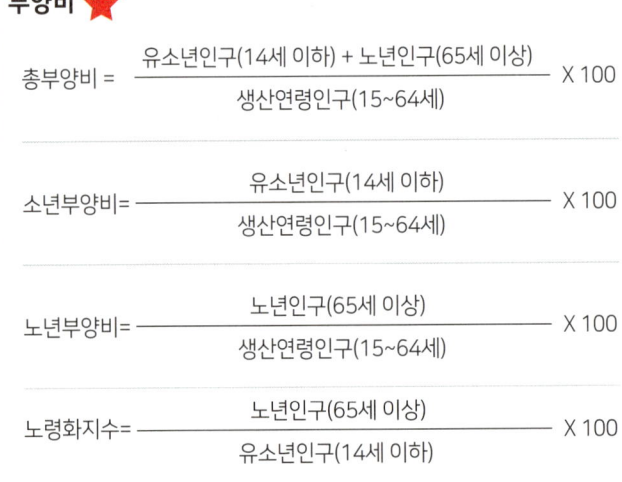

조사망률 = $\frac{\text{1년간 총 사망자수}}{\text{중앙인구(그해 7월 1일 인구)}} \times 1,000$

★ 영아사망률 = $\frac{\text{영아(생후 1년 미만) 사망 수}}{\text{그해 출생아수}} \times 1,000$ — 보건상태/문화수준 알려주는 지표

신생아사망률 = $\frac{\text{신생아 사망수}}{\text{그해 출생아 수}} \times 1,000$
신생아(0~4주 미만 / 0~28일 미만)

모성사망비 = $\frac{\text{당해년도 모성 사망자수}}{\text{당해년도 연간 출생아수}} \times 100,000$

모성사망률 = $\frac{\text{당해년도 모성 사망자수}}{\text{당해년도 가임기 여성(15~49세) 연앙인구}} \times 100,000$

모성 사망 3대 원인 : 출혈/감염/임신중독증
임신, 분만, 산욕에 의한 모성 사망률 (교통사고 X)

인구문제

- 경제발전 저하 침체(실업/빈곤)
- 식량, 에너지, 자원 고갈(영양부족, 사망률 증가, 질병발생)
- 환경오염, 인구 도시집중화현상
- 부양비 증가 → 소득 저하
- 정치, 사회 불안, 사회갈등
- 사회복지 저하, 주택문제, 교육문제 등

적정인구 유지하기 위해서 인구 정책 시행

인구정책

적정인구(가장 알맞은 인구)를 유지하고 인구 문제 해결하는 대책

[인구 조절]
- 인구 성장정책 : 가족계획사업(출산조절), 이민사업
- 인구 분산정책 : 수도권 인구집중 억제정책, 인구재배치
- 인구 자질향상정책 : 보건의료사업, 인력개발사업

[인구대응 정책] - 주로 식량/주택 등 해결책
식량확보, 주택공급, 교육보장, 고용확대 등 인구 증가에 대처하는 정책

2. 가족계획

- 가족 계획은 결혼에서부터 시작
- 초산(20~34세) / 노산(35세 이상)
- 2~5년 터울이 좋음 > 적정수 자녀
- 따뜻한 봄이 출산 시기로 좋음

[초산의 장점]
- 불임증 조기 발견/조기치료
- 난산 방지 / 빠른 단산
- 자녀 터울 조절
- 노후 자녀 양육/교육 고려

[단산의 장점]
- 35세 이후 자궁암, 자궁근종에 의한 불임방지
- 여성 젊음 유지
- 자녀 양육을 빠르게 마침
- 신생아 기형 / 모성 사망 위험 감소

피임법

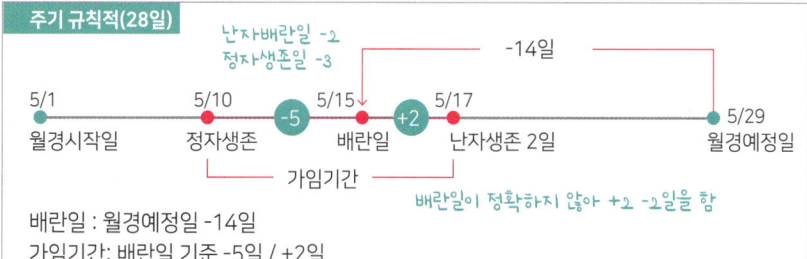

배란일 : 월경예정일 -14일
가임기간: 배란일 기준 -5일 / +2일

출산 시기 및 간격 조절, 자녀수 조절
불임증 환자(배란장애 환자 배란 유도: **클로미펜**)

피임효과 우수, 부작용 x, 저렴, 간편, 구하기 쉽고, 피임 실패 시에도 안전할 것

정자 질내 침입방지	성교 중단	질외사정법 / 가장 오래된 피임법	피임효과가 낮음
	질세척법	성교 후 물과 산을 혼합해서 질 세척	피임효과가 낮음
	★ 콘돔/페미돔	정자의 질내 침입 차단 > 높은 피임확률 피임 + 성병 예방 / 가장 많이 쓰는 피임법	매번 새것으로 교환 여성용 페미돔은 콘돔보다 비쌈
	다이아프램법	페서리, 자궁경부에 캡을 씌우는 방법	의사에 의한 골반 계측, 가격이 비쌈
자연적 조절방법	주기이용법	배란일 계산하여 주기 조절 *오기노법	월경주기 계산이 잘못될 수 있음
	기초체온법	기초체온 매일 측정하여 배란일 예측	체온 측정이 잘못되면 피임 실패
	수유연장법	분만 후 수유 > 배란 억제	비수유부 5~6주 배란, 수유부 5~6개월 배란
화학적 방법	살정자제	젤리, 크림, 발포성장제, 좌약 등 산성 살정자제 성교 전 질내 삽입 후, 6시간 후까지 씻으면 안 됨	좌약, 정제 용해 시간이 필요 질외 유출로 불편함을 호소하기도 함
	★ 피임약	· 배란 주기 조절, 억제 / 간편하고 효과가 매우 높음 · 생리 시작 5일째 되는 날(생리 끝나는 날) 매일 일정시간에 한 알씩 복용 · 21정 복용 후 7일 쉬기 / 28정은 7정은 영양제로 복용습관들이는 용	· 오심, 구토, 유방암 등 부작용 · 간질환, 임신, 수유부 환자 등 복용 금지 복용일 잊었을 경우, 기존 시간대로 복용 (복용일정을 잘 안지킬 수록 효과가 떨어짐)
	임플라논	· 에토노게스트렐(합성 프로게스테론)을 피하에 이식 · 배란 억제, 정자의 자궁난소 이동 억제 · 생리 시작 1~5일 사이에 이식 / 장기간 피임	· 생리 시작 후 7일 이후에는 추가 피임 필요 · 무월경, 월경과다 등 부작용 · 여성이 삽입 위치 주기적 확인 필요 · 정맥혈전질환, 임신의심, 질출혈 등 증상에는 금지
자궁 내 장치	자궁내장치법	· 수정란 착상방지 효율성 높고, 사용 간편 · 생리 시작 8일 이내 = 생리 끝 3일 이내 삽입	자연배출 / 위치 이탈로 피임 실패 위험 자궁 천공 및 출혈, 염증
영구적 피임	정관절제술	· 정자 통로 정관 폐쇄 / 성욕, 사정 등에는 지장 없음 · 남성호르몬에도 영향이 없으며, 임신을 원할 경우 복구	**수술 후 6주 이상 피임할 것(남은 정자가 있을 수 있음)**
	난관결찰법		복구가 어렵고, 시술도 위험함
응급피임법		· 사후 피임법으로 의사처방 필요 · 성폭력 등 원치 않는 임신 예방 > 수정란 착상 방지(수정 후 6일) · 고용량 호르몬 PC4 성교 내 72시간 이내 2정 복용 > 12시간 이후에 2정 복용 · 성교후 5일 이내 구리자궁 내 장치를 자궁내막에 삽입	피임 성공 시 소량의 피 발생 횟수, 약은 의사 처방에 따르기

모자보건

모자보건	모성 및 영유아 건강 보호 / 건전한 출산과 양육으로 국민보건 향상
	· 임부와 영유아 건강증진 · 피임시술보급 · 인공임신 중절에 대한 규정

임산부: 임신 중 / 분만 후 6개월 미만

모성인구
넓게: 초경 ~ 폐경에 이르는 모든 가임기 여성
좁게: 임신, 분만, 출산 후 6개월까지 여성

모자보건의 중요성	· 질병에 대한 저항력이 약한 대상자 · 쉽게 예방 가능(전체 인구의 60~70%) · 높은 사망률 / 후유증 동반 확률 · 어린이는 미래국가 인적 자원 · 다음 세대 인구자질에 영향을 줌 · 여성 취업, 보육시설, 가족상담, 아동문제 등 문제 해결 노력 필요

모자보건요원
모자보건사업 및 가족계획사업 종사자
의사, 간호사, 조산사, 간호조무사

영유아: 출생 후 6세 미만

아동인구
넓게: 출생 ~ 사춘기 남녀
좁게: 미취학 아동

[참고] 아동간호 영아&유아 정의
영아: 1~12개월
유아: 1~3세

모자보건 지표

★ 영아사망률 = 생후 1년 미만 사망자수(영아사망자수) / 연간 총출생수 × 1,000

모성사망비 = 당해년도 모성사망자수 / 당해년도 연간출생아 수 × 100,000
사망원인: 임신, 분만, 산욕인 경우

건강수준 향상 시 영아사망률 제일 먼저 감소 = 국민보건상태 대표 측정지표
영아(1세 미만) / 신생아(1개월 미만)

모성사망률 = 당해년도 모성사망자수 / 가임기 여성 × 100,000
가임기 여성 체크가 어려워 모성사망비 사용

산전관리
임신 중 의료기관 정기적 방문: 문제 조기발견 모성과 태아의 건강보호

임신 초기	0~7개월 0~28주 4주 1회	임신과 출산에 지장을 줄 잠재적 질병 조기발견 및 치료(결핵, 성매개감염병, 신경질환, 풍진 등)

	임신 초기(2개월 전)	임신 후기(4~5개월)
풍진	태반으로 감염 선천성 기형: 소두증, 백내장, 청각상실	태반통과X
매독	태반통과 X	스너플즈(안창코), 허치슨 치아, 가성마비

임신 초기: 풍진 예방접종 및 치료 / 항체 확인
MMR(홍역, 유행성이하선염, 풍진)

임신 초기: 매독 치료 가능(최소 20주 이전)
VDRL 실시(혈청매독검사)

임신 중기	8~9개월 29~36주 2주1회	· 혈액검사(ABO혈액형, B형간염, 결핵 등) · 혈압측정 ┐ · 소변검사 ├ 임신중독증 체크 · 체중측정 ┘ · 태아 심음청취 ─ 태아 심박동체크	초진 시 체크 매독은 임신 후기에 치료X 조기발견으로 초기 치료 **정기적인 산전검사** ★

영양관리: **칼슘, 철분**, 비타민, 인 등
칼슘: 태아 뼈 성장/산모 신경,근육 경련방지
· 초기(1~12주): 유지
· 중기(13~26주): +300~350kcal
· 말기(27~30주): +400~450kcal
· 수유부: +500kcal

유두관리
· 초산부: 5개월 이후 / 경산부: 임신 말기
· 유두를 온수로 닦은 후 크림, 올리브유 등을 바르고 가볍게 마사지
· 알코올 소독 및 비누 사용 X
· 편하게 지지해주는 브래지어 착용

기형아검사
· 14주 이내: 초음파검사(투명대검사)
  다운증후군 체크
· 16~18주: 트리플검사 / 쿼드검사
· 16~18주: 양수검사(필요시)

산전 교육
1. 임신 중 위험증상 교육(질출혈, 두통, 구토, 부종 등)
  · 초반: 유산, 자궁외임신, 포상기태, 자궁경관무력증
  · 후반: 전치태반, 태반조기박리
  · 임신성 고혈압, 자간전증, 자간증
2. 입덧 관리
  · 잠들기 전 고단백 간식 섭취 · 소량씩 식사(음식냄새 피하기)
  · 아침 마른 크래커 섭취   · 맑은 공기 마시기
  · 갑작스러운 자세변경 X
3. X선촬영 금지(특히 3개월 이전)
4. 헐렁한 내의 및 의복 / 낮은 신발: 요통 및 정맥류 방지

임신 후기	37주~ 분만 전 1주1회	**분만예정일** 마지막 월경 시작일(달 +9 / 일 +7) 5월 1일(마지막 월경 시작일) +9 +7 ──────── 14월 8일 내년 2월 8일이 분만예정일	**자궁저부 위치** 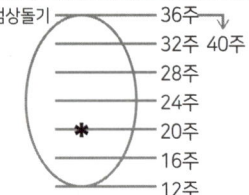

검상돌기 — 36주
32주 40주
28주
24주
＊ 20주
16주
12주

모자보건

산후관리
비임신 상태로 돌아오는 **분만 후 6~8주**: 출혈과 감염위험이 큰 시기

출혈 ★	분만 후 첫 1시간은 출혈이 잘 일어나는 시기 500cc 이상 산후출혈 : 쇼크 · 트렌델렌버그 체위 > 보고 > 자궁저부마사지 > 바이탈체크 > 냉팩 등	**산욕열** ★	분만 후 24시간 정도 38℃ 이상 열발생은 정상 산욕열: 출산 후 감염으로 인한 발열 현상: 2일 이상 고온 (출산 후 24시간 제외)
오로관리	자궁내막이 치유되면서 나오는 알칼리성 분비물 1~3일: 적색오로 / 4~10일: 갈색오로 / 10일~: 백색오로(2~6주간 분비) 오로의 양: 초산모 < 경산모 / 수유부 < 비수유부 6주 이상 분비 또는 악취: 자궁내막염 및 감염의심	**배뇨**	분만 후 4~6시간 소변 보는지 관찰(혈뇨 등) 적절한 배뇨 실패: 방광벽 손상 및 자궁회복 힘듦 > 도뇨 5~7일 이내 정상적으로 회복

| 모유수유 | · 수유 전 손씻기
· 유방을 비누와 따뜻한 물로 씻기
유두 비누사용 X
· 양쪽을 교대로 먹이기
· 남은 건 유축기로 빼기
· 깨어 있을 때만 천천히 수유
· 약 10분 수유 2~3분 트림
· 유두균열 시: 수유금지 / 유축기 주기적 사용(젖마름 방지) | **초유**
항체, 영양분 ↑
2~3일
노란색 | **성숙유**
칼로리 ↑
5~6일
유백색 | 인공수유 | · 젖꼭지 구멍 맞추기: 크면 질식위험 / 작으면 빨기 힘듦
거꾸로 들었을때 5~6Cm 간격으로 떨어질 정도
· 우유병, 젖꼭지 소독: 자비소독 100℃ 10분 끓이기
· 분유타기: 전박에 떨어뜨려 따뜻한 정도 / 먹고 남은 것 버리기
· 아기를 비스듬이 안고 20분 정도 천천히 먹이기
· 반 정도 먹이고 트림, 나머지 먹이기
· 젖꼭지가 입안 가득차게 넣어 공기가 들어가지 않도록 하기 |

모유	분유	[모유수유 금기]
면역물질, 당질, 비타민 많음 프로락틴 분비: 배란억제 / 자연피임 옥시토신 ↑: 자궁수축 잘 되어 산욕기 단축 안정감 무균 상태로 감염, 부패 위험 X 분유비 절감으로 경제적	단백질 많음	산모폐결핵, 급성전염성질환(항생제투여), 심장병 등 있을 때 심한 산욕기 패혈증, 간질, 발작이 있는 경우 신생아가 미숙하여 보육기에 있어 빠는 힘이 약할 때 신생아가 토순, 구개파열 등으로 유두를 물수 없는 경우 유방의 염증(울혈염증: 빨리 염증제거 / 세균감염: 항생제 투여, 모유X) 심리적 요인으로 모유 수유를 원하지 않을 때 모유 과민증 또는 모유로 인한 황달이 생기는 아이

영유아 보건
출생 후 1주: 초생아 / ~4주: 신생아 / ~1세: 영아 / ~3세 유아
모자보건법 영유아: 6세 미만까지

영유아 건강진단
신생아: 수시(미숙아 퇴원 후 7일 이내 / 문제 있을 시 1주 2회)
영아(~1세): 1개월 1회
유아(1~6세): 6개월 1회

체중변화	가장 중요한 발육지표 출생 시 평균 3.2kg 생후 3개월 2배 / 만 1세 3배까지 증가	신장의 변화	출생 시 평균 50cm 만 1세 1.5배 증가 75cm	머리둘레	뇌 발달척도 소두아/거두아 발견 평균 33~37cm
천문	소천문: 6~8주 닫힘 대천문: 12~18개월 닫힘	치아의 발달	유치: 생후 6개월 하악유중절치 첫맹출 30개월 유치 모두 20개 완성 영구치: 만 6세 제1대구치 첫맹출		· 치약사용: 24개월~(안 삼키도록) · 불소도포: 36개월~(6개월 간격)

조산아 미숙아 ★	체중 2.5kg 미만 / 임신 28~37주 이내 출생아 호흡장애(제일 중요한 문제): 호흡도 벅차서 위관영양 필요 체온조절 불가능: 30~32℃ 유지(2시간 마다 확인) 소화장애 조혈능력 부족 및 질병에 취약	과숙아 비만아	43주 이후의 출생아 / 태아체중 4.5kg 이상 자궁에 오래 있으면 산소부족증 또는 난산의 위험
		선천성 기형	유전인자에 의한 기형 환경인자에 의한 기형: 산전 간호예방(풍진, 약물, 방사능 등)
예방접종	· 집에서 체온측정 후 접종(열 = 감염의심) · 모자보건수첩 챙기기 · 접종 안하는 아이는 데려오지 X	예방접종 후	소아마비 백신 먹은 후 1시간 동안 모유/분유 금지(구토방지) 다음날 과로한 활동 피하기 접종 당일 목욕 X 접종 부위 긁거나 만지지 않기 접종 후 20~30분 정도 접종장소에서 상태 관찰 접종 후 고열, 경련이 있으면 > 보건소 연락 / 의사진찰
예방접종 금기	급성열성질환, 면역억제치료(스테로이드, 항암제, 방사선치료) 알레르기반응/과민반응 일으켰던 백신, 백혈병 및 악성종양		
영유아 영양	· 6개월 후 이유식 필요 · 한번에 한 가지씩 먹이며 알러지 체크 · 이유식 먼저, 우유 나중에 버블러서 밥을 안 먹기 때문	[약품보관]	예방접종약 유통기한 중요, 2~5℃ 냉암소 보관 얼지 않게 하고, 얼었던 약 사용 금지(얼음과 직접 약 접촉 X) 남은 약물 24시간 경과: 폐기처분 / 이물질 발견 시 사용금지

모자보건

표준예방접종일정표

기본접종: 2/4/6개월

대상감염병	백신종류 및 방법	횟수	출생~1개월이내	1개월	2개월	4개월	6개월	12개월	15개월	18개월	19~23개월	24~35개월	만4세	만6세	만11세	만12세
결핵	BCG (생백신) 피내용 보건소 무료 / 경피용 유료	1	BCG 1회													
B형간염	HepB (사백신)	3	HepB 1차	HepB 2차			HepB 3차									
디프테리아/파상풍/백일해	DTaP(사백신)	5			DTaP 1차	DTaP 2차	DTaP 3차		0~1개월/1개월이후/6개월이후 DTaP 4차(필요시)				DTaP 5차(필요시)			
	Tdap(성인)	1														Tdap 6차(필요시)
폴리오	IPV (사백신)	4			IPV 1차	IPV 2차	IPV 3차							IPV 4차(필요시)		
b형헤모필루스인플루엔자 뇌수막염	Hib	4			Hib 1차	Hib 2차	Hib 3차	Hib 4차(필요시)								
폐렴구균	PCV (단백질)	4			PCV 1차	PCV 2차	PCV 3차	PCV 4차(필요시)								
	PPSV(당)	-										고위험군에 한하여 접종				
홍역/유행성이하선염(볼거리)/풍진	MMR (생백신)	2						12~18개월 1차	MMR 1차				4~6세 2차	MMR 2차		
수두	VAR (생백신)	1						12개월 이후	VAR 1회							
A형간염	HepA	2						12개월 이후	HepA 1~2차							
일본뇌염	IJEV(사백신)	5							IJEV 1~2차			IJEV 3차		IJEV 4차		IJEV 5차
	LJEV(생백신)	2							LJEV 1차			LJEV 2차				
사람유두종바이러스감염증	HPV	2													HPV 1~2차	
인플루엔자	IIV	-	9월 10월 추천: 겨울철 예방위해서 IIV 매년 접종													
로타바이러스감염증 유료	RV1	2			RV 1차	RV 2차										
	RV5	3			RV 1차	RV 2차	RV 3차									

참고항목

1. **결핵**: 생후 4주 이내 꼭 접종

2. **B형간염**: 모체 HBsAG양성 > 출생 12시간 내 B형간염 면역글로불린 및 백신 동시 접종
   1개월 뒤 2차 / 6개월 뒤 3차 접종

3. **Tdap**: 만 11~12세 Tdap 또는 Td로 접종, 이후 10년마다 Td 재접종(만 11세 이후 접종 중 1회는 Tdap로 접종)

https://nip.cdc.go.kr/
질병관리청 표준예방접종일정표 PDF 받기

지역사회보건

지역사회보건
원슬로 공중보건 정의
- **공중보건**: 조직적인 지역사회의 노력을 통하여 **질병예방, 생명연장, 신체적, 정신적 효율**을 증진시키는 기술이자 과학
- 지역사회 전체 주민을 위한 **포괄적 건강관리** 제공
- 지역사회의 **자발적 참여**를 통해 이루어지는 상호작용

우리나라 지역사회보건

조선시대
- 내의원: 왕실의료담당
- 혜민서: 일반서민 보건의료기관
- 광혜원: **우리나라 최초의 현대식 병원**(1885 알렌 선교사)
- 지석영 선생: 일본에서 천연두 예방접종 기술 습득

보건소법 제정 1956년
· 감염병예방, 모자보건, 가족계획, 결핵관리 등 예방사업 중점 수행

전국민 의료보험 확대 1989년 ★

국민건강증진법 제정 1995년

지역사회간호: 지역사회의 개인, **가족**, 집단을 대상으로 간호활동 제공
- 목표: 간호대상자인 지역사회가 **그들의 문제를 스스로 해결**할 수 있는 능력을 개발하는 **적정수준의 기능을 향상**시키는 것 ★
- 적정기능 수준 향상에 영향을 미치는 요인: 유전, 환경, 개인행동 요인, 문화적 요인, 사회/경제적 요인, 정치적 요인 등
- 지역사업 중심으로 그 **지역 요구**에 따라 사업 시행
- 지역사회 내 여러 단체 이용(**지역사회 내 자원 사용 이용** 원칙)
- 지역사회 전체에 침투될 수 있도록 **일반적이고 포괄적이고 지속적인 간호**
- 뚜렷한 목표와 목적을 가지고 있는 간호사업(효과적이고 구체적인)

> **지역사회 간호사업의 기본단위: 가족**
> · 혈연집단, 사회의 기본단위(가입, 탈퇴가 자유롭지 못한 폐쇄적 집단)
> · 집단문제를 함께 해결하는 공동사회집단: 효과적이고 유용
> · 상호 관련적인 가족의 건강문제
> · 신체적, 정서적, 사회적으로 가장 영향력을 발휘
> · 가족은 형식적 집단(법적) 가족관계 비형식적(애정 등)
> · 사회화 기능
> · 보호 휴식 기능

직접간호	반직접간호 (반간접 간호 X(말장난에 속지 말 것))	간접간호
예방접종, 투약, 처치 등 신체 간호 및 보건교육으로 간호대상자에게 **직접 전달되는 간호활동**	직접간호를 위한 준비(주사준비, 교육안 작성), 직접간호 감독, 마을 건강요원지도 등 **직접간호를 위한 간호활동**	관리, 연구, 정책, 의뢰 등 **간접적으로 필요한 간호활동**

1차 **예방** 간호	2차 **조기발견** 간호	3차 **재활** 간호
예방적 중재방법: 건강 저해인자 제거 · 예방접종, 보건교육, 금주, 금연, 영양개선, 비만관리	질병 조기발견으로 간호 중재 · 조기발견, 검사, 검진, 진단	질병 치료 후 기능 회복 및 장애 최소화로 사회복귀 돕기 · 물리요법, 작업치료 등

지역사회간호사의 역할

- 지역사회 보건조직 관리자
- 팀요원: 다른 팀요원과 상호의존적 관계로 지역 보건사회에 도움을 줌
- 교육자 / 평가자 / 정보수집자 및 보존자 / 연구자
- 간호 제공자 / 상담자
- **촉진자**: 동기부여하는 방안 모색 및 방법 제시
- **대변자** ★ = 옹호자: 의료소비자 권리 찾을 수 있도록 도와줌 80세 할아버지(수입 X/자식 X) → 보건소 연결 대신 해줌
- **알선자** ★: 지역주민 요구를 충족시켜줄 수 있는 여러 분야와 접촉하여 의뢰 보건소 민원요구 → 업체들 알선 → 사업추진 및 검토 ex) 테니스교실 열어주세요!

보건간호사	보건진료전담공무원	보건교사(보건실)	사업장 간호사(산업보건)	가정간호사
보건소에서 근무하는 간호사 환자교육 및 상담 / 간단한 처치	의료취약지역 1차 보건의료 담당 지역사회간호사	학교에서 다양한 보건업무 담당 학생, 교직원 건강관리	유치원, 건설장, 백화점, 호텔 등 산업체 근무 의무실 운영	가정간호 환자 상태 파악 및 기본간호 제공, 보건교육 상담 등

보건소 간호조무사 업무 ★

- 보건소 환경 정리
- 환자 치료 상담 필요시: 간호사 의사에게 의뢰
- 보건계몽활동 보조
- 가정기록, 개인기록표 등 보관
- 통계자료 작성 시 보조
- 가정방문 후 방문기록 및 환자 상태 보고
- 임신부/영유아 등록 및 신체 측정 / 검사 검진 시 보조

지역사회보건

지역사회 간호과정　　사정 > 진단 > 계획 > 수행 > 평가

간호 사정	**자료 수집** 및 요약, 검토, 문제파악: 지역사회 자원 파악　· 지역시찰　　· 설문지: 구체적이고 직접적 자료 수집(시간 비용 필요) · 지역지도자 면담　· 기존자료조사: 여러 기관의 통계자료 및 자료 활용(경제적, 효율적)
간호 진단	간호진단, 간호사업 기준 및 지침에 따라 **우선순위 설정**: 긴급한 것부터 해결(문제 심각성 / 대상자 범위 / 자원 / 소요시간 등)

[가족간호]	[지역사회간호] 계획수립은 감염병 대처 중요!	[학교간호]
· 도미노 현상이 일어나는 근본적 문제	· **감염병 먼저**: 많은 사람들에게 영향을 줌	· 학생, 교직원에게 직접적인 영향을 주는 문제
· 가족 관심이 많거나 수행하기 쉬운 것부터	· 영아 사망 문제: 영양결핍, 선천 이상 등	· 학생들의 관심이 많거나 심각한 문제
· 긴급하고 응급처치가 필요한 문제	· 모성건강문제: 임신합병증, 산후 출혈 등	· 자원 동원이 가능하고 실현 가능한 문제
	· 어린이나 젊은층: 교통사고, 가정 내 사고	· 학교 법적 의무가 있는 문제
	· 지역사회 발달에 큰 관심이나 영향을 주는 문제	

간호 계획	문제해결방안 수립 / 간호방법과 수단선택 / 수행계획 세우기: 목표는 구체적이고 계량적인 것으로 세우기
간호 수행	필요한 지식과 기술 선정 및 업무 의뢰 / 계획된 활동 수행
간호 평가	간호목표 성취 측정 및 재사정, 계획 수행 개선

> 헷갈리지 마세요!
> * 지역보건계획 - 급성 감염병 확산 방지가 최우선
> * 가정방문 - 감염병 맨 나중(돌다가 옮기면 안 되서)

지역사회 간호수단　　직접간호제공, 보건교육, 간호관리 등

가정방문	건강관리실(클리닉)	상담
가족 건강의 감독에 직접적이고 효과적(공동간호) 가족 전체 **정확하게 상황 파악, 포괄적 간호제공** 가정 강점 취약점 확인 및 **가정 내 자원 파악 활용** **능동적 참여: 적정 기능수준 향상** 관계형성이 용이하고 대상자가 의사표현을 잘 함 실제적인 가족의 요구를 알아내는 기회 거동 불편한 자에게도 간호 제공 가능	시간과 비용 절약 건강관리실이 비치된 **전문 시설 이용 가능** 외부요소 방해 적음(가정방문과 반대) 같은 문제 대상자들끼리 경험담 나눌 수 있는 기회 적극적으로 스스로 문제 해결하는 능력 키우기	대상자를 위해 설정된 특수한 상호작용 관계 대상자의 모든 행동에는 분명한 이유, 목적이 있음 대상자와 함께 목표를 정하고 달성 노력 **대상자 스스로 해결**해가도록 지지하고 도와줌 (결론내리기, 결정 강요, 해결해주기 X)
시간과 비용이 많이 소요 **같은 문제 대상자들과 경험담을 나눌 기회가 적음** **간호사 외 다른 전문가 조언을 들을 수 없음** 방문가정 사전 연락(사전에 손님이 오는 지 등 확인) 대상자의 사생활 침해 및 부정적인 이미지 우려	직접적인 상황파악이 힘듦 건강관리실 방문 불가능한 대상자 접근성 떨어짐 심리적 긴장으로 문제를 솔직하게 표현 X 개인별 적절한 시범 간호 힘듦	신뢰감 형성이 필수적(경청) / 공감능력 대상자의 부정적인 의견도 수용한다(O) 대상자 도덕적으로 훈수, 훈계, 비판, 판단(X) 대상자 정보 비밀 보장 *대상자(피상담자): 상담받는 사람 *상담자: 상담을 해주는 사람
만성환자 < 급성환자 먼저　만성 당뇨보다 갑자기 건강대상자 < 문제 있는 대상자 먼저　기침 멎는 사람 먼저 개인 < 집단 먼저　4인 가구보다 노인정이 효율 좋음 아는 환자 < 새로운 환자 먼저　의심 질환 먼저 전염질환 < 비전염질환 먼저　감염병 맨 나중	교통이 편리한 곳, 지역주민들이 잘 아는 곳 설치 종교, 정치 관련 없는 지역 및 건물 화장실 및 수도시설 이용 가능한 곳	가정방문: 감염병 맨 나중에 방문 AIDS 먼저, 결핵 나중

영유아 > 임부 > 학령전기 아동 > 성인 > 노인 > 비감염환자 > 성병 > 감염병 환자
폐렴은 전염병이 아니어서 2순위

가족간호

가족 발달 과업
단계적으로 형성, 확대, 축소, 해체되는 과정

· 신혼기 가족
· 양육기 가족
· 학령전기 가족
· 학령기 가족
· 청소년기 가족
· 진수기 가족: 자녀출가
· 중년기 가족
· 노년기 가족

가족간호
· 가족 중심으로 배려하여 접근
· 개인보다 가족에 초점을 두어 건강관리
· 예측적 안내: 가족이 경험할 문제 미리 예측하여, 정보제공 및 기술 제공
· 건강상담: 자신의 문제를 인식하고 해결방안을 찾도록 도움
· **보건교육: 지식, 태도, 행동의 변화가 바람직하게 이루어지도록**
· 직접간호 제공: 만성질환 가족 질병관리(드레싱교환, 활력징후 체크, 비위관(코위관) 삽입 등)
· 가족 자원 강화: 인적, 경제적, 물리적 자원 파악 및 필요기관에 의뢰

70세 할아버지와 6살 손녀 : 인적 차원 찾기 > 주변 친척 알아보기

지역사회보건

학교보건	· 학생과 교직원이 스스로 질병 관리 및 질병 예방, 건강보호, 증진, 유지할 수 있는 능력 갖추기
	· 대상인구: 전체 인구의 1/4 정도로 범위가 넓어 교육에 효과적(고정된 장소에 밀집된 집단)
	· 학동기: 성장발달 시기로 질병 조기발견 중요 > 후유증 예방 및 적은 경비로 치료 가능 *소아비만, 소아고지혈증 등*
	· 학교: 질병과 사고에 대한 감수성이 높고 위험발생률이 높은 연령집단
	· 전염질환 발생 시 전파가능성이 높고, 각 가정으로도 전염되기 쉬움
	· 학교보건사업내용: 학교보건실시, 학교건강증진, 프로그램, 보건실 운영 등
	· 보건교사(간호사 면허를 가진 자): 외상 등 간단한 치료, 응급처치, 보건지도, 응급상황 시 의약품 투여

정신보건

- 1차 예방: 지역사회 내 정신건강 증진 및 새로운 정신장애 발생 감소
- 2차: **조기발견, 신속한 치료**: 정신장애 사례와 유병기간 줄이기
- 3차: 정신장애 대상자 **사회적응 및 복귀 돕기**

· 지역 전체 주민 대상: 일반주민, 정신질환자, 입원환자 및 가족 포함
· 조현병과 같은 만성중증정신질환을 우선(알코올 중독, 치매 등)

정신보건서비스

정신보건서비스	낮병원 ★	부분입원의 한 형태로, 입원치료 외래치료의 중간단계 통원치료시설(낮 치료 > 밤 귀가)
		외래에서 다루지 못하는 집중, 포괄적인 통합 치료 가능
		독립적이고 생산적인 삶을 살도록 지역사회에 환자를 내보내는 것이 목표
	주간생활센터	낮병원과 유사하나 정신과 의사 관여 없이 진행되는 성격
		낮병원보다 저렴하나 병원과 독립되어 문제발생 시 의뢰요청 필요
	거주시설	만성질환자에게 적합한 유형: 집단가정, 중간치료소, 공동거주센터, 위탁가정 등
	정신보건센터	지역대상자 발견, 등록, 의뢰 및 만성정신질환자 사회적 재활 도모
		보건소와 지역 내 민간 정신보건 관련 단체와 연계 하에 사업 수행
	단기입원	지역사회 적응과정에서 급성 증상을 보이면 단기적으로 입원할 수 있는 제도
	정신과 응급서비스	응급 시 안전한 서비스 신속 제공 가능: 전화상담, 응급방문서비스, 24시간 위기 도우미팀 등

정신보건 전문요원 ★
정신보건간호사
정신보건임상심리사
정신보건사회복지사
정신건강직업치료사

지역사회 정신보건간호사의 역할
· 사회복귀시설 운영(3차 예방)
· 대상자 및 가족교육 및 상담
· 대상자 사회적응 및 직업 재활>사회복귀

노인보건

완치가 거의 불가능한 질환: 증상 악화 방지 및 예방 → 국민의료비 절감효과 & 노인 삶의 질 향상

노인보건 복지시설

노인보건 복지시설	노인**주거**복지시설	양로시설, 노인공동생활가정, 노인복지주택
	노인**의료**복지시설	노인**요양**시설, 노인**요양**공동생활가정
	노인**여가**복지시설	노인복지관, 경로당, 노인교실
	재가주거복지시설	방문요양**서비스**, 주·야간보호**서비스**, 단기보호**서비스**, 방문목욕서비스

노인장기요양보험

장기요양보험 가입자 및 그 피부양자 또는 의료급여수급권자 중
65세 이상 노인 또는 65세 미만자로 노인성 질병 가진 자(치매, 뇌혈관질환 등)

재가급여	방문요양, 방문목욕, 방문간호, 주·야간보호, 단기보호, 기타 재가급여 등	본인일부부담금 15%
시설급여	요양에 필요한 시설, 설비 및 전문 인력 있는 **노인 의료복지시설 등에 장기간 입소** (노인요양시설, 노인요양공동생활가정 등) *주의: 요양병원은 입원(시설급여 지원 X)*	본인일부부담금 20%
특별현금급여	가족요양비: 요양시설이 없는 도서벽지 지역에 지원되는 현금급여 *노인장기요양은 의료보장제도이나* 특례요양비: 비지정시설 서비스에 대한 특례요양비 *예외적으로 드물게 현금 급여* 요양병원간병비: 노인 요양병원 입원 대상자	

건강증진

질병예방: 건강악화 방지의 소극적 측면 / **건강증진**: 인구 전체 건강 초점을 두고 **건강수준을 더욱 향상** 시키기(건강 → 더 건강)
국민건강증진법: 건강에 대한 바른 지식 보급, 건강생활 실천 조건 조성으로 **국민의 건강 증진** 목적

· 금연: 화장실 내 벌금, 흡연예방 교육, 금연사업, 금연구역 확대 등
· 절주: 주류판매 면허제도, 주류가격 조정사업, 음주운전 단속 및 규제, 주류광고 판촉제한 등
· 구강건강   · 건강증진 신체활동
· 공중위생   · 영양 관련 등

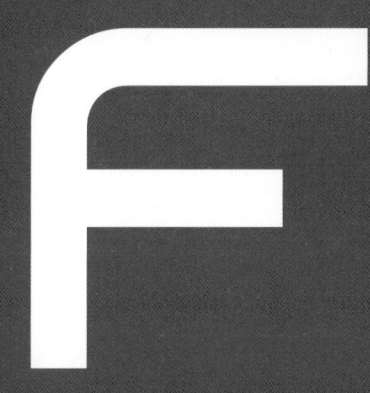

법규

의료법

감염병 예방 및 관리에 관한 법

구강보건법

정신건강증진 및 정신질환자 복지서비스 지원에 관한 법

결핵예방법

혈액관리법

간호법

의료법

의료법 이해

목적 모든 국민이 수준 높은 의료혜택을 받을 수 있도록 국민의 건강을 보호하고 증진하는 것

의료인 5명 보건복지부장관의 면허를 받은 의사, 치과의사, 한의사, 조산사, 간호사 ★

의사	의료와 보건지도	조산사	조산, 임부, 해산부, 산욕부, 신생아 보건과 양호지도	간호사	진료보조, 교육상담 및 건강증진 활동 기획, 수행, 결핵예방 [농어촌 등 보건의료를 위한 특별조치법] **보건진료전담공무원** 모자보건 및 가족계획 활동
치과의사	치과의료와 구강 보건지도				
한의사	한방의료와 한방 보건지도				

보건진료소: 리 / 의료취약지

의료기관 10곳

→ 간호사는 의료기관 설립 X
→ 요양원, 보건소는 의료기관 X

의원	치과의원	한의원	조산원	★ 간호법에도 나와요
병원	치과병원	한방병원	종합병원	정신병원	요양병원

→ 병원: 30개 이상의 병상 / 장기입원환자 대상으로 의료행위

종합병원 100개 이상의 병상 필요	7개 이상 진료과목 ← 병상: 100 이상 ~ 300 이하	병상: 300 초과 → 9개 이상 진료과목
필수 진료과목 전속 전문의 둘 것 비필수 진료과목 전속 전문의 필요 X	**필수 진료과목** 내과, 외과, 산부인과, 소아청소년과 영상의학과, 마취통증의학과, 진단검사의학과 or 병리과	➕ → 치과, 정신건강의학과 필수 진료과목 7개 + 2과목 추가

상급종합병원 보건복지부장관 지정: **중증질환**에 대하여 **난이도가 높은 의료행위를 전문**으로 하는 종합병원

중증질환
20개 이상 진료과목
전문의 수련

· **20개 이상의 진료과목**: 각 진료과목마다 **전속 전문의** 둘 것
· **전문의가 되려는 자를 수련시키는 기관**
· 보건복지부령으로 정하는 인력, 시설, 장비 등 갖추기
· 질병군별 환자구성 비율이 보건복지부령으로 정하는 기준에 해당할 것

보건복지부장관 ★
3년마다 평가 실시
재지정 or 지정 취소

\+ 최근 3년간 의료기관 / 개설자 법정문제 없어야 함

3개월 이상 업무정지, 개설허가 취소, 폐쇄 명령 등

전문병원 보건복지부장관 지정: **특정질환/과목**에 대하여 **난이도가 높은 의료행위**하는 병원급 의료기관

ex) 화상전문병원 척추전문병원

· 질병군별 환자구성 비율이 보건복지부령으로 정하는 기준에 해당할 것
· 보건복지부령으로 정하는 수 이상의 진료과목을 갖추고, 각 과목마다 전속 전문의를 둘 것

의료인 의사, 치과의사, 한의사, 조산사, 간호사 (간호사는 의료기관 개설 X)	의료기관의 장
· 다른 의료인의 명의로 의료기관을 개설하거나 운영 X · 면허증을 다른 사람에게 빌려주면 X *5년 이하 징역이나 5천만원 이하 벌금 + 면허취소* · 일회용 주사 의료용품은 한 번만 사용한 후 다시 사용 X	환자의 권리 등을 의료기관 내에 게시 신분을 알 수 있도록 명찰을 달도록 지시 감독(의사, 조무사, 의료기사 등) *수술, 응급상황, 의료행위를 안할 때 등은 명찰을 달지 않아도 됨*

의사 / 치과의사 / 한의사	최초 면허 받은 후 3년마다 보건복지부장관에게 신고(실태, 취업상황 등)	조산사	간호사
· **의학 / 한의학 / 치의학 대학 졸업** · 의학 / 한의학 / 치의학 전문대학원 > 석사 or 박사 학위 · 보건복지부장관이 인정 **외국의 학교 졸업 + 외국 의사면허 + 예비시험 합격자** · 졸업예정자는 자격은 있지만, 졸업을 해야 면허를 받을 수 있음		· 간호사 면허를 가지고 있는 자가 **1년 조산수습과정 마친을 마친 후** **조산사 국가 시험에 합격**	· **간호대/간호전문대 졸업** **\+ 간호국시 합격** · 보건복지부장관인정 외국학교졸업 \+ 외국 간호사면허 + 간호국시 합격

국가시험에 합격 후 보건복지부장관의 면허

한지 의료인 — 의사 면허 가능: 허가받은 지역에서 10년 이상 의료업무 종사 경력자
　　　　　　　　법 시행 당시 의료업무 종사자 경력 5년 이상인 자(5조 예외항목)

· 한지의사, 치과의사, 한의사: **허가받은 지역에서만 의료업무 종사**
· 허가받은 외의 지역에서 의료행위 : 면허취소 *의사가 많이 없던 시절 있던 것*

간호·간병통합서비스

의사·치과의사·한의사 의견서
환자 동의서(보호자 동의서)
의료기관의 장에게 신청

· 입원환자를 대상: **간호사, 간호조무사, 간병지원인력(요양보호사)**에 의한 입원서비스
· 보호자 등의 입원실 내 상주 제한 / 문안에 대한 기준 마련 및 안전관리 노력
· 병원급 의료기관(병원, 치과병원, 한방병원, 종합병원)은 간호·간병통합서비스 제공할 수 있도록 노력
· 간호·간병통합서비스 제공하는 병원급 의료기관은 인력, 시설, 운영 등 기준 준수
· 국가 및 지방단체는 간호·간병통합서비스 제공 확대, 원활한 인력수급, 근무환경 개선 등을 위한 시책 및 지원 필요

세탁물 처리 의료기관에서 나오는 세탁물은 의료인, 의료기관, 의료기관세탁물처리업 신고자만 처리 가능 > 의료세탁물 병원 밖에 나오면 X
특별자치시장, 특별자치도지사, 시장, 군수, 구청장에게 신고

의료법

의료인 결격사유

1. **정신질환자** 망각, 환각, 사고나 기분의 장애 등으로 인하여 **독립적으로 일상생활을 하는 데 중대한 제약이 있는 자**
2. **마약·대마·향정신성의약품 중독자**
3. **금치산자 = 피성년후견인** 정신이상 > 가족들의 신청으로 법원에서 선고 — 법률 무능력자: 모든 계약 무효
4. **한정치산자 = 피한정후견인** 낭비벽이 너무 심함 > 가족들의 신청으로 법원에서 선고 — 모든 공공기관 이용 및 대출 금지
5. **금고 이상의 실형을 선고받고 그 집행이 끝나거나 그 집행을 받지 아니하기로 확정된 후 5년이 지나지 아니한 자**
   사형>징역>금고>자격상실>벌금>구류>과료>몰수   형 끝나면 복귀 가능
6. 금고 이상의 형의 집행유예를 선고받고 그 유예기간이 지난 후 2년이 지나지 아니한 자
7. 금고 이상의 형의 선고유예를 받고 그 유예기간 중에 있는 자
   면허조건 = 조건부 면허: 금고 이상의 형 대신, 의료취약지 등에 근무

국가시험

의료인(의사, 치과의사, 한의사, 조산사, 간호사) 국가시험/예비시험은 **매년 보건복지부장관이 시행** *개정조항 〈시행일 25.06.21〉*
한국보건의료인국가시험원(국시원)에 맡길 수 있음
의료인 결격사유자는 국가시험에 응시 X : 부정행위 **합격 무효 및 국가시험 등의 응시를 3회의 범위에서 제한**

의료인의 권리와 보호

- 의료·조산·간호 등 **의료기술의 시행 누구든지 간섭 못한다**(법에 규정된 경우 예외)
- **의료기관** 시설, 기재, 약품, 기물 등 **파괴 손상 금지 & 의료기재 압류 금지**
- 의료기구, 약품, 시설, 재료 등 **우선적으로 공급받을 권리**
- *ex) 횡단보도 초록불이라도 응급차 우선* 물품, 노력, **교통수단에 대해서도 우선 공급**
- **의료기관을 점거하여 진료 방해 금지** : 교사하거나 방조하는 것 금지
- 의료인, 간호조무사 및 의료기사, 의료행위를 받는 사람 **폭행·협박 금지**

의료인을 방해하면 · 상해 발생: 7년 이하 징역 또는 1~7천만원 이하 벌금 · 중상해 발생: 3~10년 징역 · 사망: 무기 또는 5년 이상 징역

의료인의 의무

- 정당한 사유 없이 진료 거부 금지
- 응급환자에게 최선의 처치하기
- 연간 8시간 이상 보수교육(간호조무사 포함)

1년 이하 징역 또는 1천만원 이하 벌금

진단서

1. **사망 진단서**: 의사, 한의사, 치과의사 ★ *사망진단서 유효기간: 48시간*
   부득이한 사유로 직접 진단서를 내줄 수 없다면, **같은 기관에 종사하는** 다른 의사, 한의사, 치과의사가 **진료기록부 등에 따라 내줌**
2. **출생/사산 증명서**: 의사, 한의사, 조산사
   조산사는 진단서 교부 X (출생, 사산증명서만 가능)
3. **진단서·검안서**: 의사, 치과의사, 한의사 직접 진찰하거나 검안한 자
   진단서는 연도별로 종류에 따라 **일련번호** 붙이고, 복사본(부본)을 갖춘다.

[일반진단서]
- 환자 성명, 주민번호, 주소
- 병명(질병분류기호)
- 발병 연월일 및 진단 연월일, 입퇴원 연월일
- 치료 내용 및 향후 치료 소견
- 의료기관 명칭, 주소, 의사 성명, 면허자격, 면허번호

진단서: 3년 보관

[상해진단서]
- 질병의 원인이 상해로 인한 것, 상해소견
- 상해원인 또는 추정되는 원인
- 상해 부위 정도, 치료기간
- 입원 필요 여부, 외과적 수술 여부, 합병증 발생 여부
- 통상활동 가능 여부 / 식사 가능 여부

처방전

의료인이 직접 의약품 조제하는 경우가 아니면 약사는 약사법 적용
의사, 치과의사, 한의사 : 처방전 작성 및 발송(전자 처방전만 가능)
처방전은 2부 발급(환자가 원하면 추가발급 가능)

처방전: 2년 보관

- 환자의 성명, 주민번호
- 의료기관 명칭, 전화번호, 팩스번호
- 질병분류기호(환자 요청 시 뺄 수 있음)
- 의료인 성명, 면허종류, 번호(서명 / 도장)
- 처방 약품 명칭, 분량, 용법 및 용량
- 처방전 발급 연월일 및 기간
- 의약품 조제 시 참고사항
- 보건복지부장관이 정하여 고시하는 본인부담 구분 기호

★
		5년 보관 항목	
처 처방전	2년	환자명부	간호기록부
진 진단서	3년	검사소견기록	조산기록부
진 진료기록부	10년	방사선사진 및 소견서	
수 수술기록부	10년		

진료기록부 *의사가 작성*

의료인은 의료행위에 관한 의견을 상세히 기록 서명해야 한다.
(거짓, 추가 기재, 수정 금지)

진료기록부: 10년 보관

- 인적사항: 환자 성명, 주소, 연락처, 주민번호
- 주된 증상: 병력 및 가족력 추가 기록 가능
- 진단 결과 및 진단명   · 진료경과
- 치료내용: 주사, 투약, 처치 등   · 진료 일시

조산기록부 *조산사가 작성*

조산에 관련된 내용(산모와 태아 상태에 관한 것)

간호기록부 *간호사 / 조무사 작성*

- 간호 대상자 성명   · 간호일시   · 투약
- 체온, 맥박, 호흡, 혈압   · 처치와 간호에 대한 사항   · 섭취 배설

변사체 신고

의사, 치과의사, 한의사 및 조산사는 변사로 의심될 경우 **경찰서장**에게 신고

의료법

의료법 벌칙

벌칙	내용
10년 이상 징역 또는 1억원 이하 벌금	- 의료인자격이 없는 자가 의료기관 개설 / 운영
5년 이하 징역 또는 5천만원 이하 벌금	- 면허 대여, 알선, 무면허 의료행위 / 면허 외 의료행위 시킴 / 의료인이 아닌 자에게 의료행위를 하게 함 - 혈액매매 행위 - 의료기관의 의료용 시설, 기재, 약품 기타의 기물 등을 파괴·손상하거나 진료를 방해 - 의료행위 장소에서 의료인, 간호조무사, 의료기사 및 의료행위를 받는 사람을 폭행·협박 - 정당한 사유 없이 전자의무기록 개인정보, 진료기록전송지원시스템정보, 전자처방전 개인정보 등을 탐지, 누출, 변조, 훼손
감염병 예방 및 관리 법률	- 의료, 방역 물품을 수출하거나 국외로 반출 - 고위험체에 대한 반입 허가를 받지 않고 반입 / 생물테러 감염병 병원체 보유
3년 이하 징역 또는 3천만원 이하 벌금	- **환자뿐 아니라, 모든 사람의 정보 누설 및 발표 / 환자 아닌 다른 사람에게 환자 기록열람, 사본 내주기 금지** * 환자 본인 확인, 배우자 및 직계존속 / 비속 신분증, 동의서 필요 / 대리인: 자필동의서, 대리권 증빙서류 등 - 금품 제공, 영리목적으로 환자를 유인, 알선, 소개, 사주 행위
감염병 예방 및 관리 법률	- 고위험체 취급 시설 허가 없이 설치 / 운영 - 수술실 의료행위 절차, 동의 없이 임의로 촬영
2년 이하 징역 또는 2천만원 이하 벌금	- 의료인이 임신 32주 이전 태아 성별 알리는 것 금지 조항 삭제 <개정일 24.12.20> - 부주의로 CCTV 영상정보 분실, 도난, 변조, 훼손 당함
1년 이하 징역 또는 1천만원 이하 벌금	감염병 입원치료 / 격리 거부 의료인 또는 의료기관 개설자가 정당한 사유 없이 진료, 조산 요청을 거부한 경우
300만원 벌금	일반인과 접촉이 많은 곳에 감염병 환자 고용 / 성매개 감염병에 관한 건강진단을 안 받고 종사
200만원 벌금	예방접종증명서 거짓 발급 및 부정한 방법으로 예방접종을 받은 사람 정당한 사유 없이 감염병 및 역학조사에 관한 자료 미제공, 거짓 제공, 검사 질문 거부 / 기피하는 자

손글씨 메모:
- 대리 수술, 수혈, 마취시키다가 생명, 신체에 큰 위해를 주면 면허도 취소시킴
- 수술실 CCTV 자료 포함
- 단, 의사, 치과의사, 한의사가 불가피하게 필요할 경우만 바로 열람 가능
- 부모의 태아 성별에 대한 접근성 보장하기 위해서
- 거짓 신고/보고 1,2급 감염병: 500만원 벌금 3,4급 감염병 300만원 벌금

의료기관 — 의료인은 의료기관에서만 의료업 가능

- 응급환자 진료 / 환자 또는 환자 보호자 요청에 따라 진료
- 공익상 필요하다고 요청하는 경우 / 가정간호
- 특별히 법으로 정한 경우 or 부득이한 사유로 현장에서 환자의 진료가 필요한 경우
- 둘 이상의 의료기관 개설·운영 불가: 2인 이상 의료인 면허 소지 필요

치료, 관리를 의뢰하면, 의사 / 한의사 판단 아래 **가정전문 간호사 요청**
의사 / 한의사 진단, 처방에 따른 간호,
검체 채취·운반, 투약, 주사, 상담 등 의료행위 등을 함

병원: 가정간호(가정전문간호사) ≠ 보건소: 방문간호

간호사 혼자 의료기관 설립 X

| 의사 | 의원, 병원, 종합병원, 요양병원, 정신병원 | 한의사 | 한의원, 한방병원, 요양병원 | 치과의사 | 치과의원, 치과병원 | 조산사 | 조산원(지도의사 필요) |

의원, 치과의원, 한의원, 조산원 → 시장·군수·구청장 **신고**
병원, 종합병원, 치과병원, 한방병원, 요양병원, 정신병원 → 시·도지사 **허가**

원격의료
컴퓨터, 화상통신 등 정보통신기술 활용하여 먼 곳에 있는 의료인에게 의료지식, 기술 지원
원격의료를 하는 자는 환자와 **직접 대면하여 진료하는 경우와 같은 책임**을 진다.

의료기관 개설자 관리자 준수사항

- 입원실의 정원을 초과하여 입원 X
- 입원실 남 / 여 구분
- 입원실이 아닌 장소에 환자, 임부, 해산부 입원 X
- 정신병 환자: 정신병 입원실 외 입원 X
- **병원급: 응급환자, 입원환자를 위한 당직의료인 필요**

- 전염 우려가 있는 환자: 다른 환자와 같이 입원 X
- 전염 우려가 있는 환자 입원한 곳: 옷, 침구, 식기 등 완전 소독할 것
- 변질, 오염, 손상되거나 유통기한 사용기간이 지난 의약품은 진열 및 사용 X
- 환자 처치에 사용되는 기구 및 물품: 정해진 방법에 따라 소독(1회용품 제외)
- 한방병원 / 한의원: 규격품 사용 한약 조제
- **공중보건의 고용 X: 파견시설 외 공보의 당직의료 및 의료행위 X**

요양병원은 요양원(노인복지시설)이 아닙니다!!

요양병원

- 노인성 질환자: 치매, 중풍 등
- 만성질환자
- 외과적 수술 / 상해 후 회복 환자

- 의사 / 한의사 설립 운영
- 감염병환자, 정신질환자 불가능(치매만 가능)
- 시설안전관리 담당 당직 근무자 1명 이상

- 환자 이송과 동시에 진료기록 사본 등 요양병원에 송부
- 요양환자 상태 악화 방지: 다른 의료기관 협약 / 자체 시설 및 인력 확보

[환자의 안전을 위해 신체 움직임 제한 or 묶는 경우]

- **의사 처방 > 환자에게 충분히 설명 > 동의받기**
- 생명유지 장치 제거 등 환자에게 위해할 경우만 사용
- 최소 시간만 사용 & 주기적 확인

- 신체보호대: 전신 또는 신체 일부분의 움직임 제한하는 기구 장치
- **의료인, 요양병원 종사자: 연 1회 이상 신체보호대 사용 교육**
- 응급상황에 쉽게 풀거나 즉시 자를 수 있는 것
- 신체보호대 사용 사유 해소: 즉시 중단

환자/보호자 동의 필요
- 신체보호대 부작용 발생: 중지
- 보호대 외 다른 방법이 있으면 사용 중지

의료법

의료기관 의료인 정원	**1명 이상의 영양사**: 입원 시설을 갖춘 종합병원, 병원, 치과병원, 한방병원, 요양병원
	진료과목별로 필요한 만큼 의료기사, 의무기록사, 간호조무사 두기
	수급상 인력 필요시 간호사 or 치위생사 정원 일부를 간호조무사로 충당 가능
의료기관 급식관리	**영양관리 위원회**: 입원 시설을 갖춘 종합병원, 병원, 치과병원, 한방병원, 요양병원(병원장 / 부원장을 위원장으로)
	환자 식이: 일반식 / 치료식　특별식이 X
	영양사가 식단 작성: 환자 필요 열량 충족 / 매끼 검식 / 검식부 기록
	환자 음식은 뚜껑 있는 식기나 밀폐된 배식차에 적당한 온도 유지해서 공급(음식이 마르지 않도록)
	식사 후 식기 세척·소독　전염성 환자 식기 : 일반환자 식기와 구분 > 매 식사 후 멸균 소독
	수인성 전염병 환자가 남긴 음식 : 소독 후 폐기　그냥 폐기 X / 사료로 사용 X
	급식 관련 종사자: 연 1회 정기건강진단 > 전염성 질병 감염 시 필요 조치
	병원장: 급식 관련 종사자 위생교육
폐업·휴업 신고 진료기록부 이관	폐업 및 1개월 이상 휴업 → **시장·군수·구청장 신고**
	기록·보존 진료기록부 → **관할 보건소장 신고**　의료기관 개설자 직접보관: 보관계획서 작성 > 관할 보건소장 허가
의료기관 명칭	의원, 치과의원, 한의원, 조산원, 병원, 치과병원, 한방병원, 요양병원, 종합병원 명칭 표기
	· 고유명칭을 사용: 글자 크기는 의료기관 종류 명칭과 동일한 크기로　혼돈을 주는 특정 진료과목 / 질환명칭 사용 X
	· 상급종합병원으로 지정받은 경우 상급종합병원 명칭 표시 가능　· 전문병원 지정받은 경우 특정 과목 및 질환명 표기 가능
	· 개설자가 전문의인 경우: 고유명칭 + 인정받은 전문과목 표기 가능 + 의료기관 종류 명칭
	ex) · 전문의: 우리 **피부과** 의원　· 일반의: 우리의원/진료과목: **피부과**
	· 부속병원일 경우 명칭과 부속 표기　· 의료기관 명칭, 전화번호, 의료인의 면허 종류 및 성명 표기 가능
보건복지부장관 시·도지사 지도와 명령	국민보건에 중대한 위해가 발생 또는 우려가 있을 때, **의료기관 또는 의료인에게 지도와 명령 가능**
	· **업무 개시 명령**: 의료인이 정당한 사유 없이 진료 중단, 집단으로 휴업 폐업(의료파업 > 환자 진료 문제 > 업무개시 명령)
보건복지부장관 시장·군수·구청장	**1년 범위 내 의료업 정지 / 취소 / 폐쇄 명령 가능**: 무자격자에게 **의료행위**를 하거나 **면허 외 의료행위**를 한 때
보건복지부장관 면허 재발급 신청	**면허 취소와 재교부**　　　　　　　　　　　　　　　　**자격정지**
	· 의료인 결격사유 해당자　　　　　　　　　　　　　　· 의료인 품위 손상
	· 자격정지 처분 기간 중 의료행위　　　　　　　　　　· 의료기관 개설자가 될 수 없는 자에게 고용되어 한 의료행위
	· 3회 이상 자격정지 처분을 받은 경우　　　　　　　　· 진단서·검안서·증명서 거짓 작성, 고의로 추가 기재·수정
	· 사람의 생명 또는 신체에 중대한 위해를 발생하게 한 경우　**[의료인 품위 손상]**
	(의료인이 아닌 자/해당 면허가 없는 의료인에게 대리 수술, 수혈, 마취시키기)　· 비도덕 진료행위
	· 면허조건 불이행(의료취약지 등에서 업무 이행 X)　　· 거짓 / 과대광고
	· 면허증을 빌려준 경우 5년 이하 징역이나 5천만원 이하 벌금 + 면허취소　· 불필요 검사, 투약, 수술 및 부당진료비
	· 영리 목적: 환자 유인, 약국 유치, 담합
	*부모의 태아 성별 정보에 대한 접근성을 보장하기 위해 태아　· 전공의 선발: 금품 수수
	성감별 처벌조항이 삭제되었습니다.　　　　　　　　· 학문적으로 인정되지 않는 진료(간호/조산업무)
의료광고 금지사항 의료광고 심의: 보건복지부장관	· 의료법인·의료기관 또는 의료인이 아닌 자는 의료 광고 못함　· 심각한 부작용 등 중요한 정보 누락 광고
	· 평가받지 않은 신의료기술 광고　　　　　　　　　　　· 객관적으로 근거 없는 내용 광고
	· 치료효과 보장 및 소비자를 현혹할 우려가 있는 내용 광고　· 기사, 전문가 의견 형태로 표현하는 광고
	· 타 의료기관, 의료인 진료방법 비교 및 비방 광고　　　· 심의를 받지 않거나, 심의 내용과 다른 내용 광고
	· 수술장면, 시술행위 노출 광고　　　　　　　　　　　　· 외국인 환자 유치용 국내 광고
	· 거짓, 과장 광고 및 국민건강에 위해 발생의 위험이 있는 광고
병원 감염병 예방	· 150개 이상의 병상 갖춘 병원: 감염관리 위원회 및 감염관리실 설치
	· 감염관리실 전담 근무 <**감염병 관리에 경험이 있는 의사, 간호사, 의료기관의 장이 인정하는 자**> **1명 이상** 두어야 함

감염병 예방 및 관리에 관한 법

감염병 예방과 관리

목적 국민에게 위해가 되는 **감염병의 발생과 유행 방지(예방과 관리)** / 국민의 건강 증진 및 유지

기타 부록 171P를 참조하세요

★ **지정감염병** 유행여부를 조사하기 위해 감시활동이 필요한 **질병관리청장, 보건복지부장관과 협의**

감염병환자(환자, 의사환자, 병원체 보유자)의 발생 사망(검안), 병원체 확인 시 관할 보건소 신고

1급→즉시 신고	2급→24시간 이내 신고	3급→24시간 이내 신고	4급→7일 이내 신고(유행여부 조사, 표본감시)
생물테러감염병 또는 **치명률**이 높은 집단 발생 우려가 큰 감염병 · **높은 수준의 격리(음압 격리)** · 신고 위반 : 500만원 이하 벌금	전파가능성을 **고려하여 격리**가 필요한 감염병 · **격리가 필요** · 신고 위반 : 500만원 이하 벌금	발생, 유행여부를 **계속 감시**해야 하는 감염병 · 신고 위반 : 300만원 이하 벌금	1~3급 감염병 외 감염병 · 신고 위반 : 300만원 이하 벌금
에볼라바이러스병 디프테리아 마버그열 DTaP(사백신) 2/4/6개월 라싸열 크리미안콩고출혈열 남아메리카출혈열 리프트밸리열 두창 페스트 탄저 보툴리눔독소증 야토병 신종감염병증후군 중증급성호흡기증후군(SARS) 중동호흡기증후군(MERS) 동물인플루엔자 인체감염증 신종인플루엔자	결핵 BCG(생백신) 0~4주 백일해 홍역 유행성이하선염 MMR(생백신) 12~18개월 풍진 4~6세 폴리오 SALK 백신 b형헤모필루스인플루엔자 수두 콜레라 장티푸스 파라티푸스 물/식품 세균성이질 수인성 감염 장출혈성대장균감염증 A형간염 E형간염 수막구균 감염증 폐렴구균 감염증 한센병 성홍열 접촉주의 반코마이신내성황색포도알균(VRSA) 카바페넴내성장내세균속균목(CRE)	파상풍 황열 B형간염 0/1/6개월 뎅기열 C형간염 큐열 일본뇌염 웨스트나일열 말라리아 라임병 레지오넬라증 진드기매개뇌염 비브리오패혈증 유비저 발진티푸스 치쿤구니야열 쯔쯔가무시증 발진열 렙토스피라증 엠폭스(원숭이두창) 브루셀라증 공수병 신증후군출혈열 후천성면역결핍증(AIDS) 크로이츠펠트-야콥병(CJD) 및 변종크로이츠펠트-야콥병(vCJD) 중증열성혈소판감소증후군(SFTS) 지카바이러스감염증 매독	인플루엔자 회충증 수족구병 편충증 임질 요충증 클라미디아감염증 간흡충증 연성하감 폐흡충증 성기단순포진 장흡충증 첨균콘딜롬 반코마이신내성장알균(VRE) 감염증 메티실린내성황색포도알균(MRSA) 다제내성녹농균(MRPA) 다제내성아시네토박터 바우마니균(MRAB) 장관감염증 접촉주의 급성 호흡기 감염증 해외유입기생충감염증 엔테로 바이러스 감염증 사람유두종바이러스 감염증 코로나바이러스감염증-19

<참고> 질병관리본부장, 시·도지사 필요에 따라 실태관리 수시로 할 수 있음
1) 의료기관 감염관리 실태조사: 3년
2) 감염병 실태조사: 3년
3) 내성균 실태조사: 매년

국가 및 지방단체의 책무

 ★ **질병관리청장이 보건복지부장관과 협의** **5년마다**
(감염병 예방 및 관리)에 관한 **기본계획**

 시·도지사 **매년마다**
(감염병 예방 및 관리)에 관한 **세부계획**

 시장·군수·구청장 **매년마다**
(감염병 예방 및 관리)에 관한 **시행계획**

감염병 예방을 위한 국가사업

· 감염병 예방 및 방역대책
· 감염병 환자의 진료 및 보호
· 감염병 예방 예방접종계획 수립 및 시행
· 감염병 교육 및 홍보
· 감염병 정보 수집·분석 및 제공
· 인구변동 요인 감염병 발생조사·연구 및 예방대책 수립
· 감염병 예방 및 관리를 위한 정보시스템 구축 및 운영

· 감염병에 관한 조사·연구
· 감염병 병원체 검사·보존·관리 및 약제내성 감시
· 감염병 관리정보 교류 등을 위한 국제 협력
· 해외 신종감염병 병원체 정보 수집, 특성분석, 연구를 통한 예방 대응체계마련 보고서 발간 및 지침(메뉴얼) 고시
· 해외 신종 감염병 국내유입 대비 계획 준비, 교육 및 훈련
· 해외 신종 감염병 지속적 파악, 평가 및 관리대상 해외신종감염병 지정

· 감염병 치료 및 예방을 위한 약품 등 비축
· 감염병관리사업 평가
· 한센병 예방 및 진료업무 수행 법인/단체 지원

국민의 권리와 의무

국민은 감염병 격리 및 치료 등으로 인한 **피해를 보상받을 수 있음**
감염병 발생상황, 예방 및 관리 등에 관한 **정보와 대응방법을 알 권리**가 있다 = 국가, 지방자치단체 **신속한 정보 공개**
감염병에 대한 진단 및 **치료를 받을 권리**가 있고, **국가와 지방자치단체가 소요되는 비용 부담**
치료 및 격리조치 등 감염병 **예방 및 관리를 위한 활동 적극 협조**

감염병 예방 및 관리에 관한 법

감염병 역학조사

감염병 역학조사
- **질병관리청장**: · 둘 이상의 시·도에서 역학조사가 동시에 필요한 경우 · 감염병 발생 유행 여부 / 예방접종 후 이상반응 긴급 조사
  · 시·도지사 역학조사가 불충분 또는 불가능한 경우
- **시·도지사**
- **시장·군수·구청장**: · 감염병 발생 및 유행 우려가 있으면 지체 없이 역학조사(원인 규명)

[보건소장]
감염병 환자 등 명부: 3년 보관
예방접종 후 이상반응자 명부: 10년 보관

감염병환자, 감염병 의사환자, 병원체 보유자 발생	감염병 예방접종 후 이상반응
감염병 차단과 확산방지(감염원 추적활동, 발생규모 파악 등)	**원인 규명을 위한 활동**
· 감염병 환자 등의 인적사항	· 예방접종 후 이상반응자의 인적사항
· 감염병 환자 등의 발병일 및 발병장소	· 예방접종기관, 접종 일시 및 접종 내용
· 감염병의 감염원인 및 감염경로	· 예방접종 후 이상반응에 관한 진료기록
· 감염병 환자 등에 관한 진료기록	· 예방접종약에 관한 사항
· 그 밖에 감염병의 원인 규명과 관련된 사항	· 그 밖에 예방접종 후 이상반응의 원인 규명과 관련된 사항

고위험병원체
*허가 받지 않고 반입 5년 이하 징역 또는 5천만원 이하 벌금
*미신고 설치/운영 3년이하 징역 또는 3천만원 이하 벌금

· **생물테러 목적**으로 이용 / 외부로 유출될 경우 국민 건강에 심각한 위험을 초래할 수 있는 감염병 병원체
· 고위험병원체 분리 및 이동, 국내 반입: **질병관리청장에게 신고, 허가**(명칭, 검체명, 분리일시, 이동 계획 등)

예방접종

특별자치시장·특별자치도지사 또는 시장·군수·구청장
· **관할 보건소**를 통하여 정기예방접종 실시
· **정기예방접종 대상 아동 부모**에게 정기예방접종을 사전 공지
· **임시예방접종**: 뜻밖에 감염병 유행 시 시행(접종일시, 장소, 종류, 범위 미리 공고) ★

예방접종 역학조사
- **질병관리청장**: 예방접종 효과 / 예방접종 후 이상반응 조사
- **시·도지사**
- **시장·군수·구청장**: 예방접종 후 이상반응 조사

[예방접종 증명서] **질병관리청장, 특별자치시장·특별자치도지사 또는 시장·군수·구청장** 정기/임시예방접종 증명서: 본인 or 법정대리인에게 발급
[예방접종 기록 및 보고] **특별자치시장·특별자치도지사 또는 시장·군수·구청장** 예방접종 관한 기록 작성 및 보관

[예방접종 여부 확인] **특별자치시장·특별자치도지사 또는 시장·군수·구청장**
· 초등/중등학교 장, 유치원의 장, 어린이집 원장에게 예방접종 여부 확인 요청
· 예방접종을 끝내지 못한 영유아, 학생: 예방접종 시행

감염병 강제처분

질병관리청장, 시·도지사, 시장·군수·구청장 해당 공무원으로 하여금 조사나 진찰을 하게 하며,
환자로 확인 시 동행하여 치료받게 하거나 **입원**시킬 수 있음   보건소장: 격리대상자 가정방문 지시

· 전실 및 음압시설 등을 갖춘 1인 병실(격리) 보건복지부령 기준에 따라 설치
· 감염병관리 기관은 정당한 사유 없이 감염병 환자의 입소 거부 X
· 전파 위험이 높은 감염병: 감염병관리기관에서 입원치료를 받아야 함
· 감염병 환자는 일반인과 접촉이 많은 일의 직업 종사 X, 감염병 환자 고용 X(증상 및 감염력 소멸되는 날까지 제한)
· 감염병 유행 방역 조치(일시적 폐쇄 / 출입금지 / 해당 장소 이동제한 / 통행차단 등)

→ 인간의 존엄과 가치존중, 기본적 권리보호, 법률에 따르지 아니하고는 취업제한 불이익 X

휴교 / 휴업 / 휴원
교육부장관 또는 교육감 휴업, 휴교, 휴원 명령 가능 **질병관리청장과 협의 필요**

방역관
감염병 발생지역: 현장 조치권한

질병관리청장, 시·도지사 감염병 예방 및 방역업무 담당 방역관(4급 공무원) 임명
· 통행의 제한 및 주민 대피   · 의료인 등 감염병 관리인력에 대한 임무 부여
· 감염병 매개 음식물, 물건 등 폐기·소각   · 방역물자 배치

소독업을 하기 위해 시설·장비·인력을 갖추고
특별자치시장·특별자치도지사 및 시장·군수·구청장에게 신고 → 위반 시 벌금 300만원

인수공통 감염병
탄저, 고병원성 조류인플루엔자, 광견병 등 즉시 **질병관리청장에게 통보**
국립가축방역기관장·시장·군수·구청장 또는 시·도 가축방역기관의 장

구강보건법

구강보건법

목적 국민의 구강질환 예방·진단 / 구강건강 유지·증진을 위한 구강보건사업 효율적 추진

★ **구강보건사업 계획 수립**

| 보건복지부장관 (구강보건사업)에 관한 **기본계획** | **5년마다** | 특별시장·광역시장·시·도지사 (구강보건사업)에 관한 **세부계획** | **매년마다** | 시장·군수·구청장 (구강보건사업)에 관한 **시행계획** | **매년마다** |

구강보건사업 기본계획 (구강보건사업 대상자 잘 기억해두기)
1. 구강보건에 관한 조사·연구 및 교육
2. 수돗물불소도포
3. 학교 구강보건
4. 사업장 구강보건
5. 노인·장애인 구강보건
6. 임산부·영유아 구강보건
7. 구강보건 관련 인력 역량강화
8. 그 밖에 구강보건사업(대통령령)

구강 실태조사 질병관리청장, 보건복지부장관 협의 **3년마다**
- 구강건강 상태: 치아/치주 건강, 의치보철 상태, 치아 반점도
- 구강건강 의식: 구강보건 지식, 태도, 행동, 기타

수돗물불소도포사업

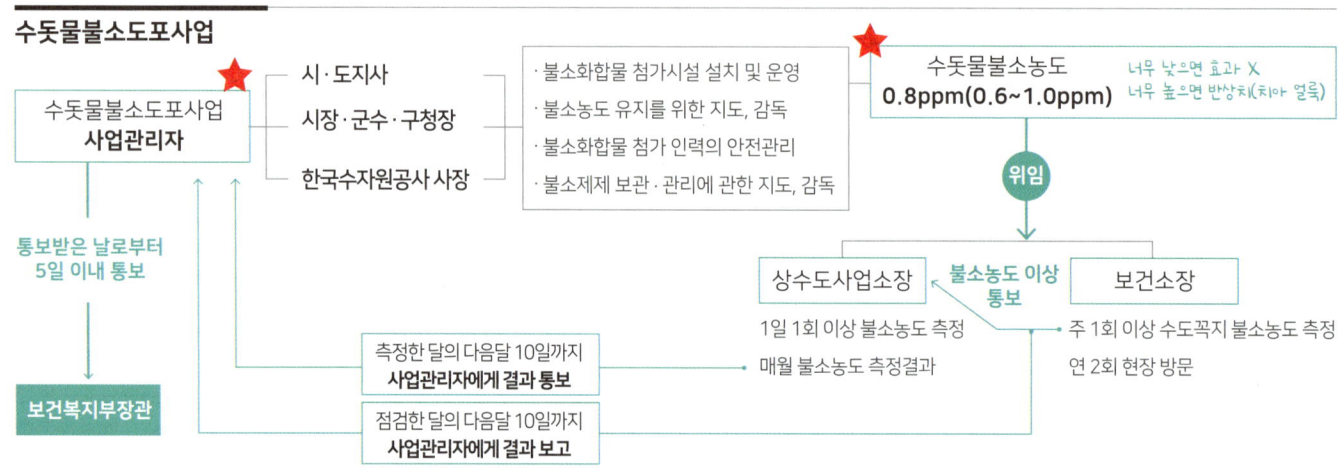

수돗물불소도포사업 사업관리자 → 시·도지사 / 시장·군수·구청장 / 한국수자원공사 사장
- 불소화합물 첨가시설 설치 및 운영
- 불소농도 유지를 위한 지도, 감독
- 불소화합물 첨가 인력의 안전관리
- 불소제제 보관·관리에 관한 지도, 감독

★ **수돗물불소농도 0.8ppm(0.6~1.0ppm)** 너무 낮으면 효과 X / 너무 높으면 반상치(치아 얼룩)

위임 → **불소농도 이상 통보**
- 상수도사업소장: 1일 1회 이상 불소농도 측정, 매월 불소농도 측정결과
- 보건소장: 주 1회 이상 수도꼭지 불소농도 측정, 연 2회 현장 방문

통보받은 날로부터 5일 이내 통보 → **보건복지부장관**

측정한 달의 다음달 10일까지 사업관리자에게 결과 통보
점검한 달의 다음달 10일까지 사업관리자에게 결과 보고

학교 구강보건사업

초등학생 주치의사업: 구강검사, 구강질환예방진료, 구강보건교육 등 지원
- 칫솔질과 치실질 등 구강위생관리 지도 및 실천
- **불소용액양치**와 치과의사 / 치과의사의 지도에 따른 **치과위생사의 불소도포**
- 지속적인 구강건강관리
- 그 밖에 학생의 구강건강 증진에 필요한 사항

불소용액양치사업 양치횟수
- 매일 1회 양치: 0.05%
- 주 1회 양치: 0.2%
- 불소도포 횟수: 6개월에 1회

★ **학교구강보건시설 설치**
- 집단 칫솔질을 위한 수도시설
- 구강보건실
- 불소용액양치를 위한 구강보건용품 보관시설

사업장 구강보건사업

사업장의 사업주가 **구강보건교육**과 **구강검진** 실시

노인·장애인 구강보건사업

국가와 지방자치단체는 「노인복지법」, 「장애인복지법」에 따라
구강검진, 구강보건교육, 홀로 사는 **노인 구강건강**을 위해 노력해야 한다.
장애인이 **구강진료를 쉽게 이용할 수 있도록 장애인구강진료센터 정보를 제공**해야 한다.

모자·영유아 구강보건사업

치아우식증(충치), 치주질환(잇몸병) 기타 구강질환 예방 및 관리 교육

특별자치시장·특별자치도지사 또는 **시장·군수·구청장**
모자수첩을 발급받은 **임산부와 영유아**: 구강검진, 구강보건교육, 결과 모자보건수첩에 기록·관리

[임산부·영유아 구강검진 내용] ★
- 임산부: 치아우식증(충치), 치주질환(잇몸병), 치아마모증, 기타 구강질환 상태
- 영유아: 치아우식증(충치), 치아 및 구강발육 상태, 기타 구강질환 상태

[모자수첩 기재사항]
- 임산부 산전, 산후 구강건강관리 사항
- 임산부, 영유아 정기 구강검진 사항
- 영유아 구강발육과 구강관리상 주의사항
- 구강질환 예방진료 사항

보건소 구강보건실

보건소는 구강질환 예방 및 진료를 위해
구강보건실 또는 구강보건센터를 설치, 운영 해야 함
- 구강건강증진을 위한 교육, 홍보
- 불소용액 양치 및 불소도포, 치아홈메우기, 스케일링
- 구강검진, 노인 틀니 사업
- 수돗물불소도포사업
- 지역 내 구강건강증진 관련 민간 협력체계 구축
- 노인, 장애인 및 취약계층 구강질환 예방 진료

정신건강증진 및 정신질환자 복지서비스 지원에 관한 법

정신질환자를 위한 법률

목적 정신질환자의 예방, 치료 / 정신질환자의 재활, 복지, 권리보장, 정신건강 친화적 환경조성에 필요한 사항 규정

 기본이념
- 모든 국민은 정신질환으로부터 보호받을 권리를 가진다.
- 모든 정신질환자는 인간으로서 존엄과 가치를 보장받고, 최적의 치료를 받을 권리가 있다. 최적의 치료(O), 최고의 치료(X)
  (정신질환자라는 이유로 차별 대우 X)
- 미성년 정신질환자는 특별히 치료, 보호 및 교육받을 권리가 있다. 미성년 정신질환자(O), 모든 정신질환자(X)
- 정신질환자는 스스로 결정할 수 있는 자기결정권을 존중받는다.
  (신체와 재산에 관한 사항, 주거지, 의료행위 동의 거부, 타인과 교류, 복지서비스 이용 여부 및 선택 등)
- 정신질환자는 스스로 이해하여, 자유로운 의사표시를 표현할 수 있도록 필요한 도움받을 권리를 가진다.
- 정신질환자는 자신과 관련된 정책의 결정과정에 참여할 권리를 가진다.

정신질환자란? 망상, 환각, 사고나 기분장애 등으로 독립적인 일상생활에 중대한 제약이 있는 사람

보건복지부장관
(정신건강 증진 및 정신질환자 복지서비스 지원)
기본계획
실태조사 참고: 구강사업 3년마다
정신질환자 인권 복지 증진 추진사항 백서 발간

5년마다 · 영·유아, 아동, 청소년, 중·장년, 노인 등 **생애주기 및 성별에 따른 정신건강증진사업**
조기발견, 치료를 위한 교육, 상담 등
임산부(O) 신생아(X)
· **정신건강전문요원** - 정신건강임상심리사 심리 평가 및 교육, 심리상담 및 안정
- 정신건강간호사 간호 필요성 관찰, 자료수집, 간호활동 기획, 수행
- 정신건강사회복지사 사회서비스 지원 등 조사, 사회복지서비스 지원 상담, 안내
- 정신건강작업치료사 재활치료, 직업재활훈련 제공

정신건강전문요원 결격사유: 피성년 후견인, 금고 이상의 형을 선고받고 집행이 끝나지 않거나 집행을 받지 아니하기로 확정되지 아니한 사람

기관, 단체, 학교 건강증진사업 기관, 단체, 학교의 장 및 사업장의 사용자는 구성원들의 정신건강증진사업 실시(교육, 상담, 치료 등)
경찰서, 소방서, 직업군인, 교정시설 근무자, (초등, 중등, 고등, 특수)학교, 대학, 사회복지시설

정신건강증진사업 시설 3가지 폐지, 휴지, 재개 신고: **특별자치시장, 특별자치도지사·시장·군수·구청장**

보건복지부장관 정신건강증진시설 평가 **3년마다**

1. 정신의료기관
국립·공립 정신병원
- 정신질환자 치료 목적, 정신병원 또는 의원(정신건강의학과)
- 국가, 지방단체가 운영, 지역적으로 균형 있게 분포 및 지역사회 중심으로 관리
- 정신건강증진사업 수행 및 인력에 대한 교육, 훈련 담당

2. 정신요양시설
- 정신질환자를 입소시켜 요양서비스를 제공하는 시설
- **국가, 지방단체가 운영** 또는 사회복지법인(비영리법인)체만 설립 가능 > 특별자치시장, 특별자치도지사·시장·군수·구청장의 허가
- 정신요양시설의 장에게 정신질환자에게 지장이 없는 범위 내에서 **시설 개방 요구** > 보건복지부장관, 시·도지사, 시장·군수·구청장
- 정신요양시설의 장은 의료와 관련된 부분 **정신건강의학과 전문의에게 자문**

3. 정신재활시설
- 정신질환자 사회적응을 위한 각종 훈련과 생활지도를 하는 시설
- **개인 설립 가능: 특별자치시장, 특별자치도지사·시장·군수·구청장 신고**
  ① 생활시설: 의식주 제공
  ② 재활훈련시설: 직업활동, 사회생활을 위한 재활활동 지원(상담, 교육, 취업, 여가, 문화, 사회참여 등)
  ③ 생산품 판매시설: 정신질환자가 또는 장애를 가진 사람의 생산품 판매, 유통 지원
  ④ 중독자재활시설: 알코올, 약물, 게임 중독 등을 치유 또는 재활
  ⑤ 종합시설: 2개 이상 정신재활시설 기능 복합적, 종합적으로 제공

정신건강복지센터
- (보건소 설치) 국가 또는 지방자치 단체가 설치, 운영
- 위탁받아 정신건강증진사업 등을 사업을 수행하는 기관 또는 단체

국가와 지방자치단체 복지서비스 제공
- 복지서비스 개발
- 고용 및 직업재활 지원
- 평생교육 지원(평생교육기관 지정 및 운영)
- 문화, 예술, 여가, 체육활동 등 지원
- 지역사회 거주, 치료, 재활 등 통합지원
- 가족에 대한 정보 제공과 교육

정신건강증진 및 정신질환자 복지서비스 지원에 관한 법

정신질환자 보호 및 치료

보호의무자 후견인 또는 부양의무자 *보호하고 있는 정신질환자를 유기하면 안 됨*

결격사유
- 피성년후견인 및 피한정 후견인
- 미성년자 *고령자(O), 미성년자(X)*
- 행방불명자
- 파산선고를 받고 복권되지 아니한 사람
- 해당 정신질환자 상대로 소송이 진행 중인 사람 또는 소송 사실이 있던 사람과 배우자
- 그 밖에 부득이한 사유로 보호의무자 의무를 이행할 수 없는 사람

자의입원 ★
가장 권장하는 입원
- 자신의 의지에 따른 입원(가장 권장)
- 퇴원 요청 시 지체 없이 퇴원 / 입원 날부터 2개월마다 퇴원의사 확인 *확인사항 기록으로도 남겨두기*

동의입원
환자 동의 + 보호자 동의
- 보호자의 동의를 받아 입원
- (보호자 동의 O) 퇴원 요청: 지체 없이 퇴원
- (보호자 동의 X) 퇴원 요청: 정신건강의학과 전문의 진단결과 확인 *72시간까지 퇴원 거부 가능 / 퇴원 거부 기간: 입원 등으로 전환*
- 입원 날부터 2개월마다 퇴원의사 확인

보호자에 의한 입원
강제 입원
- 환자 동의 X, 보호자 2명 이상 동의 + 정신건강의학과 전문의 진단
- 최대입원기간: 3개월 / 퇴원 연장 시 *서로 다른 정신의료기관 소속 정신건강의학전문의 2명 이상 일치된 소견이 있어야 연장 입원 가능*
- 정확한 진단을 위하여 2주 내로 입원 가능
- 보호자가 퇴원 요청 시: 지체 없이 퇴원이나 문제소견이 있을 경우 정신의료기관 등의 장은 퇴원 거부 가능

특별자치시장 / 특별자치도지사 / 시장·군수·구청장
강제 입원
- 경찰관, 정신건강의학과전문의, 정신건강전문요원: 자신의 건강 또는 타인에게 해를 끼칠 위험이 있는 사람 발견
 → 진단과 보호 요청 가능(정확한 진단을 위하여 2주 내로 입원 가능)
- 지체 없이 2명 이상의 정신건강의학과전문의에게 진단 의뢰 + 결과 특별자치시장, 특별자치도지사, 시장·군수·구청장 서면통지

응급입원
정신과의사 소견 필요 없는 강제 입원
- 자신의 건강 또는 타인에게 해를 끼칠 위험이 있는 정신질환자로 추정되는 사람 발견
 → 상황이 매우 급박, 시간적 여유가 없을 때 일반의사 + 경찰관 동의로 입원 *공휴일 제외 3일 입원*
- 지체 없이 정신건강의학과전문의에게 진단 의뢰
 → 입원 필요 X: 즉시 퇴원   → 입원 필요 O: 지체 없이 보호의무자 또는 보호하고 있는 사람에게 서면통지 *사유, 기간 및 장소 등*

임시퇴원(가퇴원) 2명 이상의 정신건강의학과 전문의 진단결과 일시적 퇴원 등으로 회복경과 관찰이 필요하면 3개월 범위에서 임시 퇴원

외래치료 명령 입원을 하기 전 자신 또는 타인에게 해를 끼치는 행동을 한 사람 보호의무자의 동의 + 1년 범위 외래치료 명령 *잘 안지켜지면 입원*

정신질환자 권익 보호 및 지원

정신건강증진시설 장과 종사자
인권에 관한 교육 1년 4시간 이상

- 응급입원을 제외하고는 정신건강전문의의 진단 없이 정신질환자 입원 또는 입원 연장 X
- 진단서 발급일부터 30일까지 진단 유효
- 정신질환자이거나 정신질환자란 이유로 불공평한 대우 X(기회 제한, 박탈 등)
- 정신질환자, 보호의무자 또는 보호하고 있는 사람 동의 없이 정신질환자 녹음, 녹화, 촬영 X
- 정신건강전문의에게 지시 받는 치료 또는 재활목적이 아닌 노동 강요 X
- 다른 사람의 비밀 누설 및 공표 X
- 법으로 정한 정신질환자 보호시설 장소 외 정신질환자 수용 X, 폭행 가혹행위 X
- 특수치료(전기충격요법, 인슐린혼수요법, 마취하최면요법, 정신외과요법 등)는 필요 정보 제공 + 본인 동의 필요
- 치료 목적으로 정신건강의학과전문의 지시가 아니면 통신과 면회의 자유 제한 X *지시하의 자유 제한도 최소한으로*
- 작업치료: 치료 재활 및 사회적 도움이 된다고 인정되는 경우만 가능(본인 신청, 동의, 정신건강의학과전문의의 지시)
- 국가 또는 지방자치단체는 정신질환 회복자가 능력에 따라 적당한 직업훈련을 받을 수 있도록 노력

결핵예방법

| 결핵 | 결핵균으로 인하여 발생하는 질환(초기 무증상 > 멈추지 않는 기침, 발열, 야간 발한, 체중감소, 식욕부진) |

결핵균검사

★		임상적 특징	방사선학적 검사(X-ray)	투베르쿨린검사	객담검사
결핵환자	임상적 특징 & 객담검사 양성으로 확진	O	O	O	O
결핵의사자	결핵 초기 환자 의심: 예방차원 결핵약 복용	O	O	O	X (의심)
전염성 결핵환자	객담검사 양성으로 타인에게 전염시킴	△	△	△	O
잠복결핵환자	결핵균 억제, 잠복된 상태: 결핵약 복용	X	X	X	X
			결핵감염검사(피검사) 양성 / 그 외 검사 음성		

투베르쿨린검사 PPD(항원) 0.1mL 피내주사: 48시간 후 발적 길이 측정(10mm이상 양성)
양성의 의미
① 현재 활동성 결핵감염
② 결핵균과 유사한 다른 세균
③ 노출 결핵예방주사 BCG

질병관리청장(결핵관리) **종합계획** 5년 마다

· 결핵환자 진단 및 치료 또는 보고를 받은 의료기관의 장
· 결핵환자 등이 사망 또는 그 사체 검안

→ **2급 감염병 24시간 이내 보건소장 신고** ★ →

관할 보건소장
감염원 / 사례 조사: 인적사항, 접촉자, 집단생활 여부 등
해당 의료기관: 간호사 배치 또는 방문 > 환자관리 및 지도

시·도지사 / 시장·군수·구청장 / 질병관리청장
역학조사 실시, 잠복결핵감염자 치료 등 조치

| 결핵검진 | 의료기관의 장, 학교·유치원·어린이집의 장, 아동복지시설의 장 등 **결핵검진 매년 실시** |

시·도지사 / 시장·군수·구청장
결핵환자에게 일정기간
강제입원 명령할 수 있음

· **전염성 소실 판정을 받을 때까지 업무 종사 금지(객담검사)** 생계유지 곤란: 부양가족 비용지원 및 생활보호조치
 의료 및 보조업무, 학교 및 유치원, 원양구역 항해, 8시간 이상 비행, 대중과 접촉을 많이 하는 자, 영유아, 임산부 노인 등
· 비전염성결핵환자를 결핵환자라는 이유로 취업 거부 X, 전염성이 소실되면 복직

| 대한결핵협회 | ① 결핵에 대한 조사·연구 **질병관리청장**: 결핵예방 및 퇴치를 위한 각호의 결핵관리 사업 실시 |

② 결핵예방 및 퇴치사업
③ 크리스마스씰 모금 및 모금계획

혈액관리법

혈액관리법	수혈자와 헌혈자를 보호, 혈액관리를 적절하게 하여 국민보건 향상
혈액관리업무 기준에 적합한 시설, 장비 필요	수혈, 혈액제제의 제조에 필요한 **혈액을 채혈, 검사, 제조, 보관, 공급, 품질관리** 치과 (O): 의료기관으로 시설을 갖추면 OK ① 의료기관 ② 대한적십자사 ③ 보건복지부령으로 정하는 혈액제제 제조업자 보건소 (X): 의료기관 아님 **혈액관리업무기록: 10년 보존**
혈액원 보건복지부장관: 혈액원 혈액관리 업무 심사 평가	혈액관리 업무를 수행하기 위해 허가받은 자 / 혈액공급차량 운영 **1명 이상의 담당의사를 두어야 함**: 혈액의 검사, 제조, 보존 등 혈액제제 제조업무 관리
헌혈자 ⭐ 혈액증서 포함 매매X 교사, 방조, 알선 X	**무상**으로 혈액을 혈액원에 제공 혈액 매매행위 : **5년 이하의 징역 또는 5천만원 이하의 벌금** **헌혈증서(양도 가능)**: 헌혈자에게 발급 > 의료기관에 헌혈증서를 제출하면 **헌혈1회당, 혈액제제 1단위 무상제공**

보건복지부장관   헌혈권장에 관한 계획   **매년마다** ⭐
- 헌혈자의 날(6/14), 헌혈자의 날 취지에 적합한 기념행사를 통해 헌혈 권장
- 헌혈공로자: 훈장 / 표창

부적격혈액 ⭐ 발견 즉시 식별이 용이하도록 겉면에 사유 기재 ↓ 부적격 혈액 분리/격리 잠금장치공간 별도 보관 ↓ 폐기> 보건복지부장관 보고	채혈 시 또는 채혈 후 이상이 발견된 혈액 또는 혈액제제 ① 채혈과정에서 응고 또는 오염 ② 혈액선별 검사 부적격 기준(양성반응) ── B형간염 ③ 감염병요인, 약물요인 해당자로 채혈 C형간염 ④ 심한 혼탁 또는 변색, 용혈됨 후천성면역결핍증(AIDS) ⑤ 밀봉 또는 표지가 파손 인체(T)림프영양성바이러스검사(백혈병유전검사) ⑥ 보존기간 경과 매독 ⑦ 기타 안전성 부적격 요인 간기능검사(ALT) 101IU/L 이상
특정수혈부작용 ⭐ 수혈한 혈액제제로 인한 부작용	· 사망: **지체 없이 신고** ─────────────────────── **보건복지부장관** · 장애, 입원치료 부작용, 바이러스 감염(AIDS, B형간염), 기타 부작용 : **확인한 날로부터 15일 이내 신고**

헌혈자 신원 확인 및 건강진단

- **신원 확인**: 신원 확인에 필요한 요구를 따르지 않으면 채혈 X   사진이 붙어 본인임을 확인
- **건강진단**: 감염병 환자 및 건강기준 미달자 채혈 X   할 수 있는 신분증명서
- 체온, 맥박, 체중, 혈압 측정
- 황산구리법에 따른 혈액비중 검사
- **검사 결과 조회**: 혈액원은 채혈 전 채혈금지 대상 여부, 헌혈 경력 및 검사 결과 조회

[채혈업무]
- 채혈 전 건강진단 및 헌혈기록카드 작성
- 채혈에 필요한 시설을 갖춘 곳에서 의사의 지도하에 시행
- 1인 1회 채혈량 초과 X(희귀혈액 채혈 다소 예외)
- 채혈량 초과: 헌혈자 구토 및 어지럼증 발생

혈액제제   혈액 및 혈액을 원료로 하여 제조한 의약품 ⭐
- 혈액보존 온도 유지장치 및 기록 장치
- 혈액제제 부적격 여부 주기적 점검
- 이상없는 혈액제제 보존중 폐기 또는 변질시키지 말 것
- 혈액제제 공급: 보존온도 유지하는 적절한 용기로 운송, 공급

3년 보관   수령확인서 2부: 혈액제제 수령자 / 혈액원 ⭐

[전혈]   [성분채혈] 다종성분채혈: 두 종류 이상 성분채혈 : 600mL

전혈 400mL	농축적혈구 500mL	신선동결혈장 500mL	농축혈소판 500mL
1~6℃	1~6℃	-18℃ 이하	20~24℃

혈색소, 헤모글로빈 채혈 (X)   적혈구 채혈 (O)

혈액관리법

채혈금지 대상자 ★	① 감염병환자, 약물복용환자, 건강기준 미달자 ② 보건복지부장관: 채혈금지 대상자 명부 작성, 관리
건강진단 관련 요인	① 남자 50kg 미만, 여자 45kg 미만 ② 체온이 37.5℃ 초과 ③ 수축기혈압이 90 미만 또는 180mmHg 이상 ④ 이완기혈압이 100mmHg 이상인 자 정상혈압 120 / 80mmHg ⑤ 맥박이 1분에 50회 미만/100회를 초과하는 자 정상: 60~100회/1분
감염병 요인	만성 **B형간염**, **C형간염**, 후천성면역결핍증, 바베스열원충증, 샤가스병 또는 크로이츠펠트 - 야콥병 등, 기타 보건복지부장관이 정하는 혈액매개 감염병환자 또는 병력자 ① 말라리아: 치료종료 후 3년 경과 안됨 ② 브루셀라증: 치료종료 후 2년 경과 안됨 ③ 매독: 치료종료 후 1년 경과 안됨 ④ 급성 B형간염: 완치 후 6개월 경과 안됨
질환 관련 요인	① 급성 감염성 질환이 의심 증상(발열, 인후통, 설사 등)이 없어진지 3일 경과 안 됨 ② 암환자, 만성폐쇄성폐질환 등 호흡기질환자, 간경변 등 간질환자, 심장병환자, 당뇨병환자, 자가면역질환자(류머티즘), 신부전/신장질환자, 혈액질환자(혈우병, 적혈구증다증 등), 한센병환자, 성병환자(매독환자는 제외), 알코올중독자, 마약중독자 또는 경련환자(의사가 헌혈 가능하다고 판정한 경우에만 예외)
약물 관련	① 아스피린을 투여(혈소판 기능에 영향줌)받은 후 3일, 티클로피딘 등을 투여받은 후 2주 경과 안 됨(혈소판 헌혈의 경우에 한함) ② 이소트레티노인, 피나스테라이드 성분의 약물을 투여받고 4주 경과 안 됨 ③ 두타스테라이드 성분의 약물을 투여받고 6개월 경과 안 됨 ④ B형간염 면역글로불린, 태반주사제를 투여받고 1년 경과 안 됨 ⑤ 아시트레틴 성분의 약물을 투여받고 3년 경과 안 됨 ⑥ 보건복지부장관이 인정하여 고시하는 약물의 투여자로서 보건복지부장관이 정하는 기간 경과 안 됨 ⑦ 과거에 에트레티네이트 성분의 약물을 투여받은 적이 있는 자, 소에서 유래한 인슐린을 투여받은 적이 있는 자, 뇌하수체 유래 성장호르몬을 투여받은 적이 있는 자 ⑧ 변종크로이츠펠트-야콥병의 위험지역에서 채혈된 혈액의 혈청으로 제조된 진단시약 등 투여자, 보건복지부장관이 인정하여 고시하는 약물의 투여자는 영구 금지
예방접종 관련	① 예방접종을 받은 후 24시간이 경과 안 됨 : 콜레라, 디프테리아, 인플루엔자, A형간염, B형간염, 주사용 장티푸스, 주사용 소아마비, 파상풍, 백일해, 일본뇌염, 신증후군출혈열(유행성출혈열), 탄저, 공수병 ② 예방접종을 받은 날부터 2주가 경과 안 됨: 사람홍역, 유행성이하선염, 황열, 경구용 소아마비, 경구용 장티푸스 ③ 예방접종을 받은 날부터 4주가 경과 안 됨: 풍진, 수두 예방접종 또는 BCG
진료 및 처치 관련 요인	① 임신 중, 분만 또는 유산 후 6개월 이내(본인이 출산한 신생아에게 수혈하고자 하는 경우에 예외) ② 수혈 후 1년이 경과 안 됨 ③ 전혈채혈일로부터 8주, 혈장 성분채혈, 혈소판혈장 성분채혈 및 두단위혈소판 성분채혈일로부터 14일, 백혈구 성분채혈 및 한단위혈소판 성분채혈일로부터 72시간, 두단위적혈구 성분채혈일로부터 16주가 경과 안 됨 ④ 과거 경막 또는 각막을 이식받은 경험이 있는 자 ⑤ 선별검사결과 부적격 요인: 과거 헌혈검사에서 B형간염 검사, C형간염 검사, 후천성면역결핍증 검사, 인체(T)림프영양성바이러스 검사(혈장성분헌혈 제외) 및 그 밖에 보건복지부장관이 별도로 정하는 혈액검사 결과 부적격 기준에 해당되는 자
기타	① 제6조 제2항 제2호의 문진결과 헌혈 불가로 판정된 자 ② 그 밖에 의사의 진단에 의하여 건강상태가 불량하거나 채혈이 부적당하다고 판정됨

채혈금지대상자
(혈액관리법 시행규칙 제2조의2 및 제7조 관련)

간호법

간호법 이해

의료법의 목적 모든 국민이 보건의료기관, 학교, 산업현장, 재가 및 각종 사회복지시설 등
간호사등이 종사하는 다양한 영역에서 수준 높은 간호 혜택을 받을 수 있도록
간호에 관하여 필요한 사항을 규정함으로써 의료의 질 향상과 환자안전을 도모하여 국민의 건강 증진에 이바지함을 목적

> **간호사등**
> 간호사 · 전문간호사 · 간호조무사

의료법 중 간호사와 간호조무사에 관한 내용을 따로 분리독립하여 신설한 법률

간호법 대상자

간호사 [면허]
— 졸업예정시기에 졸업 후 해당 학위를 받아야 면허를 받을 수 있다

간호사 국시자격
- 간호학을 전공하는 대학/전문대학을 졸업한 사람 / 6개월 이내 학위예정자
- 외국학교 졸업 (보건복지부장관이 정한 인정기준에 해당하는 학교) + 외국의 간호사 면허

전문간호사 간호사 중 보건복지부장관이 실시하는 **전문간호사 자격시험에 합격한 후 보건복지부장관의 자격인정**을 받은 자

전문간호사 자격
- 보건복지부령으로 정하는 전문간호사 교육과정을 이수한 사람
- 보건복지부장관이 인정하는 외국의 해당 분야 전문간호사 자격이 있는 사람

> 전문간호사 자격 구분, 기준, 시험, 자격증 그 밖에 필요한 사항은 보건복지부령을 정함

간호조무사 [자격] 보건복지부령으로 정하는 **교육과정을 이수하고 간호조무사 국가시험에 합격한 후 보건복지부장관의 자격인정**을 받은 자

간호조무사 국시자격
- 특성화고등학교의 간호 관련 학과를 졸업한 사람
- 고등학교 졸업자 또는 고등학교졸업 이상 학력 인정자 & 보건복지부령 정하는 간호조무사 교육 이수 (국·공립, 간호학원 등)
- 고등학교 졸업 이상 학력인정자 중 **간호 관련 학과**를 졸업한 사람 → 보건복지부 장관이 고시하는 인정하는 기준
- 고등학교 졸업 이상 학력인정자 중 **외국의 간호조무사 교육과정 이수** 후 간호조무사 자격 취득

> 간호조무사 국시 응시일부터 6개월 이내에 졸업이 예정자 포함
> - 한국보건의료인국가시험원 (국시원) 진행
> - 보건복지부장관 시행

부정행위 시험무효, 처분 있던 날로부터 3번 응시자격 정지

의료기관 의원(의원, 치과의원, 한의원), 조산원,
병원(병원, 치과병원, 한방병원, 요양병원, 정신병원, 종합병원) ★ 의료법에도 나와요

보건의료기관 보건기관, 의료기관, 약국

> **면허 또는 자격 대여한 사람 - 5년이하 징역 또는 5천만원 이하 벌금**
> **면허 또는 자격 대여 알선, 대여 받은 사람 - 5백만원 이하 벌금**
>
> 의료법이랑 같아요!
> 면허 취소도 될 수 있음!

결격사유

전문의가 간호사등으로서 적합하다고 인정하는 사람은 예외

① 「정신건강증진 및 정신질환자 복지서비스 지원에 관한 법률」 제3조제1호에 따른 정신질환자
② 마약·대마·향정신성의약품 중독자
③ 피성년후견인·피한정후견인
④ 금고 이상의 실형을 선고받고 그 집행이 끝나거나 집행이 면제된 날부터 5년이 지나지 아니한 사람
⑤ 금고 이상의 형의 집행유예를 선고받고 그 유예기간이 지난 후 2년이 지나지 아니한 사람
⑥ 금고 이상의 형의 선고유예를 받고 그 유예기간 중에 있는 사람

간호법

간호사등 업무

간호사
1. 환자의 간호요구에 대한 관찰, 자료수집, 간호판단 및 요양을 위한 간호
2. 「의료법」에 따른 의사, 치과의사, 한의사의 지도하에 시행하는 진료의 보조
3. 간호 요구자에 대한 교육·상담 및 건강증진을 위한 활동의 기획과 수행, 그 밖에 대통령령으로 정하는 보건활동
4. 간호조무사가 수행하는 업무 보조에 대한 지도

예외) 병원급 의료기관에서는 의사 전문적 판단 후 진료지원업무 수행

전문 간호사 보건복지부령으로 정한 업무 범위 내 자격을 인정받은 전문 분야에서 업무를 수행

간호조무사
1. 간호사를 보조하여 업무수행
2. **의원급 의료기관에 한정**하여 의사, 치과의사, 한의사의 지도하에 환자의 요양을 위한 간호 및 진료의 보조를 수행

> **간호조무사는 보건복지부령으로 정하는 바에 따라 보수교육을 받아야 한다.**
> **최초 자격인정을 받은 후 3년마다 실태, 취업현황을 보건복지부 장관에게 신고**

처우개선

의료법에서 간호사 및 간호조무사 분야 분리, PA 간호사의 구체적인 업무 범위를 보건복지부령으로 위임,
간호사 1인당 환자 수를 줄이기 위한 정책 수립, 5년마다 간호종합계획 수립, 간호조무사 학력 기준 합의 유보하는 내용 등이 담겼다.

제29조(간호사 대 환자 수)
국가는 병원급 의료기관 중 간호사 1인당 환자 수를 줄이기 위하여 필요한 정책을 수립하고 그에 따른 지원을 할 수 있다.

제30조(교대근무)
① 국가는 병원급 의료기관 중 간호사가 규칙적이고 예측 가능한 교대근무를 할 수 있도록 필요한 지원을 할 수 있다.
② 병원급 의료기관의 장은 질병, 사고 등 예기치 못한 사정으로 근무를 할 수 없게 된 간호사를 대신하여 근무할 수 있는 대체인력을 둘 수 있다.
③ 국가는 제2항에 따른 대체인력 배치에 필요한 비용의 전부 또는 일부를 지원할 수 있다.

간호종합계획의 수립

| 보건복지부장관 종합계획 | 5년마다 | 간호사등을 양성하여 보건의료기관 등이 원활히 간호사등을 확보할 수 있도록 지원하고, 간호사등에 대한 처우 개선을 위한 간호종합계획 |

| 보건복지부장관 실태조사 | 5년마다 | |

면허 또는 자격의 취소와 재교부

① 자격정지 처분 기간 중에 의료행위를 하거나 3회 이상 자격정지 처분을 받은 경우
② 면허 대여
③ 사람의 생명 또는 신체에 중대한 위해를 발생하게 한 경우
④ 사람의 생명 또는 신체에 중대한 위해를 발생하게 할 우려가 있는 수술, 수혈, 전신마취를 의료인 아닌 자에게 하게 하거나 의료인에게 면허 사항 외로 하게 한 경우
⑤ 거짓이나 그 밖의 부정한 방법으로 면허 또는 자격의 발급 요건을 취득하거나 국가시험에 합격한 경우

> **면허/자격 취소 기한은 정도에 따라 1년, 2년, 3년, 10년, 재교부 불가**

간호법에 대한 자세한 내용을 알고 싶다면 QR을 참고하세요

기타 부록

알아두면 좋은 팁

의료폐기물

매슬로 5단계

임종간호

감염병 암기팁

의료폐기물 / 매슬로 5단계 / 임종간호

간호실기 / 환경보건

의료폐기물
보건·의료기관, 동물병원, 시험검사기관 등에서 배출되는 폐기물 중 **인체에 감염 등 위해를 줄 우려가 있는 폐기물**과
인체조직 등 적출물, 실험 동물의 사체 등 **보건·환경 보호상 특별한 관리가 필요하다고 인정되는 폐기물**

구분	폐기물 종류		보관기간	도형 색상 / 전용 용기
격리 의료폐기물	감염병으로부터 타인을 보호하기 위하여 격리된 사람에 대한 의료행위에서 발생한 일체의 폐기물		7일	상자형 합성수지류 *플라스틱 박스 같은 것*
위해의료 폐기물	조직물류 폐기물	인체 / 동물 조직, 장기, 기관, 신체 일부, 사체, 혈액, 고름 및 혈액생성물(혈청, 혈장, 혈액제제)	15일 (치아 60일)	상자형 합성수지류 *치아 제외*
	재활용 태반	인체조직물 중 태반을 재활용하는 경우 전용보관시설에서 보관	15일	상자형 합성수지류
	손상성 폐기물	주삿바늘, 봉합바늘, 수술용 칼날, 한방 침, 치과용 침, 파손된 유리재질 시험기구	30일	상자형 합성수지류
	병리계 폐기물	시험, 검사 등에 사용한 배양액, 배양용기, 보관균주, 폐시험관, 슬라이드, 커버글라스, 폐배지, 폐장갑	15일	· 상자형 합성수지류 · 상자형 골판지류 봉투형 용기
	생물 / 화학 폐기물	폐백신, 폐항암제, 폐화학치료제		
	혈액오염 폐기물	폐혈액백, 혈액투석 사용 폐기물, 기타 혈액이 유출될 정도로 포함되어 특별 관리가 필요한 폐기물		
일반의료 폐기물	혈액·체액·분비물·배설물이 함유된 탈지면, 붕대, 거즈, 일회용 기저귀, 생리대, 일회용 주사기, 수액세트		15일	· 상자형 합성수지류 · 상자형 골판지류 봉투형 용기

보건간호 / 간호관리

매슬로의 욕구 단계 이론 — 예시를 주고 어떤 욕구인지 고르는 문제가 많이 나옵니다

5단계	자아실현의 욕구	지식추구, 학습 등 잠재능력을 개발하고 구현하고자 하는 욕구
4단계	자아존중의 욕구	다른 사람이나 자신 스스로 가치인정을 하는 욕구 · 자궁절제, 유방절제 후 "난 더이상 여자가 아니야, 살 가치가 없어"
3단계	사랑과 소속의 욕구	한 병원에서 환자복이나 의료진 가운을 같은 것으로 통일하여 소속감을 갖는 욕구
2단계	안전의 욕구	목발을 짚는 환자가 계단을 내려갈 때 불안함을 느끼고 이를 호소함
1단계	생리적인 욕구	영양섭취, 갈증해소, 휴식 등 본능적인 욕구

간호실기 / 노인간호

임종간호

부정 죽음을 부정하는 상태 "나는 아니야, 아닐거야"
분노 분노와 적개심에 차서 "내가 왜 죽어야 해" 하고 비판적 태도
협상 기도, 독백을 하며 살 수 있다면 무슨 일이라도 하려함 "조금만 더..."
우울 죽음이 불가피함을 알고 슬퍼하고, 가장 가까운 사람들을 보고싶어 함
수용 죽음을 인정하고 기다리는 평화로운 상태

참고하세요! 임종 시 <청각> 이 가장 오래 남아 있습니다!

혈액 정체로 얼굴 변색 방지
· 환자를 반드시 눕히고, **베개를 밑에 넣어 머리와 어깨를 높여**준다.
· **사용했던 의료기구 모두 제거**, 분비물 등을 닦아준다.
· **제거했던 의치를 끼우고 입을 다물게** 하고 눈을 감긴다. *수건을 말아 턱 밑에 고정*
· 항문, 질, 상처 등은 솜으로 막고, 필요시 드레싱 또는 개방상처는 간단 봉합술
· 분비물이 나오는 것을 예방하기 위해 둔부 밑에 패드를 대어 준다.
· 윗홑이불은 사체 어깨까지 말끔하게 맞추어 덮어 준다.

감염병 암기팁

공중보건 / 법규

법정감염병 암기

1급 17종	생물테러감염병 또는 치명률이 높은 집단 발생 우려가 큰 감염병 · 높은 수준의 격리(음압 격리) · 즉시 신고 구두, 전화로 즉시 알리기	암기 탑을 보시고 감염병을 외워보세요!
DTap - 디프테리아, 백일해, 파상풍 예방접종 (1, 2, 3급에 하나씩 있지만 DTap 예방접종으로 하나 묶기) 　　　　　1급　　2급　　3급		디 백 파!(1, 2, 3급)

<출혈열>　　모두 열나고, 출혈나고, 바이러스(항바이러스제 투여)

에볼라바이러스병	집단 괴질의 원인균 출혈과 열을 동반	에그
마버그열	마버그 바이러스에 의한 출혈열	마니
라싸열	라싸 바이러스 감염에 의한 급성 발열성 출혈	나!
크리미안 콩고 출혈열	중증 열성 혈소판 감소 증후군으로 제2의 메르스	ㅋㅋ
남아메리카 출혈열	남아메리카에서 발생한 출혈열 바이러스 감염에 의한 급성 발열성 출혈성 질환	남아메리카에서
리프트 밸리열	바이러스 감염에 의한 급성 열성 출혈성 질환	리프트를 탄다고?

<테러 - 악성>　두창빼고 다 균! 테러 생물화학무기용으로 뉴스에 나올 거 같은 나쁜놈들

두창 = 천연두	두창바이러스(smallpox virus)로 발병하는 악성 전염병	두창
페스트 = 흑사병	페스트균의 감염에 의하여 일어나는 급성 감염병	페스티벌에서
탄저	탄저균(Bacillus anthracis) 감염에 의한 인수공통질환	탄저균을
보툴리눔독소증	보툴리누스균(Clostridium botulinum)이 생산하는 독소에 의한 급성 신경마비 질환 통조림 = 식중독	보틀에 넣었다고?

<급성호흡기질환 / 동물감염>　신종, 인플루엔자, 호흡기 질환 등

야토병	야토균 감염에 의한 인수공통질환 : 구토, 발열, 기침 등 탄저만큼 위험함	야! 토껴
신종감염병증후군	감염병 또는 병명을 정확히 알 수 없으나 새로 발생한 감염성증후군	신종
중증급성호흡기증후군(SARS) 중동호흡기증후군(MERS)	메르스 코로나바이러스에 의한 호흡기감염증	호흡기
동물인플루엔자 인체감염증	조류인플루엔자 바이러스	인플루엔자가 나타났다!
신종인플루엔자	새로운 인플루엔자 바이러스의 인체 감염에 의한 급성호흡기감염병	

2급 21종	전파가능성을 고려하여 격리가 필요한 감염병(주로 예방접종 감염병) · 격리 필요 · 24시간 이내 신고	예방접종 암기 팁! 결핵 빼고, 1년 이전에는 사백신, 1년 이후 생백신 맞아요

결핵 BCG 생백신~ 피내 0개월	검사, 주사 모두 피내에 해요
디백파는 1, 2, 3급, 디탭 2, 4, 6	디프테리아, 백일해, 파상풍 세트 - DTap사백신 2, 4, 6개월 접종
홍유풍 MMR ~ 생백신~	홍역, 유행성이하선염, 풍진 - MMR 생백신
12, 18 / 4에서 6세	12~18개월 1차 / 4~6세 2차 접종

감염병 암기팁

폴리오 ~ B형 인플루엔자	소아마비 SALK 백신 / B형 헤모필루스 인플루엔자가 정식 명칭
수두~ 수막구균~	
폐렴구균, 한센병~	한센병 = 나병
성홍 딸기 혀~	성홍열의 가장 큰 특징은 딸기 같은 혀

콜장파~	1) 콜레라 - 쌀뜨물 같은 설사	2) 장티푸스 - 위달 테스트, 장미진, 계류열
세장A(E) 2급 감염병~	3) 파라티푸스 - 장티푸스와 유사	4) 세균성 이질 - 점액질 설사
콜장파~ 세장A(E)	5) 장출혈성 대장균 감염증 - 햄버거병(오염된 쇠고기) 출혈 동반 설사	
소화기계 감염병!	6) A형간염 - 수인성, 음식 감염	
	7) E형간염	

접촉 주의! CRE 카바페넴	장갑끼고, 마스크 쓰고! 환자 접촉주의!!
V 반코마이신~	슈퍼박테리아 옮아오면 초슈퍼 강한 항생제도 효력이 없어 치료 불가
24시간 이내 격리 필요!	· CRE 카바페넴내성장내세균속균종 : 카바페넴계 항생제에 내성이 있는 장내세균속균종
	· VRSA 반코마이신 내성 황색포도알균 : 반코마이신에 내성 있는 황색포도알균

3급 (28종)	발생, 유행 여부를 **계속 감시**해야 하는 감염병 · **24시간 이내 신고**

파상풍	파상풍 3대 증상 : 아관긴급, 후궁반장, 조소 (디백파 1, 2, 3급 한 세트로 외우기)
B형 / C형간염	혈액, 체액, 수혈, 문신, 바늘, 침 등으로 찔려서 감염 B형간염 : 0 / 1 / 6개월 예방접종 가능 간염 증상 : 회색 변(지방변), 황달, 단백질 섭취 조심, 복수

* 참고 A, E형간염(2급)은
소화기계 감염병으로 오염된 물/음식이 원인

일본뇌염	작은빨간집모기	풍토병, 모기에 관한 질환 예방법	
말라리아	얼룩날개모기	· 모기 물리지 말기	**일본에 가지 말라**
웨스트나일열	빨간집모기, 금빛숲모기	· 곤충기피제	**웨? 황당(뎅)하고 지친다**
황열	모기	· 예방접종	
뎅기열	모기		
지카바이러스	이집트숲모기 : 수직감염-소두증		
치쿤구니야열	수직감염 주의		

발진티푸스	이	**이, 진드기 예방법**
발진열	쥐벼룩	· 긴옷, 긴바지

쯔쯔가무시증		· 곤충기피제
중증열성혈소판감소증후군(SFTS)	진드기에게 물림:	· 분리세탁
진드기매개뇌염	피부발진, 가피	· 외출 후 샤워
라임병 이동성홍반		· 풀숲에서 용변 보기 금지
		· 돗자리 사용, 풀 위에 바로 눕기 금지

발진, 발진 쯔쯔즈 라임

감염병 암기팁

렙토스피라증	쥐 / 쥐오줌		쥐, 설치류에게 물리면
신증후군출혈열	한국형 출혈열, 한탄바이러스, 서울바이러스 : 들쥐의 대소변, 분비물		열, 황달, 신장문제

렙하는 **신쥐~** (쥐로부터 옮는 특징이 있음)

큐열	진드기, 이 → 가축전염병 → 사람(축산농가)	인수공통감염병
브루셀라증	낙농업 - 살균이 안 된 유제품	조류독감, 일본뇌염 등처럼
공수병	광견병	동물과 사람 사이에 상호 전파되며
유비저	풍토병 - 흙탕물에서 감염 → 폐렴, 폐혈증 사망(맨발로 다니지 말기)	병원체에 의하여 발생되는 전염병
크로이츠펠트-야콥병(CJD) 및 변종크로이츠펠트-야콥병(vCJD)	광우병 큰오리벨트야콥	
엠폭스	원숭이두창 - 감염된 설치류, 원숭이, 사람 접촉	

큐브 공유~ 큰오리벨트야콥

비브리오패혈증	후천성면역결핍증(AIDS)	레지오넬라증
비브리오~징어	· 면역 저하 · 성병	냉랭~한 냉방병
오염된 해산물, 바다가 원인	· 체액, 혈액으로 감염 · 수직감염	· 냉방병
· 바닷가 상처 주의 / 상처 소독	**매독**: 임신 후반기 수직감염(임신 초기 치료 필요)	· 여름철 냉각탑, 물, 가습기 오염
· 어패류 익혀 먹기	허치슨 치아, 가성마비, 스느플즈(안창코)	

> 풍진 2급이지만, 매독과 비교해서 알아둘 것!
> 풍진: 임신 초기
> 소두증, 백내장, 청각상실

4급 (23종) 1~3급 감염병 외 감염병
· 유행여부 조사 / 표본감시 7일 이내

반코마이신 내성 장알균감염증(VRE)	항생제 내성으로
메타실린 내성 황색포도알균(MRSA)	접촉주의가 필요함
다제 내성 녹농균(MRPA)	
다제 내성 아시네토박터 바우마니균(MRAB)	

<회충 / 기생충> 야채, 흙에서 옮음

회충증: 소장	간흡충증: 쇠우렁이 > 민물고기 > 사람	해외유입기생충감염증
편충증	폐흡충증: 다슬기 > 참가재, 참개 > 사람	장관감염증
요충증: 야간 이행, 꽉 끼는 팬티, 손톱짧게	장흡충증: 민물고기류	

<성병>

사람유두종 바이러스 감염증	첨규콘딜롬	임질: 1% 질산은용액 → 임균성안염 예방
자궁경부암 같은 성병	클라미디아감염증	
팹테스트(Pap Smear, 파파니콜라우)로 검사	연성하감	
· 아무것도 안 바름(수용성 젤리 X)	성기단순포진	
· 검사 전 성교, 질세척 X		

<유행성 감염병>

인플루엔자 1급 신종 인플루엔자와 다른 것!	수족구병	코로나(Covid-19)
급성호흡기감염증	엔테로바이러스 감염	1급 → 2급 → 4급으로 변경(2023.08)

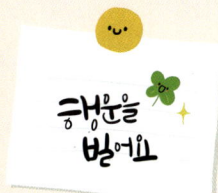

유튜버 요점요정 쿨캣 간호조무사 핵심요점정리

개정2판1쇄 발행	2026년 01월 05일 (인쇄 2025년 10월 22일)
초 판 발 행	2022년 07월 05일 (인쇄 2022년 06월 09일)
발 행 인	박영일
책 임 편 집	이해욱
저 자	신은지
편 집 진 행	윤진영 · 김지은
표지디자인	권은경 · 길전홍선
편집디자인	권은경 · 길전홍선
발 행 처	(주)시대고시기획
출 판 등 록	제10-1521호
주 소	서울시 마포구 큰우물로 75 [도화동 538 성지 B/D] 9F
전 화	1600-3600
홈 페 이 지	www.sdedu.co.kr

I S B N	979-11-434-0354-4 (13510)
정 가	19,000원

※ 이 책은 저작권법의 보호를 받는 저작물이므로 동영상 제작 및 무단전재와 배포를 금합니다.
※ 잘못된 책은 구입하신 서점에서 바꾸어 드립니다.

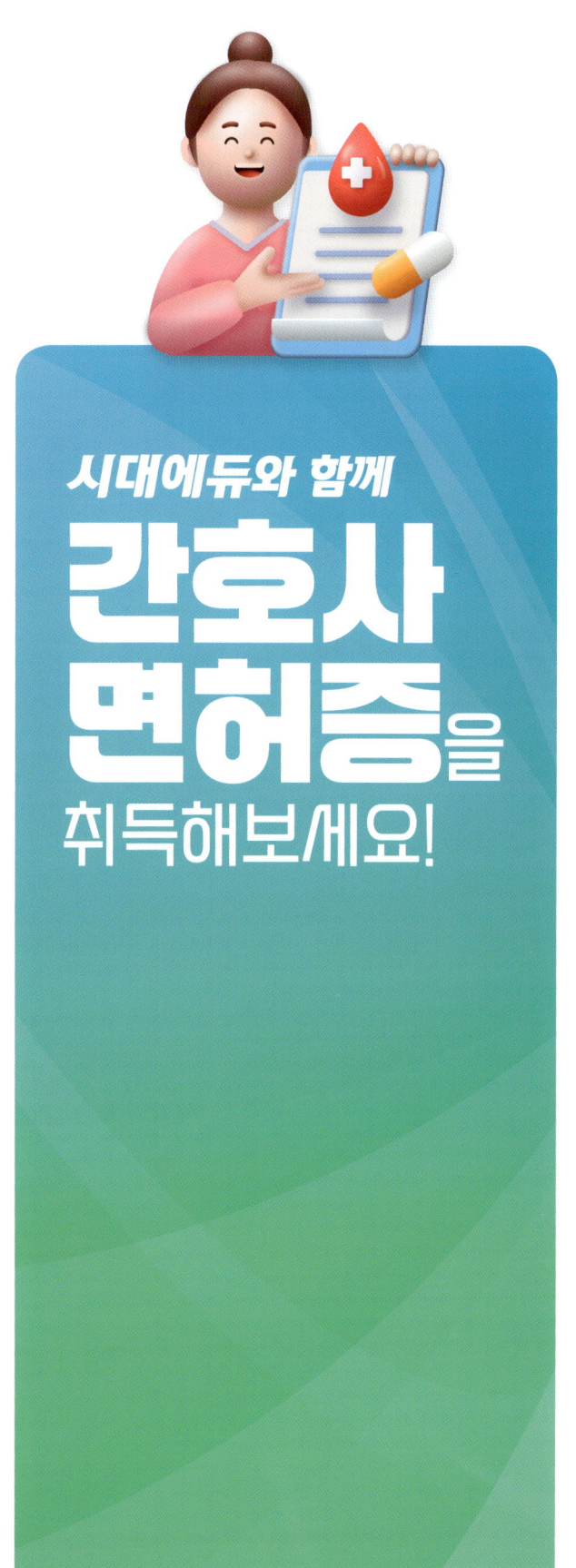

시대에듀와 함께 간호사 면허증을 취득해보세요!

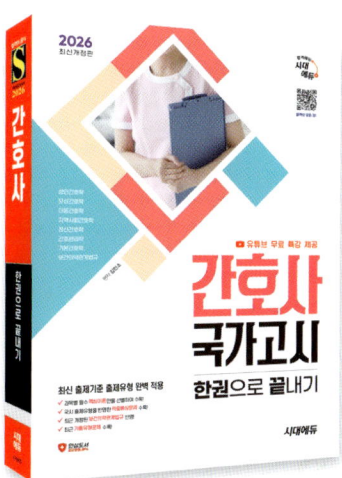

간호사 국가고시
한권으로 끝내기

- 과목별 필수 핵심이론만을 선별하여 수록
- 국시 출제유형을 반영한 적중예상문제 수록
- 최근 개정된 보건의약관계법규 반영
- 최근 기출유형문제 수록

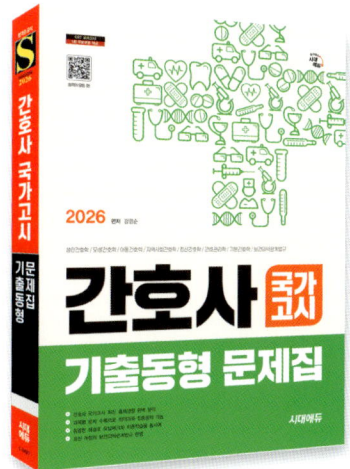

간호사 국가고시
기출동형문제집

- 간호사 국가고시 최신 출제경향 완벽 분석
- 과목별 문제 수록으로 최약과목 집중공략 가능
- 꼼꼼한 해설로 오답체크와 이론학습을 동시에
- 최신 개정의 보건의약관계법규 반영

※ 도서의 이미지는 변경될 수 있습니다.

시대에듀가 준비한

치과위생사 국가시험

최근 출제기준 · 출제유형 완벽 적용!

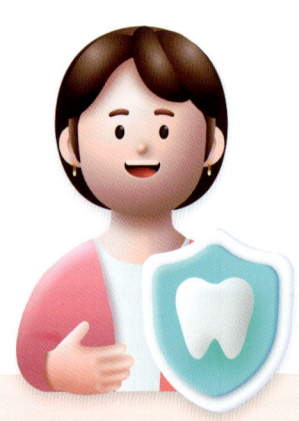

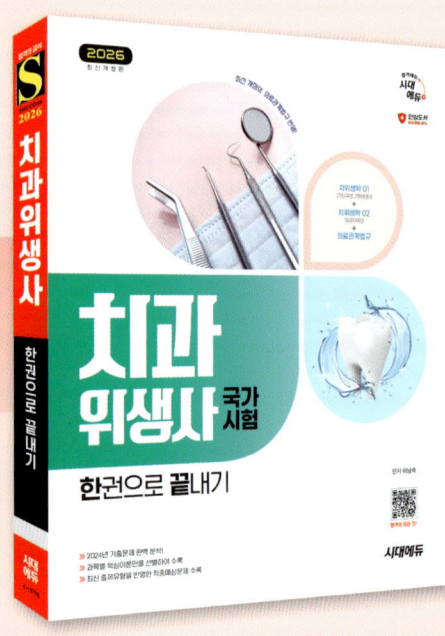

치과위생사 국가시험
한권으로 끝내기

- 과목별 필수 핵심이론만 선별하여 수록
- 최근 출제유형을 반영한 적중예상문제 수록
- 최신 개정의 의료관계법규 반영
- 이론서가 필요 없는 상세한 해설 수록

※ 도서의 이미지는 변경될 수 있습니다.

시대에듀가 준비한

치과보험 청구사 3급

최근 치과건강보험 관련 고시 완벽 적용!

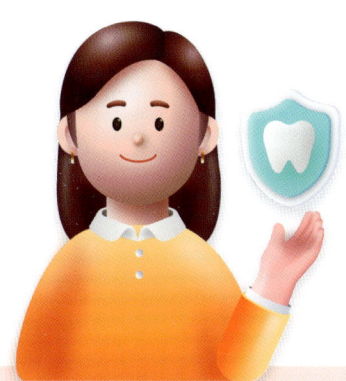

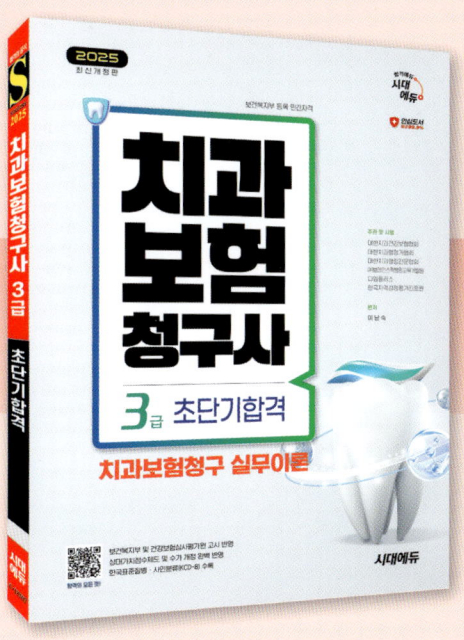

치과보험청구사 3급
초단기합격

- 보건복지부 및 건강보험심사평가원 고시 반영!
- 상대가치점수제도 및 수가 개정 완벽 반영!
- 한국표준질병·사인분류(KCD-8) 수록!

※ 도서의 이미지는 변경될 수 있습니다.

시대에듀가 준비한

국제의료관광 코디네이터
필기시험 완벽 대비서!

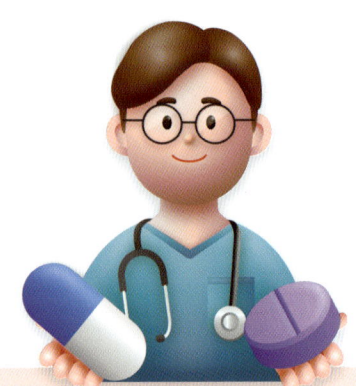

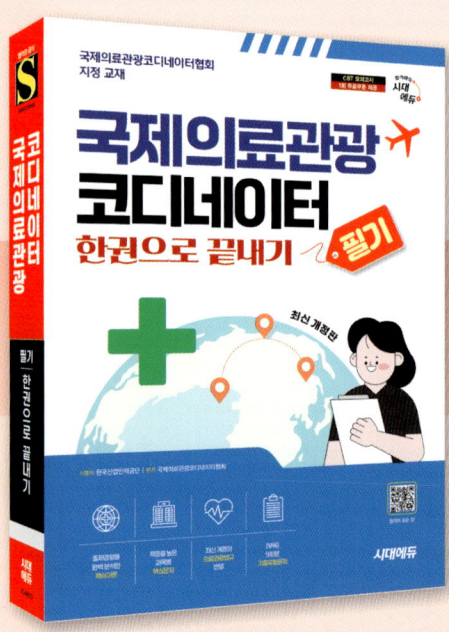

**국제의료관광코디네이터 필기
한권으로 끝내기**

- 공부 방향을 제시하는 '나침반'
- 시행처 출제기준에 충실한 '핵심이론'
- 이해력을 높이는 '알아두기'와 '그림자료'
- 최신 출제경향을 반영한 '핵심문제'
- 완벽한 마무리를 위한 '기출유형문제'